LINCHUANG YAOLI YU
YAOWU ZHILIAO YINGYONG

U0271253

临床药理与
药物治疗应用

主 编 刘宝枚 刘俊英 张颖娟 孙晓旭 齐桂花

科学技术文献出版社
SCIENTIFIC AND TECHNICAL DOCUMENTATION PRESS
·北 京·

图书在版编目（CIP）数据

临床药理与药物治疗应用 / 刘宝枚等主编. — 北京:科学技术文献出版社, 2018.4
ISBN 978-7-5189-4378-4

Ⅰ . ①临… Ⅱ . ①刘… Ⅲ . ①临床医学—药理学②药物疗法 Ⅳ . ①R969②R453

中国版本图书馆CIP数据核字(2018)第094271号

临床药理与药物治疗应用

策划编辑：曹沧晔	责任编辑：曹沧晔	责任校对：赵 瑷	责任出版：张志平

出 版 者　科学技术文献出版社

地　　址　北京市复兴路15号　邮编 100038

编 务 部　(010) 58882938，58882087（传真）

发 行 部　(010) 58882868，58882874（传真）

邮 购 部　(010) 58882873

官方网址　www.stdp.com.cn

发 行 者　科学技术文献出版社发行　全国各地新华书店经销

印 刷 者　济南大地图文快印有限公司

版　　次　2018年4月第1版　2018年4月第1次印刷

开　　本　880×1230　1/16

字　　数　432千

印　　张　14

书　　号　ISBN 978-7-5189-4378-4

定　　价　148.00元

前　言

随着医药技术的发展，药物学也在与时俱进和不断提高。药物学类的书籍拥有广大的医药专业读者，在提供医药知识、提高医疗和用药水平上发挥着不容忽视的作用。为了更好地指导医疗、药学等方面的实际工作，进一步满足医药工作者的实际临床需求，众编委参阅了大量最新的医药文献，并结合临床用药现状和实践经验，倾力合著此书。

本书比较系统地阐述了药理、药剂、药物治疗等学科内容，并从临床实际出发收录了应用于各个系统疾病的常见药品名称、药理作用、适应证、用法用量、不良反应、禁忌、注意事项、规格等。内容科学实用，紧扣临床，资料新颖，适合各级药学专业同仁、临床医生阅读参考。

由于参编人数较多，文笔不尽一致，加上编写时间和篇幅有限，尽管多次校稿，书中难免存在疏漏和不足之处，恳请广大读者提出宝贵意见和建议。

编　者
2018 年 4 月

目　录

第一章　药理学基础 …………………………………………………………………………… 1
　　第一节　药理学概述 ………………………………………………………………………… 1
　　第二节　药物效应动力学 …………………………………………………………………… 2
　　第三节　药物代谢动力学 …………………………………………………………………… 12
　　第四节　影响药物作用的因素 ……………………………………………………………… 28

第二章　药剂学基本理论 ……………………………………………………………………… 31
　　第一节　概述 ………………………………………………………………………………… 31
　　第二节　药物溶液的形成理论 ……………………………………………………………… 33
　　第三节　表面活性剂 ………………………………………………………………………… 36
　　第四节　微粒分散体系 ……………………………………………………………………… 39
　　第五节　药物制剂的稳定性 ………………………………………………………………… 40
　　第六节　粉体学基础 ………………………………………………………………………… 45
　　第七节　流变学基础 ………………………………………………………………………… 49
　　第八节　药物制剂的设计 …………………………………………………………………… 51

第三章　化学合成的抗菌药 …………………………………………………………………… 55
　　第一节　磺胺类 ……………………………………………………………………………… 55
　　第二节　喹诺酮类 …………………………………………………………………………… 58
　　第三节　硝咪唑类 …………………………………………………………………………… 70
　　第四节　硝基呋喃类 ………………………………………………………………………… 74

第四章　呼吸系统药物 ………………………………………………………………………… 76
　　第一节　祛痰药 ……………………………………………………………………………… 76
　　第二节　镇咳药 ……………………………………………………………………………… 83

第五章　循环系统药物 ………………………………………………………………………… 94
　　第一节　钙通道阻滞药 ……………………………………………………………………… 94
　　第二节　治疗慢性心功能不全的药物 ……………………………………………………… 109

第六章　消化系统药物 ………………………………………………………………………… 118
　　第一节　抗酸药 ……………………………………………………………………………… 118
　　第二节　胃酸分泌抑制剂 …………………………………………………………………… 122
　　第三节　胃黏膜保护剂 ……………………………………………………………………… 139

第七章　泌尿系统药物 ………………………………………………………………………… 148
　　第一节　高效能利尿药 ……………………………………………………………………… 148
　　第二节　中效能利尿药 ……………………………………………………………………… 154
　　第三节　低效能利尿药 ……………………………………………………………………… 157
　　第四节　脱水药 ……………………………………………………………………………… 162

第八章　神经系统药物 ………………………………………………………………………… 166
　　第一节　抗癫痫药 …………………………………………………………………………… 166

第二节　镇静、催眠药及抗惊厥药 …………………………………………………………… 180

第九章　血液系统药物 …………………………………………………………………………… 188

第一节　促凝血药及抗凝血药 …………………………………………………………………… 188

第二节　血浆及血浆代用品 ……………………………………………………………………… 202

第三节　抗贫血药 ………………………………………………………………………………… 206

第四节　促进白细胞增生药 ……………………………………………………………………… 212

第五节　抗血小板药 ……………………………………………………………………………… 213

参考文献 …………………………………………………………………………………………… 218

第一章

药理学基础

第一节　药理学概述

一、药理学的性质与任务

药理学的英文 pharmacology 一词，由希腊文字 pharmakon（药物、毒物）和 logos（道理）缩合演变而成。顾名思义，药理学就是研究药物与机体相互作用及其作用规律的学科，其研究的主体是药物。

药物指能改变或查明机体生理功能和病理状态，用于预防、诊断、治疗疾病的物质。

药品与药物的区别：药品是指经过国家药品监督部门审批，允许其生产销售的药物，即已获得商品属性的药物，不包括正在上市前临床试验中的药物。而药物不一定经过审批，也不一定市面上有售。《中华人民共和国药品管理法》第 102 条关于药品的定义：药品是指用于预防、治疗、诊断人的疾病，有目的地调节人的生理功能并规定有适应证或者功能主治、用法和用量的物质，包括中药材、中药饮片、中成药、化学原料药及其制剂、抗生素、生化药品、放射性药品、血清、疫苗、血液制品和诊断药品等。

药物与毒物：在一定条件下，较小剂量就能够对生物体产生毒性作用或使生物体出现异常反应的化学物质称为毒物（toxicant）。毒物的概念是相对的，药物与毒物难以严格区分，任何药物剂量过大或用药时间过长都可能产生毒性反应。毒理学（toxicology）是研究外源性化学物质及物理和生物因素对机体的有害作用及作用机制的应用学科，也属于药理学范畴。

药理学的学科任务是为阐明药物作用机制、改善药物质量、提高药物疗效、开发新药、发现药物新用途并为探索细胞生理生化及病理过程提供实验和理论依据；在正确用药、提高药物防病治病效果、促进医药学发展及协同其他生物学科阐明生命活动基本规律等方面，具有重要的作用；在药理学科学的理论指导下进行临床实践，在实验研究的基础上丰富药理学理论。药理学既是基础医学与临床医学的桥梁学科，也是医学与药学之间的桥梁学科。

药理学与临床药理学：近年来逐渐发展而设立的临床药理学是以临床患者为研究和服务对象的应用科学，其任务是将药理学基本理论转化为临床用药技术，即将药理效应转化为实际疗效，是基础药理学的后继部分。

二、药理学的研究方法与内容

药理学的研究方法是实验性的，即在严格控制的条件下观察药物对机体或病原体的作用规律并分析其客观作用原理。药物的研究和应用除了要尊重科学规律，还要依照法律、法规和相关指导原则的规定，以保障人们的生命健康。

药理学研究内容：不仅要阐明药物对人体与病原体的作用和作用机制；而且要研究人体与病原体对药物的反作用（药物的体内过程），前者属于药物效应动力学（pharmacodynamics）的范畴，后者属于药物代谢动力学（pharmacokinetics）的范畴。

（刘宝枚）

第二节　药物效应动力学

药物效应动力学（pharmacodynamics），简称药效学，是研究药物对机体作用及作用机制的科学。即研究药物对机体的影响，包括药物给机体带来的治疗效应（疗效）或者非预期甚至不好的作用（不良反应、毒性作用等）。

药效学的研究内容包括药物与作用靶位之间相互作用所引起的生物化学、生理学和形态学变化，药物作用的全过程和分子机制（药物作用、药理效应和药物作用机制）；药物作用的二重性（治疗作用和不良反应）；药物的效应关系（量效关系、构效关系和时效关系）；以及对药物的安全性评价。药效学的研究为临床合理用药、避免药物不良反应和新药研究提供依据，在促进生命科学发展中发挥着重要作用。

一、药物作用和药理效应

药物作用（drug action）是指药物与机体生物大分子相互作用所引起的初始作用，是动因，有其特异性（specificity）。特异性指药物能与人体内相应的作用靶位（如受体）结合，从而产生特定的生理效应。

药理效应（pharmacological effect）是药物引起机体生理、生化功能的继发性改变，是药物作用的具体表现，对不同脏器有其选择性（selectivity）。选择性指药物对某组织、器官产生明显的作用，而对其他组织、器官作用很弱或几无作用。

通常药理效应与药物作用互相通用，但当两者并用时，应体现先后顺序，即两者的因果关系，药物作用是因，药理效应是药物作用的结果。以肾上腺素升高血压为例，说明药物作用与药理效应的关系，如图 1-1 所示。

药理效应的基本类型：机体功能的提高称为兴奋（excitation）、亢进（hyperfunction），功能的降低称为抑制（inhibition）、麻痹（paralysis）。过度兴奋转入衰竭（failure），是另外一种性质的抑制。近年来随着生命科学的迅速发展，能使细胞形态与功能发生质变的药物引起注意，例如某些物质可以诱发细胞癌变。

药物作用特异性强的药物不一定产生选择性高的药理效应，两者不一定平行。例如阿托品特异性阻断 M 胆碱受体，但其药理效应选择性并不高，由于 M 胆碱受体的广泛分布，阿托品对心脏、血管、平滑肌、腺体及中枢神经功能都有影响，而且有的表现为兴奋效应，有的表现为抑制效应。作用特异性强及（或）效应选择性高的药物应用时较有针对性，不良反应较少。反之，效应广泛的药物不良反应较多。但广谱药物在多种病因共存或诊断未明时选用也有其方便之处，例如广谱抗生素、广谱抗心律失常药等。

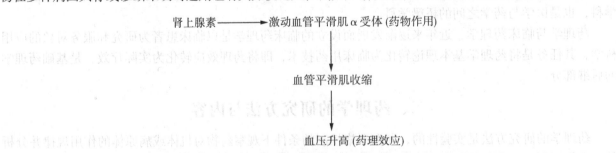

肾上腺素──→激动血管平滑肌 α 受体 (药物作用)

↓

血管平滑肌收缩

↓

血压升高 (药理效应)

图 1-1　药物作用与药理效应关系

药物作用的方式：①局部作用和吸收作用：局部作用指在给药部位发生作用，几无药物吸收，如乙醇、碘酒对皮肤黏膜表面的消毒作用；吸收作用又称全身作用，指药物经吸收入血，分布到机体有关部位后再发挥作用。②直接作用和间接作用：直接作用指药物与器官组织直接接触后所产生的效应；间接作用又称继发作用，指由药物的某一作用而引起的另一作用，常常通过神经反射或体液调节引起。洋地黄的直接作用是兴奋心肌，加强心肌收缩力，改善心力衰竭症状，而随之产生的利尿、消肿等则属继发作用。

药理效应与治疗效果（简称疗效，therapeutic effect），两者并非同义词，例如具有扩张冠脉效应的药物不一定都是抗冠心病药，抗冠心病药也不一定都会取得缓解心绞痛临床疗效，有时还会产生不良反应（adverse reaction），这就是药物效应的二重性：药物既能治病也能致病。

二、药物作用的二重性

1. **药物的治疗作用** 指患者用药后所引起的符合用药目的的作用，有利于改善患者的生理、生化功能或病理过程，使机体恢复正常。根据药物所达到的治疗效果分为对因治疗、对症治疗和补充治疗或替代治疗。

对因治疗（etiological treatment）用药目的在于消除原发致病因子，彻底治愈疾病称为对因治疗，或称治本，例如抗菌药物清除体内致病菌。

对症治疗（symptomatic treatment）用药目的在于改善症状称为对症治疗，或称治标。对症治疗未能根除病因，但在诊断或病因未明时，对暂时无法根治的疾病却是必不可少的。在某些重危急症如休克、惊厥、心力衰竭、高热、剧痛时，对症治疗可能比对因治疗更为迫切。

补充治疗（supplement therapy）用药目的在于补充营养物质或内源性活性物质的不足，可部分起到对因治疗的作用，急则治其表，缓则治其本，但需注意病因。或者作为替代治疗（replacement therapy），如肾衰竭患者的透析治疗。

2. **药物的不良反应** 凡是不符合用药目的并给患者带来不适或痛苦的反应统称为药物的不良反应（adverse drug reaction，ADR）。多数 ADR 是药物固有效应的延伸，在一般情况下是可以预知的，但不一定可以避免。少数较严重的 ADR 较难恢复，称为药源性疾病（drug induced disease），例如庆大霉素引起神经性耳聋。根据治疗目的、用药剂量大小或不良反应严重程度，分为以下方面。

不良反应（side reaction）：指药物在治疗剂量时，出现的与治疗目的无关的不适反应。这与药理效应选择性低有关，当某一效应用作治疗目的时，其他效应就成为不良反应。例如阿托品用于解除胃肠痉挛时，将会引起口干、心悸、便秘等不良反应。不良反应是在常用剂量下发生的，一般不太严重，但是难以避免。

毒性反应（toxic reaction）：指在剂量过大或蓄积过多时发生的危害性反应，一般比较严重，但是可以预知也是应该避免发生的 ADR。企图增加剂量或延长疗程以达到治疗目的是有限度的，过量用药会增加临床治疗风险。急性毒性反应多损害循环、呼吸及神经系统功能，慢性毒性反应多损害肝、肾、骨髓、内分泌等功能。致癌（carcinogenesis）、致畸胎（teratogenesis）、致突变（mutagenesis）的三致反应也属于慢性毒性范畴。

后遗效应（residual effect）：是指停药后血药浓度已降至阈浓度以下时仍残存的药理效应。例如长期应用肾上腺皮质激素，停药后肾上腺皮质功能低下，数月内难以恢复。

停药或撤药反应（Withdrawal reaction）：指长期服用某些药物，突然停药后原有疾病的加剧，又称反跳现象（rebound phenomenon）。例如长期服用可乐定降血压，停药次日血压将回升。

继发反应（secondary reaction）：指由于药物的治疗作用引起的不良后果。如长期应用广谱抗菌药物导致的二重感染。

变态反应（allergic reaction）：指机体受药物刺激所发生的异常免疫反应，可引起机体生理功能障碍或组织损伤，也称过敏反应（hypersensitive reaction）。常见于过敏体质患者。临床表现各药不同，各人也不同。反应性质与药物原有效应无关，用药理拮抗药解救无效。反应严重度差异很大，与剂量无关，从轻微的皮疹、发热至造血系统抑制、肝肾功能损害、休克等。可能只有一种症状，也可能多种症状同时出现。停药后反应逐渐消失，再用时可能再发。致敏物质可能是药物本身，可能是其代谢物，也可能是药剂中杂质。青霉素类抗生素临床用药前常做皮肤过敏试验，但仍有少数假阳性或假阴性反应。可见这是一类非常复杂的药物反应。

特异质反应（idiosyncratic reaction）：指某些药物可使少数患者出现特异质的不良反应，与遗传有关，属于遗传性生化缺陷。反应性质也可能与常人不同，但与药物固有药理作用基本一致，反应严重度与剂量成比例，药理拮抗药救治可能有效。这种反应不是免疫反应，故不需预先敏化过程。现在知道这是一类药理遗传异常所致的反应，例如葡萄糖－6－磷酸脱氢酶（glucose－6－phosphate dehydrogenase，G－6－PD）缺乏的患者，服用磺胺类药物会引起溶血反应。

药物耐受（drug tolerance）：指机体对药物反应的一种适应性状态和结果。当反复使用某种药物时，机体对该药物的反应性减弱，效价降低；为达到与原来相等的反应性和药效，就必须逐步增加用药剂量，这种叠加和递增剂量以维持药效作用的现象，称药物耐受。对于化疗药物，则存在病原体产生耐受的问题，称为耐药性（drug resistance）或抗药性。

药物依赖（drug dependence）：又称药瘾（drug addiction），是指对药物强烈的渴求。患者为了谋求服药后的精神效应以及避免断药而产生的痛苦，强制性地长期连续或周期性地服用。

WHO 对药物不良反应的定义是：正常剂量的药物用于预防、诊断、治疗疾病或调节生理功能时出现有害的或与用药目的无关的反应。药物不良反应按与其正常药理作用有无关联而分为 A、B 两类。

A 型又称剂量相关的不良反应。该反应为药理作用增强所致，常和剂量有关，可以预测，发生率高而病死率低。临床上出现药物不良反应、毒性反应、过度效应、撤药反应、继发反应等皆属 A 型 ADR。

B 型又称剂量不相关的不良反应。是和药理作用无关的异常反应。一般与剂量无关，难以预测，发生率低而病死率高，如药物变态反应和特异质反应，属 B 型 ADR。

WHO 又细划了药物不良反应，除 A、B 型外，又增加了 C 型（迟发不良反应）、D 型（时间不良反应）、E 型（停药型）、F 型（治疗意外失败型）。

三、药物的效应关系

药物的效应取决于三种关系：量效关系、构效关系和时效关系。

1. 量效关系（dose－effect relationship）　在一定范围内，药理效应的强弱与单位时间内药物剂量大小或浓度高低呈一定的关系，即剂量－效应关系，简称量效关系。

2. 量效曲线（dose－effect curve）　以药理效应为纵坐标，药物剂量或浓度为横坐标作图的量效曲线，如以药物的效应（E）为纵坐标，药物的剂量或浓度（C）为横坐标作图，则得到直方双曲线；如将药物浓度或剂量改用对数值（lgC）作图，则呈典型的 S 形曲线，见图 1－2A。

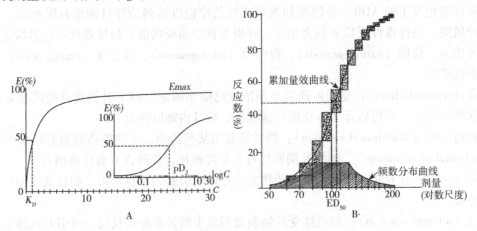

图 1－2　药物作用的量效关系曲线

A. 药物作用量反应的量效关系曲线（E：效能；C：浓度；E_{max}：最大效应；KD：药物与受体的结合能力；亲和力指数 $pD_2 = -logK_D$）；B. 药物作用质反应的累加量效关系曲线 ED_{50} 半数有效剂量

定量阐明药物的剂量（浓度）与效应之间的关系，有助于了解药物作用的性质，为临床用药提供参考。药理效应是连续增减的量变，可用具体数量或最大反应的百分数表示的，称为量反应（quantitative response），如血压、心率、血糖浓度等，其研究对象为单一的生物单位。如果药理效应表现为反应性质的变化，而不是随着药物剂量或浓度的增减呈连续性量的变化，则称为质反应（qualitative response），其反应只能用全或无、阳性或阴性表示，如存活与死亡、惊厥与不惊厥等，其研究对象为一个群体。量效曲线以累加阳性率与剂量（或浓度）作图，也呈 S 形曲线，如图 1-2B。

量效曲线在药理学上有重要意义，分析 S 形量效曲线，可解释如下概念。

（1）最小有效量（minimum effective dose）：药物产生效应的最小剂量，亦称阈剂量（threshold dose）。

（2）最小有效浓度（minimum effective concentration）：药物产生效应的最小浓度，亦称阈浓度（threshold concentration）。

（3）半数有效量（median effective dose，ED_{50}）：在量反应中是指能引起 50% 最大反应强度的药物剂量；在质反应中是指引起 50% 实验动物出现阳性反应的药物剂量。量效曲线在 50% 效应处的斜率最大，故常用半数有效量计算药物的效应强度。半数有效量常以效应指标命名，如果效应指标为死亡，则称为半数致死量（median lethal dose，LD_{50}）。

（4）半数有效浓度（median effective concentration，EC_{50}）：在量反应中指能引起 50% 最大反应强度的药物浓度，在质反应中指引起 50% 实验对象出现阳性反应时的药物浓度。

（5）中毒量（toxic dose，TD）和最小中毒量（minimum toxic dose）：分别为引起中毒的剂量和引起中毒的最小剂量。

（6）极量（maximum dose）和致死量（lethal dose）：分别为最大治疗剂量和引起死亡的剂量。

（7）治疗指数（therapeutic index，TI）和安全范围（margin of safety，MOS）：表示药物安全性的两个指标。治疗指数一般常以药物的 LD_{50}（临床用 TD_{50}）与 ED_{50} 的比值称为治疗指数用以表示药物的安全性，药物的 ED_{50} 越小，LD_{50}（或 TD_{50}）越大说明药物越安全。当药物的量效曲线与其剂量毒性曲线不平行，则 TI 值不能完全反映药物的安全性，此时，需要采用安全范围来表示药物的安全性。安全范围以 LD_5（临床用 TD_5）与 ED_{95} 值或/LD_1（临床用 TD_1）与 ED_{99} 之间的距离表示药物的安全性。药物安全范围越窄，用药越不安全，有的药物安全范围为负值（ED_{95} 与 LD_5 或 TD_5 相互重叠），说明该药极易中毒。

（8）治疗窗（therapeutic window）：一般来说，药物剂量在安全范围内不会发生严重毒性反应。近年来提出"治疗窗"的概念，指疗效最佳而毒性最小的剂量范围，比安全范围更窄。下列情况须确定治疗窗：①药理效应不易定量；②用于重症治疗，不允许无效；③安全范围小且毒性大的药物。

上述见图 1-3。

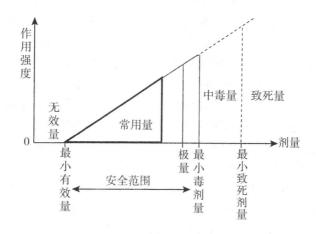

图 1-3 剂量与药物作用关系

（9）效能（efficacy）：也称最大效应（maximum effect，E_{max}），指药物随着剂量或浓度的增加，效应也相应增加，当剂量增加到一定程度时再增加剂量或浓度其效应不再继续增强时的药理效应，即药物产生最大效应的能力。具有高效能的完全激动药（full agonist）占领很少部分受体可产生很大效应；具有低效能的部分激动药（partial agonist）或拮抗药（antagonist），即使占领极大部分受体，仅能产生较小或不产生效应。

（10）效价强度（potency）：能引起等效反应的药物相对浓度或剂量，其值越小则效价强度越大。药效性质相同的两个药物的效价强度进行比较称为效价比，如10mg吗啡的镇痛作用与100mg哌替啶的镇痛作用强度相当，则吗啡的效价强度为哌替啶的10倍。

效能与效价强度，是比较同类药物作用强弱的两个指标，评价一个药物需从效能与效价强度两个方面分析。药物的效能取决于药物本身的内在活性和药理作用特点。以利尿药呋塞米和环戊噻嗪为例，呋塞米的效能为每日能排出钠250mmol/L，而环戊噻嗪的效能为每日能排出钠160mmol/L，按效能呋塞米大于环戊噻嗪，约为环戊噻嗪的1.5倍；呋塞米每日排出钠100mmol/L时需要35mg，而环戊噻嗪只需用0.4mg，呋塞米和环戊噻嗪产生等效效应的剂量比为88（35/0.4），因此，按效价强度环戊噻嗪是呋塞米的88倍。临床上选用产生同种药理效应的药物时，当然希望选用高效能的药物。高效能药物产生的疗效是低效能药物无论多大剂量也不能产生的。就呋塞米和环戊噻嗪的利尿作用而言，虽然环戊噻嗪的效价强度大于呋塞米，但其利尿效能却比呋塞米弱。当然高效能药物与低效能药物的适用范围和适应证也不同。如环戊噻嗪用于轻度水肿，而呋塞米用于严重水肿、急性肺水肿、脑水肿和急性肾衰竭。

3. 量效关系也与下述因素相关　如下所述。

（1）量效关系与个体差异（individual variability），药物效应的各种数据带有群体均值的性质，但人体对药物的反应存在着个体差异，有的差异甚至很大。例如，有的人对小剂量某种药物即产生强烈反应，称为高敏性，而有的人则需很大剂量才能产生反应，称为高耐受性，还有人对药物的反应与常人有质的不同，称为特异质。对个体差异大而且安全范围窄的药物应实行剂量（或用药方案）个体化。个体差异表现为两种情况：一是达到同样效应时不同患者需药剂量不同；二是用同等剂量时不同患者的效应不同。

（2）量效关系与连续用药，就同一个体而言，有些药物连续使用可产生耐受性，药量需不断加大，有的药物则形成依赖性。仅仅是心理或精神上的依赖性称习惯性；有的药物如麻醉性镇痛药、某些中枢兴奋药，能形成生理或功能上的依赖，即有成瘾性，停用则出现戒断症状。后一种情况已成为严重的社会问题，故对这些药品应严格控制，避免滥用。

（3）量效关系与药物剂型和给药途径，不同剂型可影响量效关系，这是因为个体使用不同剂型，药物实际吸收进入血液循环的药量不同，即人体对药物的生物利用度不同。同种药物的同一剂型，由于生产工艺、配方、原料质量的差别，不同厂家的产品即使所含药物的标示量相同，其效应也可能不同，称之为相对生物利用度不同，这是当前较普遍的问题，应引起注意。此外，随着药学的发展，出现了一些新的剂型，如缓释制剂和控释制剂等，影响药物的起效、达峰和维持时间，当然也影响量效关系。不同的给药途径也可影响量效关系，因为不同的给药途径，药物的生物利用度不同。

4. 构效关系（structure activity relationship，SAR）　是指药物或其他生理活性物质的化学结构与其生理活性之间的关系，是药物化学的主要研究内容之一。最早期的构效关系研究以直观的方式定性推测生理活性物质的结构与活性的关系，进而推测靶酶活性位点的结构和设计新的活性物质结构。随着信息技术的发展，以计算机为辅助工具的定量构效关系（quantitative structure‐activity relationship，QSAR）成为构效关系研究的主要方向，QSAR也成为药物设计的重要方法之一。

非特异性结构药物和特异性结构药物：根据药物的化学结构对生物活性的影响程度，宏观上将药物分为非特异性结构药物和特异性结构药物。前者的生物活性与结构的关系主要是由这些药物特定的理化性质决定的。而多数药物，其化学结构与活性相互关联，药物一般通过与机体细胞上的受体结合然后发挥药效，这类药物的化学反应性、官能团分布、分子的外形和大小及立体排列等都必须与受体相适应。即药物对受体的亲和力及其内在活性是由药物的化学结构决定的。如拟胆碱药的化学结构与乙酰胆碱相似，都有季铵或叔胺基团。

构效关系没有普遍规律，自从 Hansch 提出用回归方程表示构效关系以来，定量构效关系的研究发展迅速，而将化合物的量子化学指数和分子连接性指数等引入到 Hansch 方程中，使药物的定量构效关系研究更趋成熟。1990 年以后，随着计算机计算能力的提高和众多生物大分子三维结构的准确测定，基于结构的药物设计逐渐取代了定量构效关系在药物设计领域的主导地位。

在另一些情况下，相似的化合物也可具有相反或拮抗作用。这是由于这些药物虽然能与受体结合，但没有内在活性，同时还阻碍了激动药与受体的结合，因此具有对抗作用。如在去甲肾上腺素的同系物中，如果氮原子上的取代基逐渐增大，虽然与受体仍有亲和力，但其内在活力随碳原子数目的增加而逐渐降低，其作用也就由激动变为拮抗。

光学异构体（optical isomerism）：指分子结构完全相同，物理化学性质相近，但旋光性不同的物质。凡含有不对称碳原子的化合物就有光学异构体，在其两个对映体中，只有一个能与特定受体的分子相吻合。有的药物，其左旋体与右旋体的药理作用可完全不同，如奎尼丁为奎宁的右旋体，但奎尼丁为抗心律失常药而奎宁则为抗疟药。

药物的理化性质对药物的吸收与分布影响很大。药物结构中不同官能团的改变可使整个分子的理化性质、电荷密度等发生变化，进而影响或改变药物与受体的结合，影响药物在体内的吸收和转运，最终影响药物的药效，有时甚至会产生药物不良反应。因为不论是吸收还是分布，药物都必须借助主动或被动转运，越过重重生物膜的障碍。药物的油水分配系数与电离度等理化性质是决定其能否被动扩散通过生物膜的关键。离子化的物质亲水性很强，极易溶于水而难以溶于脂，因此不易透过生物膜。反之非离子化的物质亲脂性强，易溶于脂而难溶于水，易于通过生物膜。

5. 时效关系（time – effect relationship）　指药物进入人体后在不同时间内，其呈现的效应亦不同，这种时间与效应的关系称为时效关系。以横坐标为给药后时间，纵坐标为药物效应，根据给药后产生的药效随时间的变化（时效关系）绘制出的曲线，称时效曲线（time – effect curve）（图 1 – 4）。

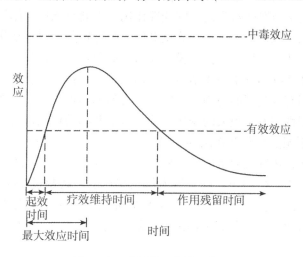

图 1 – 4　时效关系曲线示意图

四、药物作用的机制

药物效应多种多样，是不同药物分子与机体不同靶细胞间相互作用的结果。药理效应是机体细胞原有功能水平的改变，从药理学角度来说，药物作用机制要从细胞功能方面去探索。

（1）理化反应：抗酸药中和胃酸以治疗溃疡病，甘露醇在肾小管内提升渗透压而利尿等，分别是通过简单的化学反应及物理作用而产生的药理效应。

（2）参与或干扰细胞代谢：补充生命代谢物质以治疗相应缺乏症的药物很多，如铁盐补血、胰岛素治疗糖尿病等。有些药物化学结构与正常代谢物非常相似，掺入代谢过程却往往不能引起正常代谢的生理效果，实际上导致代谢抑制或阻断，称为伪品掺入也称抗代谢药。例如氟尿嘧啶结构与尿嘧啶相似，掺入肿瘤细胞 DNA 及 RNA 中可干扰蛋白合成而发挥抗肿瘤作用。

（3）影响生理物质转运：很多无机离子、代谢物、神经递质、激素在体内主动转运需要载体参与。干扰这一环节可以产生明显药理效应。例如利尿药抑制肾小管 $Na^+ - K^+$、$Na^+ - H^+$ 交换而发挥排钠利尿作用。

（4）对酶的影响：酶的品种很多，在体内分布极广，参与所有细胞生命活动，而且极易受各种因素的影响，是药物作用的一类主要对象。多数药物能抑制酶的活性，如新斯的明竞争性抑制胆碱酯酶，奥美拉唑不可逆性抑制胃黏膜 $H^+ - K^+ - ATP$ 酶（抑制胃酸分泌）。尿激酶激活血浆纤溶酶原，苯巴比妥诱导肝微粒体酶，解磷定能使被有机磷酸酯抑制的胆碱酯酶复活，而有些药本身就是酶，如胃蛋白酶。

（5）作用于细胞膜的离子通道：细胞膜上无机离子通道控制 Na^+、Ca^{2+}、K^+ 等离子跨膜转运，药物可以直接对其产生作用，而影响细胞功能。

（6）影响核酸代谢：核酸（DNA 及 RNA）是控制蛋白质合成及细胞分裂的生命物质。许多抗肿瘤药是通过干扰肿瘤细胞 DNA 或 RNA 代谢过程而发挥疗效的。许多抗菌药物，如喹诺酮类也是作用于细菌核酸代谢而发挥抑菌或杀菌效应的。

（7）影响免疫机制：除免疫血清及疫苗外，免疫增强药（如左旋咪唑）及免疫抑制药（如环孢霉素）通过影响免疫机制发挥疗效。某些免疫成分也可直接入药。

根据药物作用的性质，可以把它们分为非特异性（nonspecific action）和特异性（specific action）两大类。

非特异性作用一般与药物的理化性质如离子化程度、溶解度、表面张力等有关，而与药物的化学结构关系不大。它们的作用可能是由于药物累积在一些对细胞功能有重要作用的部位上，导致一系列代谢过程发生紊乱，影响细胞功能。例如许多烃、烯、醇、醚等化合物由于具有较高的油水分配系数，亲脂性大，对神经细胞膜的脂相有高度的亲和力，因而可能抑制神经细胞的功能，如乙醚、氟烷具有麻醉作用，用于手术麻醉。又如消毒防腐药对蛋白质的变性作用，因此只能用于体外杀菌或防腐。还有一些药物的作用在于改变细胞膜兴奋性，但不影响其静息电位。膜稳定药可阻止动作电位的产生及传导，如局部麻醉药，某些抗心律失常药等，反之，称为膜易变药，如藜芦碱等，都是作用特异性低的药物。

特异性作用则不然，和药物的分子整体结构有密切关系，包括基本骨架、活性基团、侧链长短及立体构形等因素。凡是有相同有效基团的药物，一般都有类似的药理作用。有效基团的改变或消失，往往能使药物的作用强度或作用性质发生很大的变化。绝大多数药物的作用都属于这一类，引起的效应是药物与机体大分子组分（作用靶点）相互作用的结果。

药物作用靶点类型多样，研究表明蛋白质、核酸、酶、受体等生物大分子不仅是生命的基础物质，有些也是药物的作用靶点。现有药物中，以受体为作用靶点的药物超过 50%，是最主要和最重要的作用靶点；以酶为作用靶点的药物占 20% 之多，特别是酶抑制药，在临床用药中具有特殊地位；以离子通道为作用靶点的药物约占 6%；以核酸为作用靶点的药物仅占 3%；其余近 20% 药物的作用靶点尚待研究中。

药物的作用靶点不仅为揭示药物的作用机制提供了重要信息和入门途径，而且对新药的开发研制、建立筛选模型、发现先导化合物，也具有特别意义。例如，第一个上市的 H_2 受体拮抗药西咪替丁，在极短的时间内就成为治疗胃肠溃疡的首选药物；第一个用于临床的 3 - 羟基 - 3 - 甲基戊二酰辅酶 A（HMG - CoA）还原酶抑制药洛伐他汀，对杂合子家族性高胆固醇血症、多基因性高胆固醇血症、糖尿病或肾病综合征等各种原因引起的高胆固醇均有良好的作用，促进了此类药物的发展。上述实例表明，药物的作用靶点一旦被人们认识和掌握，就能获取新药研发的着眼点和切入点，药物的作用靶点已成为药物设计的重要依托。

五、受体学说（receptor theory）

早在 19 世纪末与 20 世纪初，Langley 曾设想在肾上腺素作用的神经肌肉之间有"接受物质"（receptive suostance）存在的可能。1910 年 Ehrlich 又用"钥与匙"的比喻首先提出"受体"（receptor）假说，以解释药物的作用。以后，随着神经递质传递研究的进展，进一步为受体下了定义，认为受体是"细胞膜上可以与药物相互作用的特殊部位"。通过药理学实验方法，采用核素标记技术，发现并证实了多种神经递质的受体、多肽类和甾体激素类的受体。现在发展到采用分子生物学方法寻找新型受体，受体家族将被不断地鉴定和扩充。

1. 受体（receptor）　是一类介导细胞信号转导的功能蛋白质，能识别周围环境中的某些微量化学物质，首先与之结合，并通过中介的信息放大系统，如细胞内第二信使的放大、分化、整合，触发后续的药理效应或生理反应。一个真正的受体具有以下特性：①饱和性（saturability）；②特异性（specificity）；③可逆性（reversibility）；④高亲和力（high affinity）；⑤多样性（multiple - variation）；⑥灵敏性（sensitivity）。

2. 配体（ligand）　是指能与受体特异性结合的生物活性物质（如神经递质、激素、自体活性物质或药物）。

3. 受体类型和调节　如下所述。

（1）受体类型：根据受体蛋白结构、信息转导过程、效应性质、受体位置等特点，可分为：①配体门控离子通道受体（ligand - gated ion channel receptor），这一家族是直接连接有离子通道的膜受体，存在于快反应细胞膜上，由数个亚基组成，起着快速的神经传导作用，GABA 受体等属配体门控离子通道型受体；②G 蛋白偶联受体（G protein coupled receptor），这一家族是通过 G 蛋白连接细胞内效应系统的膜受体，α 肾上腺素、β 肾上腺素、多巴胺、5 - HT、M 胆碱、阿片、嘌呤受体等属 G 蛋白偶联受体，见图 1 - 5B；③具有酪氨酸激酶活性的受体（tyrosine kinase receptor），这类受体可激活细胞内蛋白激酶，一般为酪氨酸激酶的膜受体。胰岛素（insulin）、表皮生长因子（epidermal growth factor，EGF）、血小板衍生的生长因子（platelet - derived growth factor，PDGF）、转化生长因子 β（transforming growth factor - β，TGF - β）、胰岛素样生长因子（insulin - like growth factor）受体等属具有酪氨酸激酶活性的受体；④细胞内受体（cellular receptor），甾体激素、维生素 A、维生素 D、甲状腺激素受体等属细胞内受体；⑤细胞因子受体（cytokin receptor），白细胞介素（interleukin）、红细胞生成素（erythropoietin）、粒细胞巨噬细胞集落刺激因子（granulocyte macrophage colony stimulating factor）、粒细胞集落刺激因子（granulocyte colony stimulating factor）、催乳素（prolactin）、淋巴因子（lymphokine）受体等属细胞因子受体。如图 1 - 5A。

G 蛋白偶联受体（图 1 - 5B），一种与三聚体 G 蛋白偶联的细胞表面受体。含有 7 个穿膜区，是迄今发现的最大的受体超家族，其成员有 1 000 多个。与配体结合后通过激活所偶联的 G 蛋白，启动不同的信号转导通路并导致各种生物效应。分 α、β、γ 三种亚型，其中 Gα 又分为 Gs（兴奋性 G 蛋白）、Gi（抑制性 G 蛋白）、Gp（磷脂酶 C 型 G 蛋白）、Gt（转导素 G 蛋白）、Go（在脑内含量最多，参与钙、钾通道的调节）。

图 1 - 5 显示内源性物质通过细胞表面或细胞内受体来控制细胞功能的各种机制以及 G 蛋白偶联模式。

（2）受体的调节（regulation of receptor）：①向下调节（down - regulation）：受体脱敏（receptor desensitization），受体长期反复与激动药接触产生的受体数目减少或对激动药的敏感性降低。如异丙肾上腺素治疗哮喘产生的耐受性；②向上调节（up - regulation）：受体增敏（receptor hypersitization），受体长期反复与拮抗药接触产生的受体数目增加或对药物的敏感性升高。如长期应用普萘洛尔突然停药的反跳现象（rebound phenomenon）。

4. 占领学说（occupation theory）　1933 年 Clark 提出，药物对受体有亲和力。药物作用强度与药物占领受体的数量成正比，药物与受体的相互作用是可逆的；药物浓度与效应服从质量作用定律；药物占领受体的数量取决于受体周围的药物浓度、单位面积或单位容积内受体总数；被占领的受体数目增多时，药物效应增强，当全部受体被占领时，药物效应达 E_{max}。

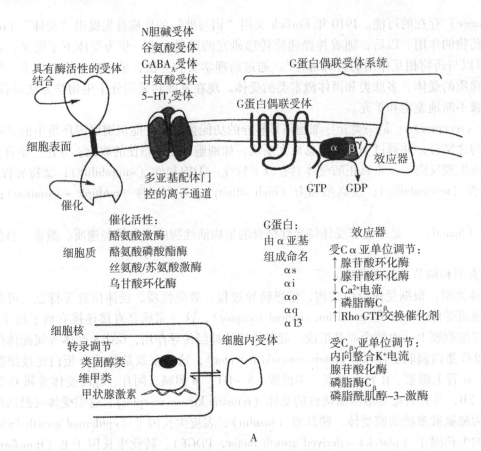

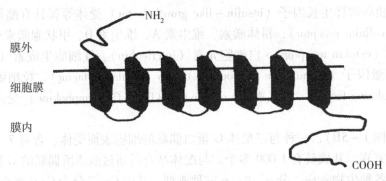

图1-5　生理性受体及其信号转导途径与G蛋白偶联受体模式

A. 生理性受体及其信号转导途径；B. G蛋白偶联受体模式

5. 内在活性（intrinsic activity，α）　指药物激动受体的能力，是同系药物的效应大小之比，一般用0-1表示。对占领学说进行了修正，认为为了产生药理效应，药物至少具备两个条件，首先是与特殊受体之间必须有亲和力，才能形成药物-受体复合物；其次，这种复合物必须具有刺激组织代谢的生物化学和生物物理过程的性质，即内在活性。而且只要受体的临界部分被占领就可发生作用，这说明有空闲受体（spare receptor）或储备受体（reserve receptor）存在。根据他们的学说，内在活性低或缺乏内在活性的药物虽然也能与受体结合，但是不论剂量如何大都不能引起最大反应，或者甚至拮抗另一激动剂的药理效应。

6. 速率学说（rate theory）　指药物分子与受体碰撞的频率。药物效应的强弱，与药物占领受体的速率成正比，与药物所占领受体的数量无关。

7. 二态学说（two-model theory）　认为受体的构象有两种状态，Ri（静息状态）和Ra（活动状态）。两者处于动态平衡，可发生转变。按此学说认为激动药为与受体Ra结合的药物；部分激动药为与受体 Ra 具有结合优势的药物；而拮抗药则是与 Ri 结合的。

六、联合用药及药物相互作用

同时使用两种或两种以上药物时，由于一种药物在体内对另一种药物药动学或药效学的影响，从而使药效减弱，失效，增强或引起不良反应。

在药效学上，药物以直接或间接的方式改变另一药物作用称为药效学的相互作用。如中枢抑制药（镇静催眠药、镇痛药）与另一种中枢抑制药（氯丙嗪）合用，会增强上述药物的中枢抑制作用，反之中枢抑制药与中枢兴奋药（如咖啡因）合用，则出现中枢作用的相互拮抗。故药物相互作用的效果可表现为协同作用和拮抗作用。

1. 协同作用 如下所述。

相加：合用时效应是各药分别作用的代数和，如复方磺胺甲噁唑片。

增强：合用时效应大于各药分别效应的代数和，如普鲁卡因中加入微量肾上腺素，使普鲁卡因毒性下降，局麻时间延长。

增敏：一药可使组织或受体对另一药敏感性增加，如可卡因使去甲肾上腺素或肾上腺素作用增强。

2. 拮抗作用 如下所述。

（1）药理性：药物与特异性受体结合后，阻止激动药与受体结合，如普萘洛尔拮抗异丙肾上腺素的 β 受体激动作用。

（2）生理性：两激动药分别作用于生理作用相反的特异性受体，如组胺和肾上腺素对支气管血压的效应。组胺可作用于 H_1 组胺受体，引起支气管平滑肌收缩，使小动脉、小静脉和毛细血管扩张，毛细血管通透性增加，引起血压下降，甚至休克；肾上腺素作用于 β 肾上腺素受体，使支气管平滑肌松弛，小动脉、小静脉和毛细血管前括约肌收缩，可迅速缓解休克，用于治疗过敏性休克。

（3）生化性：苯巴比妥诱导肝药酶，使苯妥英钠的代谢加速。

（4）化学性：鱼精蛋白对抗肝素的效应。硫酸鱼精蛋白具有一个强碱性基因，能与强酸性肝素或肝素钙形成稳定的盐而使肝素失去抗凝作用。

七、药物安全性评价

药效学的研究有助于药物安全性评价。药物安全评价又称非临床药物安全性评价，是指通过实验室研究和动物体外系统研究，对治疗药物的安全性进行评估，是新药品进入最终临床试验和获得最终批准前的必要程序和重要步骤。药物安全性评价是整个新药发现和开发的一部分。研究内容包括：一般急性慢性毒性研究，病理组织学研究，生殖毒性试验，遗传毒性研究，安全药理学研究，调查研究，毒性和安全性生物标志物的研究。药物安全性研究必须先起草方案和协议，从而帮助制药科学家，毒理学家，生物化学家和分子生物学家以及其他所有相关学科的科学家了解相关药品的毒性信息。

药物的安全性与药物剂量（或浓度）有关。药物安全性评价指标有

（1）治疗指数：$TI = LD_{50}/ED_{50}$。当药物的量效曲线与其剂量毒性曲线不平行，则 TI 值不能完全反映药物的安全性。此时，需要采用安全范围来表示。

（2）安全范围：指 $ED_{95} \sim LD_5$ 之间的距离，其值越大越安全。

（3）安全指数：为 LD_5/ED_{95} 的比值。

（4）安全界限：$(LD_1 - ED_{99})/ED_{99}$ 的比值。

八、临床药效学

药物和机体间可产生影响。临床使用的药物对机体所产生的作用，属临床药效学范畴。研究的对象是使用药物的患者，目的是对已供临床使用的药物进行再评价，为临床筛选疗效高、毒性小的药物，避免药物不良反应，达到安全、合理用药的目的。临床药效学的研究内容如下。

（1）兴奋作用与抑制作用：使机体功能增强的作用称为兴奋作用；使机体功能减弱的作用称为抑

制作用。

（2）局部作用与吸收作用：药物未吸收入血流之前在用药部位出现的作用称为局部作用；当药物吸收入血流后所出现的作用称为吸收作用。

（3）直接作用与间接作用：药物对所接触的组织器官直接产生的作用称为直接作用；由直接作用所引起其他组织器官的效应称为间接作用。

（4）药物作用的选择性：药物吸收后对某组织器官产生明显的作用，而对其他组织器官作用很弱或几无作用，这种作用称为选择性作用。

（5）防治作用与不良反应：与防治疾病目的有关的作用称为防治作用。与防治目的无关甚至有害的的作用称为不良反应，其中包括不良反应、毒性反应、过敏反应、继发反应等。

（6）药物作用的机制：改变理化环境；酶促或酶抑作用；对代谢影响；影响细胞膜的通透性；影响活性物质释放；作用于受体。

（刘宝枚）

第三节　药物代谢动力学

药物代谢动力学（pharmacokinetics）是近30年迅速发展起来的一门新学科。"药物代谢动力学"中"代谢"二字是广义的，包括药物在体内的吸收、分布、代谢（生物转化）与排泄，而非狭义地指药物在体内生物转化的动力学。药物代谢动力学对于药理学、临床药学、药效学、药物设计及生物药剂学等研究都具有重要指导意义，如可根据药物的药代动力学特征，设计新药、改进药物剂型以提高其吸收或延长其作用持续时间，优选给药方案以发挥其最大疗效或减少其毒副反应等。

一、基本概念

药物代谢动力学应用动力学原理与数学模型，定量描述药物在生物体内吸收、分布、代谢和排泄过程随时间变化的动态规律，研究体内药物的存在位置、数量与时间之间的关系。药物代谢动力学从速度论的观点出发，研究体内药量的变化规律，通过数学公式表示药物在体内的位置（隔室）、数量（或浓度）与时间的关系。体内药物动力学研究，根据药物的移行（转运）速度与药物的量（或浓度）之间的关系，将转运速度分为零级速率（或零级动力学、非线性动力学）、一级速率（或一级动力学、线性动力学）等。

（一）线性与非线性动力学过程

药物在机体内的生物转化、肾小管分泌以及胆汁排泄通常需要酶或载体系统参与，这些系统具有较高的专属性，且有一定的能力限度，即饱和。

药物在某部位的转运速率与该部位的药量或浓度的一次方成正比，即单位时间内转运恒定比例的药量，为一级消除动力学过程。常规治疗剂量范围内，多数药物的体内转运为简单扩散，属于一级速率过程，即线性动力学过程，其特点是药物体内动力学过程，可用线性微分方程描述。线性动力学分析基于以下三点假设。

（1）相对消除而言，药物分布过程迅速完成。

（2）药物消除（包括生物转化和排泄）可作为一级速率过程处理。

（3）药物吸收或可作一级速率过程处理，或因迅速完成而忽略不计。

若采用酶诱导剂使酶量增加（Vm增加），那么，此消除过程的一级速度常数亦相应增加。事实上，通常所观察到的药物一级消除速度过程是表观一级动力学，因为对大多数药物，通常治疗方案和剂量所产生的血浓度比 km 小得多。

零级（非线性）动力学药物转运速度以恒定数量转运，即在一定时间内转运一定数量的药物，药物消除半衰期随剂量的增加而延长。

具有非线性药物动力学特性的药物，若以消除速率对血浓度 C 作图，可发现开始血药浓度很低时，消除速率随浓度呈线性上升，表现为一级动力学特点。血浓度 C 进一步增加，则消除速率以低于与浓度成比例的速度上升。最后，消除速率逐渐接近于 Vm，此时，消除速率不再增大，与浓度无关，即为零级动力学过程。

线性动力学与非线性动力学存在着原则的区别，但实际上两者又不易区分。非线性药物动力学过程只能用非线性微分方程描述；血浓度及 AUC 与给药剂量不成正比关系。一个非线性动力学的药物，可因试验设计，或受检验水平限制，而未能发现其非线性特征。实际工作中，识别非线性药物动力学的方法可归纳为以下三种。

（1）以若干不同剂量静脉注射某一药物，分别在不同时间测定血清或血浆药物浓度，然后各个浓度数据分别除以相应剂量，并对时间 t 作图。若所得曲线明显不重叠，则可以预测该药物存在非线性过程；或各个浓度－时间曲线下面积分别除以相应剂量，若所得各个比值明显不同，则可认为该药物存在非线性过程。

（2）将每个浓度－时间数据按线性模型处理，计算各动力学参数，若某些或所有的药代动力学参数明显随剂量不同而改变，则可认为存在非线性过程。

（3）动物静脉单次给药，测定不同时间、不同剂量的组织和血浓度，如果是线性动力学过程，则以组织浓度对相应的游离药物浓度作图，数据应呈直线分布，且通过零点。如果不呈直线分布，则存在非线性过程。

（二）房室模型

为了分析药物在体内运动（转运和转化）的动态规律，并以数学方程式加以表示，就需要建立一个模型模拟机体（动力学模型），故将机体视为一个系统，并将该系统内部按动力学特点分为若干房室（隔室，Compartment），也就是说，机体模型由若干房室组成，房室是模型的组成单位，是动力学上彼此可以区分的药物"储存处"。

Teorell 首次应用多室模型模拟体内药物分布的动态过程。模型中的两个房室由代表血管内腔的中央室及代表非代谢组织的外周室组成。房室的划分主要是根据药物在体内转运速率不同而概括为不同的房室，解剖学上大体并不存在这种房室。机体解剖位置上不同的各组织器官，只要药物在其间的转运速率相同，则被归纳成为一个房室。然而，房室概念又与体内各组织器官的解剖生理学特性（如血流量、膜通透性等）有一定联系。

通常根据药物代谢动力学特性，将房室数目分作一室（单室）、二室乃至多室模型。一室模型指给药后药物一经进入血液循环，即均匀分布至全身，因而把整个机体视为一个房室。二室模型将身体分为二个房室，即中央室与周边（外周）室。中央室是药物首先进入的区域，除血浆外通常还有细胞外液及心、肝、肾、脑等血管丰富、血流畅通的组织。药物可在数分钟内分布到整个中央室，血浆浓度和这些组织浓度可迅速达到平衡，并维持平衡状态。周边室一般是血管稀少、血流缓慢的组织，如脂肪组织、静止状态的肌肉等，药物进入这些组织缓慢。

对于一个具体药物来说，判断属于哪种房室模型，需根据试验结果所绘制的血药浓度－时间曲线具体分析，常用的有以下几种方法。

1. 根据图形判断　以 lgC 对 t 作图，直线者为单室模型。若不是直线，则可能是多室模型。

2. 残差平方和判断法　按假定的模型计算血药浓度拟合值，拟合值与实测值之差的平方和小的，为合理的房室模型。

3. 拟合度判别法　根据假定的模型计算血药浓度拟合值，进一步计算拟合度，拟合度 r^2 越大选择的房室模型越合理。

4. AIC 判别法　采用残差平方和及拟合度法仍然不能进行很好的判断时，可采用 AIC 法。采用最小二乘法计算血药浓度估计值，进一步计算 AIC 值。权重系数相同时，AIC 值越小，说明拟合越好。

5. F 检验法　计算各种权重下不同房室模型的 F 值，并与 F 值表中自由度及 df^2 的 F 界值比较判定。

（三）统计矩模型

经典的药物代谢动力学研究是以房室模型理论为基础的分析方法，计算药代动力学参数过程较为复杂，且模型的确定受试验设计和药物浓度测定方法的影响。有时一种药物以不同途径给药，或药物浓度测定方法不同可以有不同的房室模型。

以统计矩理论为基础的非房室模型分析方法在药物浓度－时间曲线下面积的基础上估算药代动力学参数，不需要预先设定药物或其代谢产物属于何种房室模型。如果药物体内过程符合线性药物动力学特性，该方法适用于任何房室模型。非房室模型分析方法可用于估算药物制剂的生物利用度、体内总清除率、生物半衰期、表观分布容积、平均稳态血浓度、消除速率常数和吸收速率常数等药物动力学参数。

概率统计采用矩表示随机变量的某种分布特征。在药代动力学研究过程中，以一定剂量给药，不论是在给药部位或在整个机体内，药物滞留时间的长短均属随机变量。药物的吸收、分布及消除可视为这种随机变量相应的总体效应。

（四）主要药代动力学参数

临床用药设计方案的基本要求是使血浓度保持在有效的治疗范围之内，有效且不引起毒性。药物的体内过程可以药代动力学参数表示，如生物半衰期、表观分布容积、峰浓度、消除速率常数、稳态血药浓度、生物利用度等，对确定临床用药方案、预测药物疗效和毒性以及合理用药有着重要意义。

1. 表观分布容积（apparent volume of distribution，V_d）　房室的大小用表观分布容积表示。表观分布容积是一个重要的药代动力学参数，但其数值并非表示身体中的真正容积，也就是说不应把表观分布容积看成体内的特殊生理空间，而只是一种比例因素或数学概念。根据表观分布容积可以推测某一药物在体液和组织中的摄取、分布情况，如表观分布容积大，表示其分布广，或提示药物与生物大分子有大量结合，或兼而有之；表观分布容积小，表示分布有限。

将药物的表观分布容积与机体体液的数值进行比较，可推测药物在体内分布的情况，如：

$V_d = 5L$，表示药物基本分布于血浆。

$V_d = 10 \sim 20L$，表示药物分布于体液中。

$V_d = 40L$，表示药物分布于全身血浆和体液。

$V_d = 100 \sim 200L$，表示药物大量储存在某一器官或组织，或药物与组织或血浆蛋白大量结合。

2. 总清除率（total body clearance，CL）　机体总清除率是指单位时间内从体内清除的药物的血液容积数。

3. 消除速率常数（ke）　药物代谢动力学研究经常涉及通过生物膜的药量及其转运速率。按转运速率不同，机体可分为若干房室，并设想房室为一个均匀的系统，药物进入某一房室后，可在该房室内迅速地自由扩散。但在房室之间或房室内外则设想存在屏障，其出入必须遵从一定的规律，出入的快慢用转运速率常数 k 表示，而且出与入的速率常数常不相等。转运速率常数不随时间发生变化，可定量描述药物体内过程的快慢，k 值越大，转运速率越快。

药物自机体或房室的消除速度常以消除速率常数 ke 表示。某一药物的消除速率常数是根据该药物所测定的血浓度所做血浓度－时间曲线，确定其房室模型种类，按一定公式计算所得。不同房室模型的药物消除速率常数的计算不相同。

4. 生物半衰期（biological half life，$t_{1/2}$）　药物自体内消除一半（或药物浓度减少50%）所需的时间即为药物的生物半衰期。

$t_{1/2}$ 是药物代谢动力学中很重要的、最基本的一个参数，对制订给药方案和调整给药方案具有重要的作用。

5. 血药浓度－时间曲线下面积（area under curve，AUC）　血药浓度－时间曲线下面积简称药－时曲线下面积，是指在直角坐标系中，以血药浓度为纵坐标，时间为横坐标，以血药浓度对时间描点作图所得曲线与横坐标所围成曲线下面积，用 AUC 表示。

6. 生物利用度（bioavailability，F）　生物利用度是指药物剂型中能被吸收进入体循环的药物相对分量及相对速率，一般用百分数表示。生物利用度是一个相对概念，与疗效的意义并不相等，仅仅是比较各种制剂之间利用度的尺度。

同一药物的制剂由于各药厂的生产工艺不同，甚至同一药厂生产批号不同的同一制剂，生物利用度也可有较大的差异。可用相同剂型中质量比较好的制剂作为标准与被测制剂进行对照，计算该制剂的相对生物利用度。

7. 达峰时（T_{max}）与峰浓度（C_{max}）　单室模型血管外途径给药，当药物按一级速率吸收进入体内，则血药浓度 – 时间曲线为一单峰曲线。单次血管外途径给药，血药浓度达到最大值所需的时间即为达峰时；药物吸收后，血药浓度达到的最大值即为峰浓度。药物制剂的达峰时和峰浓度可表明该制剂中药物吸收的快慢和程度。如某口服制剂能很快崩解和较好地被吸收，则达峰时短，峰浓度高。

8. 稳态血药浓度（steady – state plasma concentvation，C_{ss}）　临床若按一定剂量、一定时间间隔多次重复给药，体内血药浓度逐渐增加，并趋向达到稳定状态。

连续恒速滴注给药或按半衰期的间隔时间恒量给药，经过 4~6 个半衰期可基本到达稳态血浓度。增加用药量则只能增加血药浓度，而不能缩短到达稳态的时间。单位时间内用药量不变，缩短给药间隔，只能减少血药浓度的波动范围，也不能影响稳态血药浓度和到达稳态血药浓度的时间。如反复给药的间隔时间为一个半衰期，首次剂量加倍，则可迅速到达稳态血药浓度。

某些药物制剂吸收特性易造成血药浓度的谷峰现象，使血药峰浓度超过药物的中毒量，发生严重的毒副反应，对此类药物应进行制剂改进，如改为缓控释制剂，可使释药缓慢，血浓度平稳，减小波动度，延长作用时间，减少不良反应。

二、研究方法与研究内容

药物代谢动力学研究旨在全面阐明药物体内的吸收、分布、代谢和排泄规律。生物样品中药物及其代谢物浓度一般很低，且生物样品成分复杂，内源杂质较多，因此直接从尿液、胆汁、血液中分离检测代谢物较为困难。另外，体内整体动物实验周期长，受干扰因素多，生物样品处理复杂，尤其不能适应现代药物开发研究的高通量代谢筛选要求。因此，在进行体内药代动力学研究之前，可首先进行体外研究，如观察动物和人肝等组织匀浆、细胞悬液、微粒体或灌流器官对药物的代谢作用，为全面认识药物体内处置过程提供依据。

（一）体外药代动力学研究

采用体外方法研究代谢途径和动力学特点不仅方便，还可节省动物资源，获得更多信息，例如代谢模式、代谢酶对药物作用的动力学参数、药物及其代谢物与蛋白、DNA 等靶分子的亲和力等。这些信息有利于补充说明体内研究结果，进一步阐明药理和毒理作用机制。体外代谢研究还可排除体内因素干扰，直接观察酶对底物的选择代谢性，为整体试验提供可靠的理论依据。对于体内代谢转化率低、毒性大及缺乏灵敏检测手段的药物，体外代谢研究为良好的研究手段。随着新药研究水平的不断提高，一些新的体外药代动力学研究手段也逐渐成熟，如体外吸收模型（Caco – 2 细胞模型）、体外肝代谢系统研究等。

1. 血浆蛋白结合率　研究药物与血浆蛋白结合可采用多种试验方法，如平衡透析法、超过滤法、分配平衡法、凝胶过滤法、光谱法等。根据药物的理化性质及试验条件，可选择使用一种方法进行至少三个浓度（包括有效浓度）的血浆蛋白结合试验，每个浓度至少重复三次，以了解药物的血浆蛋白结合率是否有浓度依赖性。

一般情况下，只有游离型药物才能通过脂膜向组织扩散，被肾小管滤过或被肝代谢，因此药物与蛋白结合可明显影响药物分布与消除的动力学过程，并降低药物在靶部位的作用强度。根据药理毒理研究所采用的动物种属，进行动物与人血浆蛋白结合率比较试验，以预测和解释动物与人药效和毒性反应的相关性。

蛋白结合率高于90% 以上的药物应开展体外药物竞争结合试验，即选择临床上有可能合并使用的高蛋白结合率药物，考察对所研究药物蛋白结合率的影响。

2. 药物体外代谢研究　肝是药物代谢的重要器官，是机体进行生物转化的主要场所，富含参与药物代谢的细胞色素 P_{450} 混合功能氧化酶系统，多数药物的 I 相反应和 II 相反应均依赖于肝脏酶系统。以肝为基础的体外代谢模型以其特有的优势在药物代谢研究中得到广泛应用。

对于创新药物，应观察药物对药物代谢酶，特别是细胞色素 P_{450} 同工酶的诱导或抑制作用。在临床前阶段可采用底物法观察对动物和人肝微粒体 P_{450} 酶的抑制作用，比较种属差异。药物对酶的诱导作用可观察整体动物多次给药后的肝 P_{450} 酶或药物反复作用后的肝细胞（最好是人肝细胞）P_{450} 酶活性的变化，以了解该药物是否存在潜在的代谢性相互作用。

常用的肝体外代谢研究方法有肝微粒体体外温孵法、肝细胞体外温孵法、离体肝灌流法及器官组织切片法等，这些方法广泛应用于药物的代谢途径、体内代谢清除及药物间相互作用等研究。

（1）肝微粒体体外温孵：肝微粒体法是以制备的肝微粒体辅以氧化还原型辅酶，在模拟生理温度及生理环境条件下进行生化反应的体系。首先采用差速离心法制备肝微粒体，然后运用肝微粒体及 NADP + 与异柠檬酸还原酶系再生 NADPH 系统进行药物体外代谢途径的研究。细胞色素 P_{450}（$CYP_{450}s$）是肝微粒体混合功能氧化酶系的主要成分，是一组由许多同工酶组成的超基因大家族，涉及大多数药物代谢的 P_{450} 酶系主要有 CYP1、CYP2、CYP3 三个家族，根据代谢转化的特点，可有目的地进行诱导，影响酶亚型，使其对底物的代谢选择性更强，转化率更高。

肝微粒体体外温孵法与其他体外肝代谢方法相比，酶制备技术简单，代谢过程快，结果重现性好，易大量操作，便于积累代谢样品供结构研究。同时，该方法可用于药酶抑制及体外代谢清除研究，因而实际工作中应用较为普及。但肝微粒体体外温孵法同其他体外肝代谢方法相比，与体内的一致性存在不足，因而结果用于预测体内代谢仍需进一步的确证。目前越来越多运用肝微粒体体外温孵法预测药物在体内的代谢清除，一般通过测定药物体外代谢酶促动力学获得 Vm 及 Km（米氏常数），运用合理的药代动力学模型推断体内药物的代谢清除。

（2）基因重组 P_{450} 酶系：基因重组 P_{450} 酶即利用基因工程及细胞工程，将调控 P_{450} 酶表达的基因整合到大肠杆菌或昆虫细胞，经细胞培养，表达高水平的 P_{450}，纯化后获得较纯的单一 P_{450} 同工酶。

基因重组 P_{450} 酶系具有分子水平的优势，因而对于药酶特异性和选择性研究优于其他体外方法，并可为药物与酶结合位点的相互作用研究提供更多的信息。基因重组 P_{450} 酶系还可用于人 P_{450} 酶系功能和特异性研究及药物的高通量筛选。因研究结果的实用性和科学性更强，故适于药物代谢领域的微观研究。但成本较高，难以大范围推广普及。

（3）肝细胞体外温孵：肝细胞体外温孵法与肝微粒体法相似，也是以制备的肝细胞辅以氧化还原型辅酶，在模拟生理温度及生理环境条件下进行生化反应的体系。适于研究蛋白及 mRNA 水平药物代谢酶诱导及酶活性，被广泛用于评估药物代谢过程中药物－药物间相互作用。但肝细胞制备技术较复杂，目前以胶原酶灌注技术为主。体外肝细胞活性仅能维持 4h，不利于储存和反复使用。为了解决肝细胞活性在体外维持时间短的问题，减少新鲜肝组织消耗，优化肝细胞冷冻技术，与新鲜肝细胞相比，经过该技术冷冻储藏的肝细胞活性仍为新鲜肝细胞的 80% 以上，而其 I 相、II 相代谢酶的活性 >60%。因此该冷冻的肝细胞可用于温孵时间不超过 8h 的代谢研究，亦可用于药酶的诱导研究。

肝细胞体外温孵法同肝微粒体法相比，在代谢物生成、体外代谢清除等研究方面有许多相似性，但针对具体药物在代谢物种类、生成主要代谢物及所反映的代谢特性上存在着程度不同的质或量的差异。在药物代谢酶诱导研究中，肝细胞体外温孵法占主导地位，且随着肝细胞冷冻技术的发展，因肝细胞在体外活性维持时间短而应用受限的状况也会不断得到改善。

（4）离体肝灌流：与肝微粒体法、肝细胞体外温孵法比，离体肝灌流法一方面保留着完整细胞的天然屏障和营养液的供给，能在一段时间内保持肝的正常生理活性和生化功能；另一方面，具有离体系统的优点，能够排除其他器官组织的干扰，控制受试物质的浓度，定量观察受试物质对肝的作用。

由于具有器官水平的优势，兼备体外实验和整体动物实验的优点，离体肝灌流法更适于定量研究药物体外代谢行为和特点，解决其他体外肝代谢模型和整体动物实验不能解决的难点，因而在药理学和毒理学的研究中受到广泛重视。同时离体肝灌流亦应用于对药物药代动力学参数的考察。但由于本方法对实验设备及技术有较高要求，一定程度上限制了其应用。

（5）器官组织切片法：器官组织切片法也是研究药物代谢及其毒性的有效的体外系统，该方法不破坏器官的细胞构成和组织结构，所得结果与体内法相近。在各种器官组织切片中以肝切片应用最多。

相对于纯化的 P_{450} 同工酶、P_{450} 混合酶、肝微粒体、游离的肝细胞，肝切片不仅完整保留了所有肝药酶及各种细胞器的活性，而且保留了细胞与细胞间的联系及一定的细胞间质，更能反映药物在体内生理情况下的实际代谢过程，且可在较长的孵育时间（8~24h）内保持代谢活性。其缺点为切片机价格昂贵，使用受限。以利多卡因、睾酮及 7-乙氧基香豆素为探针药物，进行了器官切片温孵实验，结果表明该系统具有Ⅰ相及Ⅱ相多相代谢途径，且易于比较不同器官组织的代谢差别。

以上各种方法具有各自的特点，不同方法得出的结果也会有很大差异，应根据不同的要求和目的选择合适的方法。例如，Alison 等对选择性的 $5-HT_4$ 受体药物替加色罗的体外代谢途径的研究结果表明，$O-$去甲基化物是其在肝微粒体代谢中的主要产物。而应用人肝组织切片及小肠组织切片的代谢研究，采用 LC/MS 分析技术，$N-$葡萄糖醛酸化产物为其主要的代谢产物，未检出 $O-$甲基化产物。说明肝微粒体与肝组织切片代谢酶系组成存在差异，催化不同的代谢途径，而哪一种更接近于体内情况仍需进一步的研究。

体外肝代谢研究可针对先导化合物代谢过快或生成毒性代谢物的特性进行结构改造，以获得安全稳定的候选物，并根据候选物的代谢特征（如药酶诱导、抑制、参与代谢的药酶种类、活性代谢物的生成等）确定药物的开发价值，因而具有广阔的应用前景。

（二）体内药代动力学研究

整体动物或人体药代动力学研究最能反映药物代谢的体内整体特征，但出于伦理考虑，一般先于成年健康动物，如小鼠、大鼠、兔、犬、小型猪和猴等进行非临床（临床前）研究，再于人体进行临床研究。

1. 非临床药代动力学研究　首选动物类型应尽可能与药效学和毒理学研究一致，尽量在清醒状态于同一动物多次采样；一般应选用两种或两种以上的动物，其中一种为啮齿类动物，另一种为非啮齿类动物（如犬、小型猪或猴等）。如选用一种动物，应首选非啮齿类动物；经口给药不宜选用兔等食草类动物。高等动物如小型猪、灵长类动物，由于生理结构上更接近人体，可提供更多有关人体代谢的信息。

非临床药代动力学研究通过动物体内、外和人体外研究方法，揭示药物体内动态变化规律，获得药物的基本药代动力学参数，阐明药物的吸收、分布、代谢和排泄的过程和特点。

非临床药代动力学研究在新药研究开发的评价过程中起着重要作用。药物或活性代谢物浓度数据及其相关药代动力学参数是产生、决定或阐明药效或毒性大小的基础，可提供药物对靶器官效应（药效或毒性）的依据，可用于评价药物制剂特性和质量，可为设计和优化临床研究给药方案提供有关参考信息。

动物体内药代动力学研究应至少设置三个剂量组，高剂量接近最大耐受剂量，中、小剂量根据动物有效剂量的上下限范围选取。主要考察所试剂量范围，药物的体内动力学过程是属于线性还是非线性，以利于解释药效学和毒理学研究中的发现，并为新药的进一步开发和研究提供信息。所用的给药途径和方式，应尽可能与临床一致。

（1）吸收：对于经口给药的新药，应进行整体动物实验，尽可能同时进行血管内给药实验，获得绝对生物利用度数据。如有必要，可进行在体或离体肠道吸收试验以阐述药物吸收特性。而对于其他血管外给药的药物及某些改变剂型的药物，应根据立题目的，尽可能获得绝对生物利用度数据。

（2）分布：选用大鼠或小鼠做组织分布实验较为方便。选择一个剂量（一般以有效剂量为宜）给药，测定其在心、肝、脾、肺、肾、胃肠道、生殖腺、脑、体脂、骨骼肌等组织浓度，以了解药物主要分布组织。应特别注意药物浓度高、蓄积时间长的组织和器官，以及在效应或毒性靶器官的分布（如影响造血系统的药物，应考察骨髓分布）。参考血药浓度-时间曲线的变化趋势，选择至少3个时间点分别表示吸收相、平衡相和消除相的分布。若某组织药物浓度较高，应增加观测点，进一步研究该组织中药物消除的情况。每个时间点，至少应有5个动物的数据。组织分布实验必须注意取样的代表性和一致性。

核素标记物的组织分布试验应提供标记药物的放化纯度、标记率（比活性）、标记位置、给药剂量等参数；提供放射性测定所采用的详细方法，如分析仪器、本底计数、计数效率、校正因子、样品制备过程等；提供采用放射性示踪生物学试验的详细过程，以及在生物样品测定时对放射性衰变所进行的校正方程等；尽可能提供给药后不同时相的整体放射自显影图像。

（3）代谢：对于创新性药物，尚需了解其体内生物转化情况，包括转化类型、主要转化途径及其可能涉及的代谢酶。对于新的前体药物，除对其代谢途径和主要活性代谢物结构进行研究外，尚应对原形药和活性代谢物进行系统的药代动力学研究。而对在体内以代谢消除为主的药物（原形药排泄＜50%），生物转化研究则可分为两个阶段进行。临床前可先采用色谱方法或放射性核素标记方法分析和分离可能存在的代谢产物，并用色谱－质谱联用等方法初步推测其结构。如果Ⅱ期临床研究提示其在有效性和安全性方面有开发前景，在申报生产前进一步研究并阐明主要代谢产物的可能代谢途径、结构及代谢酶。但当多种迹象提示可能存在有较强活性的代谢产物时，应尽早开展活性代谢产物研究，以确定开展代谢产物动力学试验的必要性。

（4）排泄：尿和粪便药物排泄研究一般采用小鼠或大鼠，将动物放入代谢笼内，选定一个有效剂量给药后，按一定的时间间隔分段收集全部尿或粪样品，测定药物浓度。粪样品晾干后称重（不同动物粪便干湿不同），按一定比例制成匀浆，记录总体积，取部分样品进行药物含量测定。计算药物经此途径排泄的速率及排泄量，直至收集到的样品测定不到药物为止。每个时间点至少有 5 只动物的实验数据。应采取给药前尿及粪样，并参考预试验的结果，设计给药后收集样品的时间点，包括药物从尿或粪中开始排泄、排泄高峰及排泄基本结束的全过程。

胆汁排泄研究一般用大鼠在乙醚麻醉下作胆管插管引流，待动物清醒后给药，并以合适的时间间隔分段收集胆汁，进行药物测定。

同时，应记录药物自粪、尿、胆汁排出的速度及总排出量（占总给药量的百分比），提供物质平衡数据。

（5）对药物代谢酶活性的影响：对于创新药物，应观察药物对药物代谢酶，特别是细胞色素 P_{450} 同工酶的诱导或抑制作用。在临床前阶段可以用底物法观察对动物肝微粒体 P_{450} 酶的抑制作用。药物对酶的诱导作用可观察整体动物多次给药后的肝 P_{450} 酶活性的变化，以了解该药物是否存在潜在的代谢性相互作用。

（6）毒代动力学研究：毒代动力学研究通常结合毒性研究进行，将获得的药代动力学资料作为毒性研究的组成部分，以评价全身暴露结果。药代动力学和毒代动力学研究的目的不同，但两者相互联系，分析方法相同，技术可以共享或相互借鉴。已获取的药代动力学参数可以为毒代动力学和毒性试验给药方案的设计提供参考。三个剂量的药代动力学试验，最高剂量采用接近动物最大耐受量所得到的动力学参数，对毒代动力学试验设计有直接参考价值。药物组织分布研究结果可为评价药物毒性靶器官提供依据。药物与血浆蛋白结合试验结果可为估算血药浓度与毒性反应关系提供依据，因为毒性反应与血中游离药物浓度－时间曲线下面积的相关性优于总的药物浓度－时间曲线下面积。生物转化研究所提供的代谢产物资料有助于判断可能引起毒性反应的成分和毒代动力学研究应检测的成分。

2. 临床药代动力学研究　临床药代动力学研究旨在阐明药物在人体内的吸收、分布、代谢和排泄的规律。药物体内处置过程的研究，是全面认识人体与药物间相互作用不可或缺的重要组成部分，是临床制定合理用药方案，实现个体化药物治疗的科学依据。由于各种疾病的病理状态均可不同程度的对药物的药代动力学产生影响，为了客观反映人体药代动力学特征，故多选择健康受试者。但如果试验药品的安全性较小，试验过程中可能对受试者造成损害，在伦理上不允许在健康受试者中进行时，可选用相应适应证的患者作为受试者。

药代动力学研究一般包括单次与多次给药的药代动力学研究、进食对口服药物制剂药代动力学影响的研究、药物代谢产物的药代动力学研究、药物－药物药代动力学相互作用研究。

（1）单次给药药代动力学研究：单次给药人体药代动力学研究一般应选择 18～45 岁、体重不低于 50kg、体重指数在 19～24 的健康受试者。因临床上大多数药物均不按体重计算给药剂量，所以同批受试者的体重应比较接近。受试者例数一般为每组 8～12 例。原则上男性和女性兼有，一般男、女各半，这不仅可了解药物在人体的药代动力学特点，同时也能观察到该药的药代动力学是否存在性别的差异。但女性作为受试者往往受生理周期或避孕药物的影响，因某些避孕药物具有药酶诱导作用或抑制作用，可能影响其他药物的代谢消除过程，因而改变试验药物的药代动力学特性。另外，一些有性别针对性的药物，如性激素类药物、治疗前列腺肥大药物，治疗男性性功能障碍药物及妇产科专用药等则应选用相应性别的男性或女性受试者。

剂量确定主要根据耐受性试验结果，并参考动物药效学、药代动力学及毒理学试验结果，以及经讨论后确定的拟在Ⅱ期临床试验采用的治疗剂量推算。一般选用低、中、高三种剂量，高剂量必须小于或等于人最大耐受剂量，但一般应高于治疗剂量。

采样点的确定对药代动力学研究结果具有重大的影响。服药前采集空白血样品，一个完整的血药浓度－时间曲线，应包括药物各时相的采样点，即采样点应包括给药后的吸收分布相、平衡相（峰浓度）和消除相三个时相。一般在吸收分布相至少需要 2~3 个采样点，平衡相至少需要 3 个采样点，消除相至少需要 6 个采样点。一般不少于 11 个采样点，应持续 3~5 个消除半衰期，或采样持续到血药浓度为 C_{max} 的 1/10~1/20。

如果同时收集尿样，则应收集服药前尿样及服药后不同时间段的尿样。取样点的确定可参考动物药代动力学中试验药物的排泄特点，应包括开始排泄时间、排泄高峰及排泄基本结束的全过程。

采用药代动力学统计软件统计所得药代动力学参数，并进行分析，说明其临床意义，并对Ⅱ期临床研究方案提出建议。药代动力学统计软件主要用于数据处理、计算药代动力学参数、模型判断、统计学分析及图形显示等。

根据所测各受试者的血药浓度－时间数据，绘制各受试者的药－时曲线及平均药－时曲线，计算药物的主要药代动力学参数，以全面反映药物在人体内吸收、分布和消除特点。主要药代动力学参数 Ka、T_{max}（实测值）、C_{max}（实测值）、AUC（梯形法求算），主要反映药物吸收速率和程度；V_d 主要反映理论上药物在体内占有的分布容积；而 Ke、$t_{1/2}$、MRT 和 CL 等主要反映药物从血液循环中消除的特点。药物经肾排泄的速率和总量可从尿药浓度估算。应能够根据研究结果对药物的药代动力学特性作出判断，如该药呈线性或非线性药代动力学特征等，以及根据剂量与体内药物浓度的关系，为临床合理用药及药物监测提供有价值的参考信息。

（2）多次给药药代动力学研究：如果药物需临床上连续多次应用，应考虑多次给药可能引起的体内蓄积或药代动力学参数改变，需进行多次给药的药代动力学研究。该研究旨在考察药物多次给药后的稳态浓度（C_{ss}），达到稳态浓度的速率和程度，药物谷、峰浓度和波动系数（DF），药代动力学特点是否发生改变，是否存在药物蓄积作用及 C_{ss} 和临床药理效应（药效和不良反应）的关系。如不进行多次给药试验应有充足理由，并需提供相应文献或试验依据。

根据单次给药的药代动力学参数中消除半衰期和Ⅱ期临床试验给药方案中制订的服药间隔以及给药日数，确定总服药次数和总剂量。根据单剂量药代动力学研究求得的消除半衰期，估算药物可能达到稳态浓度的时间，应连续测定 3 次（一般为连续 3d 的）谷浓度（给药前）以确定已达稳态浓度。一般采样点最好安排在早上空腹给药前，以排除饮食、时辰以及其他因素的干扰。当确定已达稳态浓度，最后一次给药后采集各时相（同单次给药）系列血样，以测定稳态血药浓度，并绘制药物浓度－时间曲线。

根据试验中测定的三次谷浓度及稳态血药浓度－时间数据，绘制多次给药后药－时曲线，求得相应的药代动力学参数，包括峰时间（T_{max}）、峰浓度（C_{max}）、消除半衰期（$t_{1/2}$）、清除率（CL）、谷浓度（C_{min}）、平均稳态血药浓度（C_{av}）、稳态血药浓度－时间曲线下面积（AUC_{ss}）及 DF（波动系数）等。对试验结果进行分析，说明多次给药时药物在体内的药代动力学特征，同时与单剂量给药的相应药代动力学参数进行比较，观察单次与多次给药是否存在明显的差异，吸收和消除等有否显著改变。

（3）进食对口服药物制剂药代动力学影响的研究：许多口服药物制剂的消化道吸收速率和程度受食物的影响，食物可能减慢或减少药物的吸收，亦可能促进或增加某些药物的吸收。故应进行口服药物在饮食前、后服药时药物药代动力学比较研究，观察食物对药物的吸收过程的影响，为后续临床研究制订科学、合理的用药方案提供依据。研究时所进试验餐应是高脂、高热量配方，以便使食物对胃肠道生理状态的影响达到最大，使进食对所研究药物的药代动力学行为的影响达到最大。

进食试验餐应从开始进食试验餐起计时，以排除进餐速度对服药时间的影响。试验餐应在开始进食后30min内吃完，且两个试验周期应保证试验餐的配方一致。餐后服药组应在进餐开始30min后给药，200～250mL水送服。试验可采用随机双周期交叉设计，也可根据药物的代谢特性与单剂量交叉试验结合在一起进行。

（4）药物代谢产物的药代动力学研究：如果药物主要以代谢方式消除，其代谢物可能具有药理活性或毒性作用，或作为酶抑制药而使药物的作用时间延长或作用增强，或通过竞争血浆和组织结合部位而影响药物的处置过程，则代谢物的药代动力学行为可能影响药物的疗效和毒性。

对于具有上述特性的药物，应在非临床体内外生物转化和代谢物研究的基础上，通过体外和（或）体内方法进一步研究，明确药物的代谢物数目、结构、活性和负责代谢的酶系。鼓励开展放射性核素标记化合物和P_{450}同工酶研究，提供代谢途径的框图，并与相应的动物研究资料进行比较。应在进行母体药物临床药代动力学研究的同时考虑进行代谢物的药代动力学研究，以便更好地了解原型药物的作用、毒性、滞后作用及体内处置过程等。

（5）药物－药物的药代动力学相互作用研究：两种或两种以上的药物同时或先后应用，可能在吸收、与血浆蛋白结合、诱导/抑制药酶、存在竞争排泌或重吸收等方面存在相互影响，从而影响它们在体内的过程，进而影响各自的效应。因此，应根据需要进行药物－药物的药代动力学相互作用研究，尽可能明确引起相互作用的因素或机制，为制订科学、合理的联合用药方案提供依据。大多数药代动力学相互作用研究在健康受试者中进行。

药物在人体内的代谢过程需各种药酶的参与，因此药物可通过诱导/抑制药酶而去影响另一药物的代谢，导致血药浓度的改变。当所研制的药物临床上可能与其他药物联合使用，且药物的安全范围又较窄时，应考虑药物－药物相互作用中血药浓度的改变以及肝药酶诱导剂或抑制剂的作用。

很多消除代谢途径，包括大多数通过细胞色素P_{450}酶系代谢的途径，都可被合并使用的治疗药物所抑制、激活或诱导。已经观察到的由于代谢性药物－药物相互作用导致的变化可能是药物或代谢产物在血液和组织浓度中严重地减少或增加的变化，可能还包括毒性代谢产物的形成，或增加毒性母体药物的暴露量。许多药物因合并另一种药物导致其暴露量发生重大改变，如合并酮康唑或红霉素（抑制CYP3A4），导致特非那定、西沙必利或阿司咪唑浓度增加；合并咪拉地尔或伊曲康唑（抑制CYP3A4），导致辛伐他汀及其酸性代谢产物浓度增加；合并氟西汀、帕罗西汀或奎尼丁（抑制CYP2D6），导致地昔帕明浓度增加；合并利福平（诱导CYP3A4），导致卡马西平浓度降低。这些暴露量的显著变化很大程度上影响了药物和（或）其活性代谢产物的安全性和有效性。对于治疗窗窄的药物，这种改变最为明显，但对非治疗窗窄的药物，如HMG辅酶A还原酶抑制药，也可能如此。根据药物相互作用的程度和因果关系，由于一个药物的代谢可被其他药物显著抑制，或这个药物自身可抑制其他药物的代谢，可能需要对该药物或它所相互作用的药物的说明书中用法用量进行较大的调整。因此，应该在药物开发早期进行试验药物对其他药物代谢影响和其他药物对试验药物代谢影响的研究，从而可在后期临床试验中对药物相互作用的临床意义进行尽可能充分的研究。

（6）特殊人群人体药代动力学研究：肝是药物消除的重要器官，许多药物进入体内后在肝被消除，或在肝被代谢后，以代谢物的形式经胆汁排泄，或以原形从胆汁直接排泄。由于肝是药物处置过程中非常重要的器官，因此肝功能损害患者是组成这一特殊群体的重要亚群。因此肝损害必然会对这些药物经肝的代谢和排泄产生影响。前药或其他需经肝代谢活化的药物，可使活性代谢物的生成减少，从而导致疗效的降低；对于经肝代谢灭活的药物，可使其代谢受阻，原形药物浓度明显升高，导致药物蓄积，出现严重的不良反应。药代动力学研究可用于确定特殊的患者亚群，这些患者，出于有效性和（或）安全性考虑而可能需要调整给药方案。

对临床前研究确定的可能受肝功能影响的毒性代谢产物，应收集血浆（或全血）对母体药物和已知或可疑的所有活性代谢产物（具治疗作用或有不良反应）进行分析评估。同时，对于肝功能正常患者体内无活性的代谢产物，如果大量蓄积，也可能达到活性/毒性水平。因此，也应考虑对这样的代谢产物进行评估。血浆样品采样的频度和持续时间应足够准确评估母体药物和代谢产物的相关药代动力学参数。

肝功能不全患者药代动力学研究的主要目的在于确定推荐剂量，使患者和医生了解肝疾病患者应当改变剂量和给药间隔，并注意其后谨慎地逐渐增加剂量。如果肝功能受损对药物药代动力学行为的影响显著（如 AUC 增加 2 倍或更多），说明书应建议调整剂量。肝功能受损患者应注意前药（即药物大部分的活性源自肝产生的代谢产物）可能需增加剂量或缩短给药间隔。同时，基于所研究药物可利用的信息，如剂量和（或）浓度－效应研究，或应用可信区间方法，证明肝功能受损不改变药物的药代动力学行为也很重要。

肾疾病或从四十岁开始随着年龄而出现的肾功能衰减都可引起肾功能降低。对于主要经肾排泄消除的药物，肾损害可能改变药物的药代动力学行为，与肾功能正常的人相比，需改变给药方案。肾损害不仅与药物及其代谢产物排泄降低有关，还与吸收、分布、代谢、血浆蛋白结合改变有关，严重肾功能损害患者尤为显著。

各肾功能组年龄、性别、体重等应具有可比性。不同药物，需考虑对所研究药物药代动力学行为具有明显潜在影响的其他因素（如饮食、吸烟、饮酒、合并用药、种族）。纳入研究的患者数应足以测得足够大的差异，以作为剂量调整的依据。

单次给药研究，峰浓度较小受肾功能影响，无论肾功能如何，通常均给予所有病人相同剂量。多次给药研究，则易发生原形药物和代谢产物蓄积，应随肾功能下降程度相应减少剂量和降低频度，并给予足够长时间以达到稳态。

肾功能不全患者，经肾排泄的原形药物或代谢产物极易发生蓄积。应增加血、尿标本采集频率，延长采集时间，以便精确计算原形药物及其代谢产物的药代动力学参数，评估其药代动力学特征。

透析可显著改变药物的药代动力学特性。当部分药物或活性代谢产物被透析清除时，可能需要对剂量方案进行调整，例如在透析结束后给予补充剂量等。即使药物不是主要通过肾途径排除，也有可能被透析清除。

急性肾衰竭患者通常采用持续性血液滤过/血液透析治疗方法。将间歇性血液透析对药物药代动力学的影响作用直接外推至持续性血液滤过或血液透析可能是困难的。但根据现有的数据（如间歇性血透、相似药物数据、体外数据等），可尝试为这些患者提供适宜的推荐剂量。

通常情况下，只有在透析对药物或其活性成分消除无明显影响时才可省略透析对药代动力学影响的研究。此类药物包括具有巨大非结合分布容积或非结合非肾清除的药物和活性成分。如果某药物和代谢产物有巨大非结合分布容积，则体内只有一小部分被透析排除。如果药物和代谢产物具有巨大的非结合非肾清除的特点，透析对全部非结合肾清除的作用相对较小。

当采用简化试验设计或等效方法时，可以通过统计分析证明不需进行剂量调整。为了能够说明严重肾损害没有影响，严重肾损害患者的药代动力学参数与对照组比值的 90% 可信区间应在预先设定的范围内，而此预先设定的范围应根据目标标准设定。

不论是否提出特异性降低剂量的建议，仍需要提供推荐剂量下的稳态暴露量的模拟情况。模拟可包括浓度（总浓度，以及相关非结合浓度）随时间变化的图例说明，同时也应显示群体预期差异。还应提供相关的稳态药代动力学参数对应于肾功能的图例说明，其中应包括对变异性的评估。

（7）老年人药代动力学研究：老年人不仅患病率高，且往往同时患有多种疾病，应用药物的品种也较多，约有 25% 的老年患者可能同时使用 4~6 种药物。因此，老年人群进行药物代谢动力学研究具有重要临床意义。

药物与年龄相关的差异可由药代动力学差异和药效学差异引起。已知，多数老年人与年轻人之间重要的效应差异来自于药代动力学差异。与正常成年人不同，老年人胃酸分泌减少，消化道运动功能减退，消化道血流减慢，体内水分减少，脂肪成分比例增加，血浆蛋白含量减少，肾单位、肾血流量、肾小球滤过率均下降，肝血流量减少，功能性肝细胞减少等，以上因素均可导致药物在老年人体内吸收、分布、代谢、排泄发生相应改变。因此，进行详细的试验设计评价老年人药代动力学改变对药物作用的影响，将为药物研发和评价提供重要信息，并为上市后临床合理应用提供依据。

老年人药代动力学研究的目的是确定老年患者的药代动力学行为与成年人是否存在差异，并明确引起差异的因素（如肝肾功能不全等）。老年人的药代动力学研究可选择老年健康受试者或患者，酌情在四个阶段的临床试验期间进行。应选择等于或大于 65 岁（尽可能选择 75 岁或 >75 岁）健康老年人或需要用该药物治疗的患者，进行老年人体药代动力学研究。可首先在小范围老年人与年轻受试者或患者进行初始药代动力学研究，如要发现统计学差异则可在更大范围作单一剂量药代动力学研究，或进一步进行多剂量且患者例数充分的药代动力学研究。

（8）儿科人群药代动力学研究：不同年龄阶段，小儿生长、发育有其各自的特点，药代动力学行为也各不相同。因此，儿科人群药代动力学研究，应根据拟用疾病、人群、药物特点等，酌情选取不同发育阶段的目标疾病受试者，或根据药物特点、所治疗的疾病类型、安全性及可选择的其他治疗措施的有效性和安全性等，酌情在 Ⅰ～Ⅳ 期临床试验进行。儿科人群药代动力学研究的目的在于为使小儿用药方案达到与成年人相同的安全、有效的药物体内暴露水平提供依据。

鉴于新生儿及婴幼儿用药剂量的安全性知识、信息有限，研究剂量的确定应考虑新处方与成年人处方相对生物利用度的比较、儿科人群的年龄范围、药物的治疗指数、成年人药代动力学参数、儿科研究人群的身体指标等因素。

由成年人剂量推算儿童初始剂量应基于 mg/kg 体重或 mg/m^2 体表面积。

成年人药代动力学参数与儿童的特殊生长发育特征相结合确定初始剂量，并结合儿科用药经验，最初考虑给予成年人暴露量计算所得药量的一部分。进一步的临床观察及药物或（和）其活性代谢产物分析可指导儿童剂量调整。在成年人呈线性药代动力学特点的药物，可仅进行儿童单剂量研究；在成年人呈任何非线性吸收、分布、消除及存在任何时－效关系改变的药物，均需在儿童进行稳态药代动力学研究。

许多儿科实验可用群体药代动力学研究方法代替标准药代动力学方法，甚至首选群体药代动力学研究方法。这种方法指选取大样本量少次采集标本的方法获得相应的药代动力学参数。群体药代动力学研究方法通常适用于接受药物治疗的患儿。

（9）不同种族的药代动力学研究：中国人在遗传学、生理和病理情况、生活饮食习惯以及生活环境、社会经济、教育状况、医疗措施、药物依从性等方面与外国人存在明显差异。因此，直接将国外药品的药代动力学和安全性数据用于指导中国人的临床用药缺乏科学依据，也有悖于药品评价的安全、有效原则。同时，药物种族差异在实际中也并不是大得无法接受，种族间差异导致临床用药剂量变化的相关性并不大于种族内个体差异。故评价药物不同个体、种族的药代动力学差异应当遵循客观和实事求是的原则。

如果药物的代谢行为是一个主动耗能的生物学过程，其代谢参数具有种族差异的可能性就越大。循着 ADME 途径，可能具有代谢种族差异的药物包括：①消化道主动吸收或首关代谢或饮食对吸收影响较大的药物；②血浆蛋白结合率较高，特别是结合于酸性糖蛋白的药物；③经 CYP2C9、2C19、2D6、1A2、2A6 和 N－乙酰转移酶等代谢的药物可能具有种族差异，多酶代谢的药物一般难以判定其代谢是否存在种族差异，需要新的临床试验进一步的求证；④具有肾小管排泄过程的药物。对药物代谢动力学种族差异的评价应阐明药物在不同种族人群的吸收、分布、代谢和排泄，以及食物－药物、药物－药物的相互作用。饮食、吸烟、饮酒可能影响药物吸收和生物利用度；种族因素如基因多态性、身高、体重、疾病状况则可能影响药物的清除、吸收、分布、代谢等药代动力学过程。

三、药代动力学与药物治疗方案设计

药物的药代动力学参数及其方程式可用于估算给药剂量（D 或 X）和给药间隔（τ），预测在体内可达到和维持稳态血药浓度（C_{ss}），制订一般给药方案。制订个体化给药方案，则需考虑其肝、肾、心功能，有无酸、碱中毒，尿液 pH 等。根据所需达到的有效浓度确定剂量和给药间隔（或静滴速度），如可以固定剂量调整给药间隔，也可固定给药间隔调整剂量。

四、药代动力学与创新药物研究

组合化学和高通量筛选使短期合成大量化合物成为可能，生命科学和基因组学的发展，也为新药设计和化合物的筛选提供了大量的新靶点。但是，能够顺利通过各期临床试验获得上市的新药并未增加。造成新的化学实体在研发后期退出的主要原因并不是活性不高，而是由于其药代动力学性质不好，或生物利用度低，或口服吸收不佳，或不易代谢，或毒性过大等。

创新药物研究的常规方法是经药效学筛选确定化合物后，再对其进行药代动力学和安全性评价。在这些过程中所产生的各种不定参数又导致反复的结构优化。如果在药物发现和优化阶段就考虑到这些因素，将会大大降低候选药物上市失败的风险，提高新药研发的效率。创新药物研制过程中，药代动力学研究已成为药物临床前研究和临床研究的重要组成部分，与药效学研究、毒理学研究处于同等重要的地位。

高通量筛选虽然有效，但成本高。计算 ADME（computational ADME）研究，又称为虚拟计算 ADIE（in silico ADME）研究，是目前药物研发中的前沿领域之一。计算 ADME 可以加速药物理化性质筛选，进行活性预测，指导分子定向优化等，从而节省药物开发成本，提高成功率。

计算 ADME 模型能合理有效地利用有限的体内实验资源评价潜在的开发成功率高的先导化合物，结合药物脂水分配系数、水溶性、小肠吸收、血脑屏障通透性、生物利用度等，通过优化设计改善药物的溶解、吸收、代谢的性质。计算模型不需精确预测口服生物利用度，但能可信地预测化合物在人和动物体内生物利用度是否令人满意。由于涉及多种因素，使生物利用度的预测具有较大的挑战性，但近年来，多种体外测定结合计算预测的方法已经取得了长足进展。

先导化合物相关药代动力学参数如组织渗透、稳定性、肠吸收、代谢和清除可通过体外系统获得。这些体外体系包括微粒体、肝细胞、用于确定代谢和评价代谢路径和速率的组织切片、评价细胞转运吸收的 Caco-2 细胞系。毒性数据可以通过器官特异性细胞系获得。对早期先导化合物及其可能代谢产物潜在毒性的认识是药物成功开发的关键。大多数药物候选化合物在这一阶段失败，只有少数被认为足够安全和有效，进入下一阶段的开发。临床前研究的目标不仅是确定最有效且最安全的先导化合物，而且能选择最接近人类的动物物种进行研究。了解所选化合物的药代动力学和代谢特征有助于设计合适的临床试验。

体外方法的优点首先是可以采用微量化、自动化等手段建立高通量或中等通量的模型；其次是可以利用来自人体的组织细胞成分进行研究，以消除人类和动物之间存在的种属差异，提高药物研发的成功率。但体外研究缺乏体内研究所存在的血流、生化因子以及多种转运蛋白等影响因素。化合物配制过程中使用的有机溶剂可能掩盖药物在体内的溶解性能，影响药物代谢酶的活性。

（一）口服药物吸收评价

口服吸收与药物在胃肠道内容物中的溶解度、解离度以及跨胃肠细胞膜的能力有关。因此化合物的理化性质是其小肠通透性的重要决定因素。在创新药物研发阶段，常采用计算机辅助虚拟筛选确定药物吸收特征方法。

第一种方法为 Lipinski 五规则法。该方法将化合物结构中 N 和 O 原子看作氢键的受体，而将 N-H、O-H 基团看作氢键的供体，计算脂水分配系数（partition coefficient logP，ClgP）。如果一个化合物满足下列两个以上条件：

（1）氢键供体数 >5。

（2）氢键受体数量 >10。

（3）脂水分配系数 ClgP >5。

（4）相对分子质量 MW >500Da。

则这个化合物将被给予开发警告标志，未来的成药性有较大疑问。本方法不适合存在主动转运机制口服药物的药代动力学特征的预测。

另外一种预测吸收的方法为定量模型与 Lip-inski 五规则结合的方法。该方法根据分子亲脂性及分子大小，以绘图方式预测化合物以被动扩散方式吸收的情形。以生理 pH 化合物内在亲脂性（ClgD）与用于测定分子大小的计算分子折射率（calculated molecular refraction，CIR）绘图，得化合物分布象限图。

药物进入体内循环，需要在口服给药后经过胃部的低 pH 环境，进入十二指肠和小肠，由小肠上皮细胞吸收入血。目前常见的口服药物小肠吸收评价模型有 Caco - 2 细胞系、MDCK 细胞系、PAM - PA 人工膜方法。其中 PAMPA 是基于被动扩散方式的吸收评价模型，属于高通量研究方法。

（二）代谢稳定性研究

药物进入体内后作为外来物经历由药物代谢酶所催化的生物转化。肝脏是体内最大的代谢器官，P_{450} 酶是体内主要的代谢酶，CYP1A2、CYP2A6、CYP281、CYP2C9、CYP2C19、CYP2D6、CYP2E1、CYP3A4 是与药物代谢有关的重要亚型。代谢稳定性是药物的一个重要特性，代谢不稳定的药物需要频繁给药才能保持有效的治疗浓度。

由于药物代谢存在种属差异，在药物研发阶段使用人体组织、细胞获得的结果与临床结果更接近。酶代谢稳定性研究使用的体外系统主要为人类肝微粒体、肝细胞。目前已知肝微粒体含有的 P_{450} 酶及其比例与肝组织中的比例接近，肝微粒体易于保存，可进行高通量的酶稳定性研究。肝细胞中含有完整酶系，不需要添加辅助因子，但肝细胞保存时间短，来源受限。

（三）药物相互作用研究

为避免药物因药代动力学相互作用而撤回，在药物研发阶段应确定药物体内代谢的关键酶，评价待测药物与抑制药或诱导药之间的潜在相互作用。如果一个药物主要由 CYP3A4 代谢，则这个药物可能与 CYP3A4 抑制药如酮康唑、红霉素、伊曲康唑或诱导药如利福平、苯妥英间产生药物相互作用。药物相互作用研究可以使用提取的肝微粒体、重组表达的肝微粒体、肝细胞。重组表达的肝微粒体可用于确定药物代谢酶；肝微粒体和某一 P_{450} 同工酶抑制药合用可用于推测药物代谢酶。

如果一个化合物是药物代谢酶的抑制药，则可以与该酶的药物底物产生药物相互作用。使用肝微粒体和特殊的药物底物可以进行酶抑制研究，根据计算得到的 IC50 或 Ki 值，判断药物相互作用潜力。也可以使用重组表达的肝微粒体以及肝细胞进行药物相互作用研究。如果一个药物可诱导肝细胞过度表达某个代谢酶，则该药物与该药物代谢酶的底物存在药物相互作用。如已知 PXR 是介导 CYP3A4 基因表达的受体，药物与 PXR 结合会上调 CYP3A4 表达量，提示该药物是 CYP3A4 的诱导剂。

另外，还需要关注药物转运蛋白所引起的药物相互作用；分析抑制机制，区分是竞争性酶抑制还是机制依赖性酶抑制。机制依赖性酶抑制引起的药物相互作用的发生率更高。

（四）体内药代动力学研究

体内药代动力学研究拥有体外研究所没有的血流、各种因子等影响因素，是新药研究中不可缺少的一项。创新性药物应首先选用两种或两种以上的动物，如小鼠、大鼠、兔、豚鼠、犬、小型猪和猴等进行药物体内代谢过程研究。其中一种为啮齿类动物，另一种为非啮齿类动物（如犬、小型猪或猴等），然后进行人体药代动力学研究。

由于药物代谢受多种因素干扰，存在明显的代谢种属差异性，因此从动物获得的信息外推至人体具有风险性及欺骗性。人体药代动力学研究是创新药物临床药理学研究的重要一部分。从拟就的说明书分析而言，临床药理学研究目的不仅仅是为了描述药物的吸收、分布、代谢与排泄（ADME）特征，为整个临床试验结束时撰写产品说明书相应项目下的内容提供数据，更为重要的是为相应阶段的临床试验提供药代动力学支持，并作为重要数据与进行安全、有效性评价为目的的临床试验有机整合，从而发挥其在量化评价方面的重要作用。

一般而言，人体药代动力学研究应获取以下几个方面的数据：①药物或活性代谢物的药代动力学特征（ADME）数据；②药物剂量与血药浓度或靶位浓度的量效关系数据；③与适应证治疗相关的常见合并用药的相互作用数据；④性别或年龄对药代动力学参数的影响。其目的为量化评价耐受性试验结果提供支持，也为后续的临床试验提供包括推荐剂量在内的药代动力学方面的支持。临床药代动力学通过以下几种形式的研究来提供临床试验所需要的数据支持，包括单次给药研究、多次给药研究、食物影响、药物相互作用、不同人群等。研究人群应包括所有可能使用研究药物的适应证人群和健康受试者。患者人群包括一般患者和特殊人群。特殊人群包括孕妇、哺乳期妇女、儿童患者、老年患者及心、肝、肾等重要脏器功能不全的患者。

基于药物研发的复杂多样性，创新药物的药代动力学研发可以在任何临床试验阶段进行；药代动力学研究服从于研究药物的整体临床试验开发目标或具体临床试验的阶段性目标；任何以疗效和安全评价为目的的临床试验，都应该有清晰的药代动力学轮廓；药代动力学研究与临床试验整合，可以评价量化安全性和有效性；各个临床试验阶段的目标决定了各个阶段的药代动力学研究内容，由临床试验总体目标统领下的各个阶段的目标，为临床药代动力学研究的脉络或主线。如果研究药物拟最大限度地覆盖用药人群，所要进行的临床试验就要最大限度地纳入包括特殊人群在内的用药人群，所要进行的以安全、有效性评价为目的的临床试验都需要对上述人群的药代动力学研究支持，所以在临床试验的较早阶段，需要收集包括特殊人群在内的药代动力学数据。此种临床试验研发周期长，成本高，风险大，但一旦开发成功，会有较大的市场收益。

五、药代动力学与药效动力学相关性研究

药物的监测和量化可发生于体外分子和细胞水平、体内外组织和器官水平或整体水平的。即使同一种药物，不同水平用于测量效应的终点指标也可能不同。在整体水平，药物的药理学作用是多种药物效应与机体对这些药物效应生理反应的总和。一般认为，药物效应包括治疗效应和毒性效应，与药物血浓度有直接的关系。但由于血浆并非大多数药物发挥作用的场所，药物由中央室到周边室或效应室需要时间，或者某些药物到达效应部位很快，但起效很慢，使直接拟合血药浓度与效应曲线比较困难。因此，药物效应与血药浓度相比常常存在一定的滞后，即效应变化滞后于浓度的变化，从而使血浆药代动力学预测的相关效应被延迟。

剂量或浓度效应关系研究有助于认识药物的作用靶点，选择剂量和设计给药方案，测定药物的效价和效能，阐明药物间的相互作用。任何新药临床前和临床评价，都包括在预期剂量范围内定量描绘量-效关系，分析药物的疗效和毒性反应。根据药效学和药动学知识制定合理的个体化药物治疗方案，包括合理的剂量选择，衡量风险/效应比等。某些情况下，将描述药物分布动力学某一特征的房室确认为药物作用部位，具有生物学上的可能性。如注射胰岛素后血糖利用的时程与三室胰岛素分布模型中慢平衡房室所预期胰岛素浓度是一致的。因为药物在此房室的动力学与骨骼肌组织间液中胰岛素的浓度相对应，因此有理由使用药动学房室预测胰岛素的特定效应。

如果效应的终点指标（如血压变化）可连续测量，则剂量-效应关系可以进行量化；而对于全或无的终点，如存活与死亡，剂量-效应关系是质化的。量反应型剂量-效应关系在一定剂量范围内可以在单一生物学单位内进行测量，且药物剂量或浓度与效应强度相关。质反应型剂量-效应关系通过在一定剂量范围内对用药患者数量进行测定，每一水平剂量与全或无效应的发生频率相关。

为了更精确地描述药物剂量与药物效应之间的关系，Sheiner等在经典药代动力学研究中加入效应室，利用血药浓度-时间-效应数据，经模型分析，拟合出血药浓度及其效应经时过程的曲线，推导出产生效应部位的药物浓度，定量地反映浓度与效应的关系，称为PK/PD（pharmacokinetics/pharmacodynamics）模型。效应室（effect compartment）是描述效应部位药量变化规律的假想室，与中央室（血液室）相连接。为方便数学分析，假设效应室内药物不返回中央室，直接从效应室消除，因为从中央室转运到效应室的药量非常小，这样做不影响经典药代动力学模型的计算精度。目前还没有直接测定效应部位药物浓度的方法，一般以药物在体内达到平衡时的血药浓度代替，或使用PK/PD结合模型模拟计算。

（一）药效学模型

药效学模型将药物的药理作用与效应部位浓度从数字上联系起来。目前常用的药效学模型包括固定效应模型、线性/对数线性模型及最大效应模型。与药动学模型不同，药效学模型与时间无关。

1. 固定效应模型 当药物效应是全或无的，如睡眠；或是连续状态的特定中断，如高血压患者的舒张压<90mmHg，即当药物浓度高于阈浓度时特定的药理作用就出现，当药物浓度低于阈浓度时就消失，可选用固定效应药效学模型。不同患者阈浓度不同，根据阈浓度分布情况，固定效应模型量化了特定的给药浓度产生全或无效应的可能性，主要用于临床剂量研究。如根据地高辛浓度和毒性关系研究，地高辛浓度为3ng/mL时毒性反应的发生率为50%。固定效应模型是联系药物浓度和药理作用的简单模型。

2. 线性/对数线性模型 某些药物效应与浓度呈直线关系，可用线性模型预测药物效应。

类似地，当药物效应强度与浓度对数呈直线关系，或者药物效应强度对数与浓度对数呈直线关系时，可用对数线性模型预测药物效应。

线性模型和对数线性模型是描述药物浓度和一定范围内效应关系的简单模型，只能预测20%～80% E_{max} 的药物效应，当预测高于80% E_{max} 或低于20% E_{max} 的效应时将发生较大偏差。对于大部分药物，浓度与药效间关系的线性仅存在于中间范围，而在高或低浓度时，该模型不能准确预测药物效应。

3. 最大效应模型（ E_{max} 和S形 E_{max} ） 某些药物效应随浓度呈饱和曲线增加，当药物不存在时，无药理效应；当药物浓度接近于某一极限水平时，再增加浓度，效应增加有限。此时，可用S形 E_{max} 模型将连续的效应和药物浓度联系起来。

最大效应模型描述了浓度和效应之间的双曲线型关系，即在未用药时没有效应，当浓度接近于无限大时出现最大效应 E_{max}，当浓度超过 EC_{50} 后，效应的升高幅度减小。

（二）PK/PD 结合模型

在非稳态情况下，血液浓度与效应部位浓度不存在平衡，药物进入作用部位需要一定时间，因此效应部位浓度与血液浓度相比存在一定的滞后，使直接拟合血浓度与效应十分困难。

Sheiner 等提出的效应室模型的方法较好地克服了这一困难，并得到了广泛的应用。效应室模型将经典的药代动力学模型加以扩展，提出一个假设的"效应室"。由中央室到效应室的药物转运速率是一级过程，但其速率常数 k_{1e} 远小于药代动力学模型中的其他速率常数，从而药物往效应室的转运量不会改变药代动力学模型原有的特性，可忽略不计，但药物从效应室消除则用第2个一级速率常数 k_{e0} 表示。求出药代动力学参数后，给予 k_{e0} 一个初始值，可采用一定数学模型，估算效应室浓度 Ce，结合效应观测值就可拟合出合适的效应模型，求出 k_{e0} 值及效应模型参数。

Fuseau 和 Sheiner 提出非参数效应模型方法，可不必假设效应模型，效应室消除速率常数 k_{e0} 通过拟合，使效应室预测浓度 Ce 与效应（E）的滞后环消失。k_{e0} 为 CP-E 曲线的上下支重叠为一支时 k_{e0} 的优化值。另一扩展的非参数法，药代动力学和药效学指标都用非参数表示，在模型不确定时有独特的优点。

1. 参数法 在非稳态下，根据外周室浓度-时间数据求出药代动力学参数，只要引入效应室消除速率常数 k_{e0}，就可估算出效应室浓度，然后选择合适的药效学模型。对药效学数据进行拟合，则可求出 k_{e0} 及药效学模型参数。

2. 非参数效应模型方法 若效应室药量忽略不计，则效应室浓度的变化是 k_{e0} 及药代动力学参数的函数。

3. 扩展的非参数 Jashvant 等进一步提出，不仅药效学模型适用于非参数法，而且浓度变化规律也可用非参数法（如差值）描述。

非参数 PK/PD 模型法计算参数步骤：

（1）给予 k_{e0} 初始值。

（2）差值求出 Cp（t）的变化规律。

（3）数值积分得到 C_{ei}（t），t。

（4）差值得到 $E_{int,i,ti}$，同非参数药效模型方法。

（5）计算垂直距离，同非参数药效模型方法。

（6）选择 k_{e0} 使垂直距离最小，求出 k_{e0}。

以上三种方法各有优缺点，处理实际数据可比较使用。如用非参数法求得 k_{e0} 值作为初值，再用参数法进行拟合，求出一些有意义的药效学参数，如 EC_{50}、E_{max} 等。但必须注意数据好坏直接影响处理结果的正确性，因此，数据的采集不仅必须兼顾药代动力学特征，而且必须兼顾其药效学特点。最好在药效上升和下降区域均有数据点（与药物浓度的采集类似）。

尽管基于药物－受体相互作用的 PK/PD 模型有很大进展，但由于药物可与不同受体发生相互作用，引起不同的 PD 反应，使原发作用的效应－浓度关系变得模糊，干扰了模型的精确性。PK/PD 结合模型研究的药效指标必须符合以下标准。

（1）药物效应指标最好能用定量参数描述，且有一定变化规律，这样以药物效应对药物浓度作图，可以得到浓度－效应曲线，从而得以用 PK/PD 理论分析两者之间的关系。

（2）药物效应指标的变化对浓度相对敏感，这样允许在相对窄的浓度范围内对浓度－效应关系有较全面的反映。

（3）药物效应指标必须在个体间和个体内具有良好的重复性，不然药效测定方法误差会被错误地认为是个体间或个体内药效学的变异，造成不正确的结论。

（4）同一个体的药物效应指标应能反复测量，不至因耐受性或学习效应（learning effect）产生而改变。这样不必在大量不同的个体中收集浓度－效应数据，只要在某一个体上就可以得到足够多的能反映浓度－效应关系的数据。

（5）药物效应指标最好是客观的而不是主观的，如有些中枢神经系统（CNS）药物的效应，有时采用主观判断方法评价药效，但 PK/PD 研究原则上应采用客观的指标。

（6）所选择的药物效应指标要有临床意义，而且可靠，最好可作为治疗的指针。如某些药物的脑电图（EEG）效应，如不与某些临床药效联系起来，则无实际参考价值。

某些情况下，可采用合适的替代指标评价药物治疗后的临床症状、体征或疗效。药效学研究水平的提高，可促进 PK/PD 结合模型研究。另外，某些药理反应如依赖、戒断和耐受性等受内环境稳定机制所调节，并非药物与受体结合所致，这些情况下，药物的输入速率可改变效应－浓度关系。因此发展更为精细的、涉及各种作用机制的模型可能是发展趋势之一。

近年来人工神经网络已经在 PK/PD 研究中得到广泛应用。人工神经网络的特点在于不需要先假定一个特定的模型，而只需从提供的数据中建立输入与输出的关系，从而极大地简化了传统药代动力学数据分析所需的建模工作。Minor 等的研究表明，人工神经网络能够将给药情况与 PD、给药情况与 PK、PD 与 PK 或其他与治疗相关的因素直接关联起来，获得各要素之间的关系。

临床效应指标和替代指标的发展及规范化十分重要，药物治疗作用通常不是单一的，而是包含所有作用的总和，因此临床效应采用药物的治疗效果评估最为合适。但多数 PK/PD 研究，效果难以定量，只能选择较易测定的替代指标。替代指标应能反映各种效应。但由于替代指标种类繁多，检测方法各异，尚难满足临床效果评价的要求，已成为 PK/PD 深入发展的限制因素。因此迫切需要横向比较 PK/PD 研究结果，发现新的替代指标并使之规范化和标准化。数据库和计算机程序的深入开发与合理应用十分必要，提倡相互协作，分享已有的药理和临床试验数据，建立相应的数据库，以便有效分析新的假设和研究目标，建立新的模型，得出新的结果和概念。较使用。如用非参数法求得 k_{e0} 值作为初值，再用参数法进行拟合，求出一些有意义的药效学参数，如 EC_{50}、E_{max} 等。但必须注意数据好坏直接影响处理结果的正确性，因此，数据的采集不仅必须兼顾药代动力学特征，而且必须兼顾其药效学特点。最好在药效上升和下降区域均有数据点（与药物浓度的采集类似）。

尽管基于药物－受体相互作用的 PK/PD 模型有很大进展，但由于药物可与不同受体发生相互作用，引起不同的 PD 反应，使原发作用的效应－浓度关系变得模糊，干扰了模型的精确性。PK/PD 结合模型研究的药效指标必须符合以下标准。

（1）药物效应指标最好能用定量参数描述，且有一定变化规律，这样以药物效应对药物浓度作图，可以得到浓度－效应曲线，从而得以用 PK/PD 理论分析两者之间的关系。

（2）药物效应指标的变化对浓度相对敏感，这样允许在相对窄的浓度范围内对浓度－效应关系有较全面的反映。

（3）药物效应指标必须在个体间和个体内具有良好的重复性，不然药效测定方法误差会被错误地认为是个体间或个体内药效学的变异，造成不正确的结论。

（4）同一个体的药物效应指标应能反复测量，不至因耐受性或学习效应（learning effect）产生而改变。这样不必在大量不同的个体中收集浓度－效应数据，只要在某一个体上就可以得到足够多的能反映浓度－效应关系的数据。

（5）药物效应指标最好是客观的而不是主观的，如有些中枢神经系统（CNS）药物的效应，有时采用主观判断方法评价药效，但PK/PD研究原则上应采用客观的指标。

（6）所选择的药物效应指标要有临床意义，而且可靠，最好可作为治疗的指针。如某些药物的脑电图（EEG）效应，如不与某些临床药效联系起来，则无实际参考价值。

某些情况下，可采用合适的替代指标评价药物治疗后的临床症状、体征或疗效。药效学研究水平的提高，可促进PK/PD结合模型研究。另外，某些药理反应如依赖、戒断和耐受性等受内环境稳定机制所调节，并非药物与受体结合所致，这些情况下，药物的输入速率可改变效应－浓度关系。因此发展更为精细的、涉及各种作用机制的模型可能是发展趋势之一。

近年来人工神经网络已经在PK/PD研究中得到广泛应用。人工神经网络的特点在于不需要先假定一个特定的模型，而只需从提供的数据中建立输入与输出的关系，从而极大地简化了传统药代动力学数据分析所需的建模工作。Minor等的研究表明，人工神经网络能够将给药情况与PD、给药情况与PK、PD与PK或其他与治疗相关的因素直接关联起来，获得各要素之间的关系。

临床效应指标和替代指标的发展及规范化十分重要，药物治疗作用通常不是单一的，而是包含所有作用的总和，因此临床效应采用药物的治疗效果评估最为合适。但多数PK/PD研究，效果难以定量，只能选择较易测定的替代指标。替代指标应能反映各种效应。但由于替代指标种类繁多，检测方法各异，尚难满足临床效果评价的要求，已成为PK/PD深入发展的限制因素。因此迫切需要横向比较PK/PD研究结果，发现新的替代指标并使之规范化和标准化。数据库和计算机程序的深入开发与合理应用十分必要，提倡相互协作，分享已有的药理和临床试验数据，建立相应的数据库，以便有效分析新的假设和研究目标，建立新的模型，得出新的结果和概念。

（刘宝枚）

第四节　影响药物作用的因素

药物应用后在体内产生的作用常常受到多种因素的影响，例如药物的剂量、剂型、给药途径、联合应用、患者的生理因素、病理状态等，都可影响到药物的作用，不仅影响药物作用的强度，有时还可改变药物作用的性质。临床应用药物时，除应了解各种药物的作用、用途外，还有必要了解影响药物作用的一些因素，以便更好地掌握药物使用的规律，充分发挥药物的治疗作用，避免引起不良反应。

一、药物方面的因素

1. 剂量　药物剂量可以决定药物和机体组织相互作用的浓度，因而在一定范围内，剂量越大，药物的浓度越高，作用也越强；相反，剂量越小，作用就越小。

2. 药物剂型和制剂　同一药物可有不同剂型适用于不同给药途径。同一药物的不同制剂和不同给药途径，对药物的吸收、分布、代谢、排泄有很大的影响，从而会引起不同的药物效应。一般地说，注射药物比口服吸收快，作用往往较为显著。在注射剂中，水溶性制剂比油溶液或混悬液吸收快；在口服制剂中，溶液剂比片剂、胶囊容易吸收。同一药物，即使剂量相等、剂型也相同，但由于各个制剂的处方或工艺不同，甚至同一药厂不同批号的产品其疗效及毒性也会有所差别。采用生物利用度（bioavailability，F）评价制剂之间的效价。

生物利用度是指药物被机体吸收进入体循环的相对量和速率，用 F 表示，F =（D/A）×100%。A 为药物直接进入体循环所能达到的浓度，D 为口服相同剂量药物后体循环所能达到的浓度。影响生物利用度的因素较多，包括药物颗粒的大小、晶型、填充剂的紧密度、赋型剂及生产工艺等，生物利用度是用于评价制剂吸收程度的指标。

3. 联合用药　在临床上，将两种或两种以上药物联合使用，称为联合用药。其目的不外乎增强疗效或对抗不良反应。一般来说，联合用药的结果，表现为药理作用或毒性相加，或大于相加，统称协同作用，前者称为相加作用，后者称为增强作用。反之，作用或毒性减弱，称为拮抗作用。

4. 配伍禁忌　两种或两种以上药物配伍在一起，引起药理或物理化学上的变化，影响治疗效果甚至影响患者用药安全，这种情况称为配伍禁忌。无论药物相互作用或配伍禁忌，都会影响药物的疗效及其安全性，必须注意分析，加以妥善处理。

5. 影响药动学的相互作用　两种或两种以上药物联合使用，可能使药物的吸收、分布、代谢和排泄等体内过程发生改变，凡影响这些过程的因素，必将影响药物的作用。如消化道 pH 的改变影响药物吸收；促胃动力药（甲氧氯普胺、多潘立酮等）可使地高辛和核黄素加速通过十二指和小肠而减少吸收，而抗胆碱药则相反；金属离子药物（钙、镁、铝、铋、铁、锌等盐）可与某些药物（四环素类、青霉胺等）形成螯合物，使药物不能吸收等。又如某些药物可竞争结合血浆蛋白，从而阻碍其他药物结合或使其他药物自结合物中置换出来，致使后者的游离百分数升高而显示较强效应。再如代谢过程的药物相互作用分为酶促作用和酶抑作用，具有酶诱导作用的药物有氨鲁米特、巴比妥类、卡马西平、苯妥英、扑米酮、利福平等，以及吸烟；具有酶抑作用的药物有别嘌醇、氯霉素、西咪替丁、环丙沙星、依诺沙星、红霉素、氟康唑、氟西汀、异烟肼、酮康唑、甲硝唑、保泰松、维拉帕米、胺碘酮、氯丙嗪、地尔硫䓬、丙米嗪、美托洛尔、奋乃静、普萘洛尔、伯氨喹、奎尼丁、丙戊酸钠、甲氧苄啶等，以及乙醇。排泄过程中的药物相互作用，具有同样排泌机制的药物间可存在排泌竞争。肾血流对药物的经肾排泄有重要影响，如非甾体消炎药可通过抑制前列腺素减慢肾血流而影响一些药物经肾的排泄，使其作用加强并延长。

二、患者的生理因素

（1）年龄：不同年龄的人在代谢和整体反应功能方面有差异，从而影响药物的效应。因为老年人的主要器官功能减退和对药物敏感性的改变，药典规定 60 岁以上患者用药量为成年人的 3/4。儿童用药量首先考虑体重的差异，通常可按比例折算，也要注意儿童对药物的敏感性与成年人不同。婴儿，特别是早产儿、新生儿，由于肝药酶系统尚未发育完善，药物的消除及持续时间延长。

（2）性别：不同性别对药物的反应也有明显的差别。如妇女的月经、妊娠、分娩和哺乳期用药应特别注意其特殊性。

（3）营养状态和精神因素：在营养不足、体重减轻的情况下，由于血浆蛋白不足，结合药物能力较小，肝药酶活性较低，甘氨酸、半胱氨酸与药物结合能力低下，故对药物作用较为敏感。患者的精神状态与药物的治疗效果有密切关系。乐观的情绪对疾病的痊愈产生有利的影响。相反，如果患者对疾病有很重的思想包袱，悲观失望，往往就会降低治疗效果。

（4）个体差异和种族差异：不同种族的人甚至是同种族的不同个体，对某一药物所需的治疗剂量可相差很多倍，这种种属或种族间的不同称为种属或种族差异，而个体间的差异称为个体差异。有的人对小剂量某种药物即产生强烈反应，称为高敏性，而有的人则需很大剂量才能反应，称为高耐受性，还有人对药物的反应与常人有质的不同，称为特异质。对个体差异大而且安全范围窄的药物应实行剂量（或用药方案）个体化。

三、患者的病理状态

病理状态可以影响中枢神经系统、内分泌系统，以及其他效应器官的反应性，因而能改变药物的作用。例如，正常人服用利尿药后血压下降并不明显，高血压患者的血压则明显降低；退热药只对发热患者有降温作用；甲状腺功能亢进症患者对小剂量肾上腺素即有强烈的升压反应。肝功能不全时，将会增强经肝灭活的药物的毒性。肾功能不全时，药物在体内蓄积，以致达到中毒浓度，引起不良反应，甚至发生严重后果。在循环功能不足、休克和脱水情况下，药物的吸收、转运会发生障碍，在临床用药时应加以考虑。

四、其他因素

（1）昼夜节律（circadian rhythm）：生物活动表现出昼夜节律，这是指某一生物指标在为时约 24h 的周期内的有规律波动。如体温、肾上腺皮质激素的分泌及尿钾排泄等，与外界环境的昼夜变化直接相关。药物作用也常常呈现这种昼夜节律：如用皮质激素治疗时，在上午 8 ~ 10 时一次给予，可以最大限度地避免抑制肾上腺皮质功能。

（2）遗传因素：特异质反应，是指个体对某些药物特有的异常敏感性。该反应和遗传有关，与药理作用无关，大多是由于机体缺乏某种酶，使药物在体内代谢受阻所致。如 G - 6 - PD 缺乏者，服用伯氨喹、磺胺、呋喃妥因等药物时可发生正铁血红蛋白血症，引起发绀、溶血性贫血等；乙酰化酶缺乏者，服用异烟肼后易出现多发性神经炎，服用肼屈嗪后易出现全身性红斑狼疮样综合征；假胆碱酯酶缺乏者，使用琥珀酰胆碱后，由于延长了肌肉松弛作用常出现呼吸暂停反应。

（3）在连续用药一段时间后机体对药物的反应可能发生改变，例如病原体的抗药性（耐药性）、机体的耐受性等，对药物作用有一定的影响，都应给予足够的重视。

（刘俊英）

第二章

药剂学基本理论

第一节　概述

通过对药剂学的相关研究，各种生物分子、化学药物、中药提取物等都被制成了直接用于人们身体外部以及内部的一些药品，因此，对于药剂学的研究不仅为人们带来了更多的便捷，还为患者提供了更多的服务。随着社会的不断发展，人们的物质生活以及精神生活都得到了改善，人们对于健康的要求也越来越多，人们甚至更加强烈地追求药物对预防以及治疗的完美性，这不仅包括对药物使用后的高有效性，还包括药物使用后的低副作用，另外，对于药物的外观以及应用顺应性也有了更高的要求。

一、药剂学的概念

药剂学（pharmaceutics）是研究药物制剂的基本理论、处方设计、制备工艺、质量控制和合理使用等内容的综合性应用技术科学。

药物剂型（dosage form）是适合于疾病的诊断、治疗或预防的需要而制备的不同给药形式，简称剂型，如注射剂、溶液剂、乳剂、混悬剂、软膏剂、栓剂、气雾剂、散剂、颗粒剂、片剂、胶囊剂等。

由于药物的性质和使用目的不同，需要将药物制备成各种适宜的剂型；不同剂型有其相应的给药方式，不同的给药方式导致药物在体内的行为发生相应的改变。各种剂型中的具体药品称为药物制剂（pharmaceutical preparations），简称制剂，如氯雷他定片、呋塞米注射剂、毛果芸香碱滴眼液等。制剂的研制过程也称为制剂（pharmaceutical manufacturing）。研究制剂的理论和制备工艺的科学称为制剂学（pharmaceutical engineering）。

药剂学的宗旨是制备安全、有效、稳定、使用方便的药物制剂。随着药学科学的不断发展，人们对药物在体内的吸收、分布、代谢、排泄等特征以及药物的作用机制有了进一步的认识，从而为制备安全、有效的制剂和选择合适的给药途径提供了理论依据。

药剂学是研究药物剂型及制剂的一门综合性学科，其研究内容主要包括：剂型的基础理论、制剂的生产技术、产品的质量控制以及临床的合理应用，研究、设计和开发药物新剂型及新制剂是其核心内容。20世纪90年代以来，随着高分子材料学、分子药理学、生物药物分析、细胞药物化学、药物分子传递学及系统工程学等学科的发展、渗入以及新技术的不断涌现，药物剂型和制剂研究已进入药物传递系统（drug delivery system，DDS）时代，缓控释、透皮、靶向、大分子药物给药系统及基因转导系统已逐渐成为其发展主流。新型药用辅料的出现为DDS的发展提供了坚实的物质基础。

二、药剂学研究现状

近年来，我国将现代科学与药剂学相结合，配合相应的临床实践，开展了多项药剂学的相关研究，取得相当不错成绩，但是，以目前情况看，我国药剂学的研究中还存在着许多不足：第一，创新剂型少，目前，我国所研发出的剂型种类还比较少，跟国外的品种比起来，中国还是远远落后的，第二，水平低的重复制剂多。有些药剂的品种，其新药证书达到上百种，这就为市场的竞争种下了恶果，第三，研究基础薄弱。许多人都认为，对于药剂学的研究，注重的是能不能得到产品，完全将理论知识忽略了，这就造就了低素质、低水平的研发人员，第四，技术设备的落后。对药物进行制剂的手段以及相应的机械，是制剂过程中，对质量的基本保障，但是，从中国目前的相关情况来看，制剂的设备陈旧、实验设备落后，问题相当严重。

三、药剂学发展方向

（一）口服药物的缓控释系统

对于口服药物的缓控释研究，经过几十年的不断努力，终于突破了诸多的限制，其设计的方向与原则从概念上已经发生了非常可观的改变。有许多类型的药物已经被研究人员研制成了口服缓控释系统，将用药的依从性有效提高了。

（二）透皮给药系统与黏膜给药系统

作为被全身所吸收的一种药物，黏质的使用越来越被人们所重视，特别是使用在鼻腔、口腔，以及肺部这个方面上，对于处方的设计在给药的过程中非常重要，将载药量以及粒子的粘附性提高，将粒径的大小、密度等进行控制，能够有效控制药物的沉积部位。

在药剂研究中的一个重要课题为对透皮技术研究。在药剂学中，对于促渗剂，以及皮肤之间一些相关的机制的关系研究，在优良的促进剂研究有着非常重要的意义。

（三）靶向给药系统

在药剂学的研究中，靶向给药系统是一项非常热门的研究领域，经过几十年的探索与研究，对于该系统的制备方法、特性，以及机制等一些相关的规律都有了较为明确的认识。但是，该系统还是存在着相当多的问题还有待学者们的研究，特殊部位的靶向，主动靶向，体内的一些生理作用等。而现在比较热门研究领域主要有血栓靶向、肿瘤靶向、脑靶向等，通过对大分子以及亲水性分子等一些难以透过的血脑屏障的克服，人们最终找到了能够治疗脑部疾病的方法。

（四）基因传导系统

现在，对于基因治疗的重点以及难点就在于对安全性好，靶向性强，转染率高的基因传导系统的寻求。载体想要将外源性的基因介导进靶细胞内，其先决条件就是粒径。目前，主要使用的载体多为阳离子脂质体，但是，该脂质体的部分药物具有较强的毒性，需要找到一种毒性较低的药物进行替代，这里，最有可能的一个选择应该是壳聚糖。用壳聚糖能够将各质粒紧密连接，例生物相容性变得更好，同时，它能够将外源性的基因保护好，防止它受到酶的破坏。

（五）智能释药系统

智能释药系统是一种智能型的药物，它能够根据病症的不同情况与不同需要，进行有针对性的药物释放，该系统是今后药剂发展的一个新方向，从分子的病理学以及生物学上，它更广泛、更深入地对疾病的发病情况以及身体的调控情况进行了一系列相关的结合，使得它能够受到体内或者体外一些因素的调控，从而将药物的释放情况进行控制。

（六）高分子材料

在药物传输的各个系统中，有一种非常重要的物质——高分子材料，它们在整个系统中都起到了不可忽视的用途，它们不仅可以控制药物的释放速度，对药物靶向的调整也起到了重要的作用。在智能化给药系统中，高分子材料是该载体的一个研究热点。

（七）粉体理论与技术

粉体有着与气体一样的压缩性，以及液体一样的流动性，同时，它还有着固体一样的抗变形性，因此，粉体常常被人们作为除以上3种物态以外的第四种物态。所谓的压缩成型，主要是指通过对粉体所施加的压力，使其体积发生变化。

（刘俊英）

第二节　药物溶液的形成理论

药物溶液的形成是制备液体制剂的基础，以溶液状态使用的制剂有注射剂，供内服的合剂、芳香水剂、糖浆剂、溶液剂和酊剂等，以及供外用的洗剂、搽剂、灌肠剂、含漱剂、滴耳剂、滴鼻剂等。另外，药物溶液还包括高分子溶液，如右旋糖酐注射剂等代用血浆制剂等。药物的溶解性能是决定其能否形成溶液剂的首要条件。药用溶剂的选择有一定的要求，尤其是注射用非水溶剂，其种类、用量等均受限制。

（一）常用药用溶剂的种类与用途

在制备液体制剂时，溶剂选择合适与否直接影响药物的质量和疗效。优良的溶剂应具有理化性质稳定、不干扰主药的含量测定和药理作用、无刺激性、毒性小、成本低、无不良气味、对药物具有良好的溶解性和分散性，且有一定的防腐能力等特点。药物溶解度与溶剂的极性密切相关。溶剂的极性通常用介电常数（dielectric constant）表示，介电常数大则表示溶剂分子极性大。根据介电常数大小，可将溶剂分为极性溶剂、半极性溶剂和非极性溶剂。

1. 极性溶剂　水是最常用的极性溶剂，其本身无任何药理及毒理作用，有很好的生理相容性，价廉易得，能与乙醇、甘油、丙二醇等极性溶剂任意混合。根据制剂的需要，可将水制成注射用水、纯化水与无菌用水等使用。

2. 半极性溶剂　如下所述。

（1）乙醇：无特殊说明时，溶剂用乙醇通常指95%（V/V）乙醇。乙醇可与水、甘油、丙二醇等溶剂任意比例混合，能溶解大部分有机药物和中药材中的有效成分，如生物碱及其盐类、挥发油、树脂、鞣质、有机酸和色素等。当乙醇浓度>20%时，即可发挥防腐作用。与水比较，乙醇具有一定的生理活性，具有易挥发、易燃烧等缺点。

（2）丙二醇：用溶剂一般选择1，2-丙二醇。1，2-丙二醇的性质与甘油相近，但黏度比甘油小，可作为内服及肌内注射剂的溶剂。丙二醇毒性小、无刺激性，能溶解许多有机药物，合适配比的丙二醇和水的混合溶剂可延缓许多药物的水解，增加药物的稳定性。丙二醇可对药物在皮肤和黏膜的吸收产生一定的促进作用。

（3）聚乙二醇：制备液体制剂时，常用聚乙二醇300~600。聚乙二醇为无色澄明液体，理化性质稳定，能与水、乙醇、丙二醇、甘油等溶剂任意混合。一定配比的聚乙二醇、水混合溶液是良好的溶剂，能溶解许多水溶性无机盐和水不溶性的有机药物。聚乙二醇对一些易水解的药物，有一定的稳定作用。在洗剂中，聚乙二醇能增加皮肤的柔韧性，具有一定的保湿作用。

3. 非极性溶剂　如下所述。

（1）脂肪油：脂肪油为常用非极性溶剂，如麻油、豆油、花生油、橄榄油等植物油。植物油能与非极性溶剂混合，而不能与极性溶剂混合。在制剂中，脂肪油能溶解油溶性药物，如激素、挥发油、游离生物碱和许多芳香族药物。脂肪油容易酸败，也易受碱性药物的影响而发生皂化反应，进而影响制剂的质量。脂肪油多作为外用制剂的溶剂，如洗剂、擦剂、滴鼻剂等。

（2）液状石蜡：液状石蜡是从石油产品中分离得到的液状烃混合物，无色无臭，化学性质稳定。液状石蜡接触空气，可被氧化并产生不快臭味，加入油性抗氧化剂可抑制其氧化过程。本品能与非极性溶剂混合，能溶解生物碱、挥发油及一些非极性药物等。本品在肠道中不分解也不吸收，能使粪便变软，有润肠通便的作用。此外，液状石蜡还可作为口服制剂和搽剂的溶剂。

（3）乙酸乙酯：乙酸乙酯是一种无色油状的液体，微臭，相对密度（20℃）为0.897~0.906，有挥发性和可燃性。本品在空气中易氧化、变色，需加入抗氧化剂。本品能溶解挥发油、甾体药物及其他油溶性药物，常作为搽剂的溶剂。

（二）药物的溶解度、溶解速度

1. 溶解度　在一定温度下（气体要求在一定压力下），药物在一定量溶剂中所能溶解的最大溶质量称为溶解度（solubility）。通常情况下，用一定温度下100g溶剂（或100g溶液或100mL溶液）中溶解药物的最大克数表示。《中国药典》2010版关于药物溶解度有七种规定，具体见表2-1。

表2-1　中国药典2010版关于溶解度的规定

溶解度描述	溶解限度
极易溶解	溶质1g（mL）能在溶剂不到1mL中溶解
易溶	溶质1g（mL）能在溶剂1～10mL中溶解
溶解	溶质1g（mL）能在溶剂10～30mL中溶解
略溶	溶质1g（mL）能在溶剂30～100mL中溶解
微溶	溶质1g（mL）能在溶剂100～1 000mL中溶解
极微溶	溶质1g（mL）能在溶剂1 000～10 000mL中溶解
几乎不溶或不溶	溶质1g（mL）在溶剂10 000mL中不能完全溶解

2. 影响溶解度的因素　如下所述。

（1）药物的化学结构和溶剂的极性：各种药物具有不同的化学结构，因而极性也不尽相同。当溶剂的极性与药物的极性相似或相近时，药物的溶解度高。

（2）温度：温度对药物溶解度的影响取决于药物的溶解过程是吸热或放热。绝大多数固体药物的溶解是吸热过程，温度升高药物的溶解度增大。与固体药物不同，气体药物的溶解多属于放热过程，溶解度随温度升高而下降。

（3）粒子大小：对于可溶性药物，粒子的大小对溶解度没有影响；对于难溶性药物，当粒径<0.01μm时，其溶解度随粒径减小而增大。

（4）晶型：不同晶格排列的结晶，称多晶型（polymorphism）。晶型不同，晶格能不同。晶格能越小，晶型越稳定，溶解度就越小、溶解速度也慢。与稳定型晶型比较，亚稳定型晶型溶解度较大、溶解速度更快。无定形晶型由于无晶格能，自由能大，其溶解度和溶解速度均比结晶型晶型大。

（5）溶剂化物：药物在结晶过程中，因溶剂分子的加入而使结晶的晶格发生改变，得到的结晶称为溶剂化物。溶剂化物和非溶剂化物的熔点、溶解度和溶解速度等均有差异，多数情况下，溶解度和溶解速度的顺序按水化物<无水物<有机溶剂化物排列。

（6）pH：有机弱酸、有机弱碱的溶解度受pH影响较大。弱酸性药物的溶解度随着溶液pH升高而增大，弱碱性药物的溶解度则随着溶液的pH下降而增大。两性化合物在等电点的pH时，溶解度最小。

（7）同离子效应：对于电解质类药物，当水溶液中含有的离子与其解离产生的离子相同时，可使其溶解度下降。

（8）其他：电解质溶液中加入非电解质（如乙醇），由于溶液的极性降低，可使电解质溶液的溶解度下降；非电解质溶液中加入电解质，由于电解质的强亲水性，破坏了非电解质溶液与水的弱结合键，可使其溶解度下降。

3. 增加药物溶解度的方法　如下所述。

（1）增溶作用：表面活性剂因其在水中可形成"胶束"，故能增加难溶性药物在水中的溶解度。溶剂中加入表面活性剂后，非极性药物可溶解于胶束的非极性中心区；而具有极性基团且不溶于水的药物，则可在胶束中定向排列，分子中的非极性部分插入胶束中心区，极性部分则伸入胶束的亲水基团方向；对于极性基团占优势的药物，则可完全分布在胶束的亲水基团之间。

（2）助溶作用：由于第三种物质的加入，在溶剂中形成可溶性的络合物或复合物，从而增加难溶性药物溶解度的过程称为助溶（hydrotropy）。常用的助溶剂有：①有机酸及其钠盐：苯甲酸（钠）、水杨酸（钠）、对氨基苯甲酸等；②酰胺类：乌拉坦、尿素、烟酰胺、乙酰胺等；③无机盐类：碘化钾等。例如，碘在10%碘化钾水溶液中可制成含碘达5%的水溶液，即是利用碘与碘化钾形成了可溶性络合物，进而增大了碘在水中的溶解度；咖啡因在水中的溶解度为1∶50，用苯甲酸钠助溶，则可形成安钠咖复合物，咖啡因的溶解度可增大至1∶1.2。

（3）成盐：一些难溶性的弱酸或弱碱药物，因其极性小，在水中溶解度很小或不溶。若加入适当的碱或酸，将它们制成盐类，使之成为离子型极性化合物，则可增加其溶解度。含羧基、磺酰胺基、亚胺基等酸性基团的药物，常可用氢氧化钠、碳酸氢钠、氢氧化钾、氢氧化铵、乙二胺、二乙醇胺等碱性化合物作用生成溶解度较大的盐。天然及合成的有机碱，一般用盐酸、醋酸、硫酸、硝酸、磷酸、氢溴酸、枸橼酸、水杨酸、马来酸、酒石酸等制成盐类。通过制成盐类来增加药物的溶解度时，还需考虑成盐后溶液的 pH、溶解性、毒性、刺激性、稳定性、吸潮性等因素对药物的影响。

（4）药物分子结构修饰：在一些难溶性药物的分子中引入亲水基团，可增加药物在水中的溶解度。难溶性药物中可引入的亲水基团包括：磺酸钠基（$-SO_3Na$）、羧酸钠基（$-COONa$）、醇基（$-OH$）、氨基（$-NH_2$）及多元醇或糖基等。例如，樟脑在水中微溶（1∶800），但制成樟脑磺酸钠后，则易溶于水，且毒性低；维生素 K_3（甲萘醌）在水中不溶，引入亚硫酸氢钠基团（$-SO_3HNa$），制成亚硫酸氢钠甲萘醌后，溶解度可增大至1∶20。

（5）更换溶剂或选用混合溶剂：药物在单一溶剂中的溶解能力差，但在混合溶剂中比单一溶剂更易溶解的现象称为潜溶（cosolvency），这种混合溶剂称为潜溶剂（cosolvent）。潜溶剂可提高药物溶解度的原因在于两溶剂间发生氢键缔合后，改变了原来溶剂的介电常数，更有利于药物溶解。常用的潜溶剂包括乙醇、丙二醇、甘油和聚乙二醇等。

此外，升高温度、应用微粉化技术和 β - 环糊精包合技术等，均可促进药物的溶解。

4. 溶解速度　溶解速度是指在某一溶剂中单位时间内溶解溶质的量。溶解速度的快慢，取决于溶剂与溶质间的吸引力胜过固体溶质结合力的程度及溶质的扩散速度。有些药物虽然溶解度较大，但因其达到溶解平衡的时间较长，所以溶解速度也较小，直接影响药物的吸收与疗效。对于这样的药物，常需要设法增加其溶解速度。

5. 影响溶解速度的因素和改善药物溶出速度的方法　如下所述。

药物的溶解符合 Noyes - Whitney 方程：

$$dC/dt = KS（Cs - C）\tag{2-1}$$
$$K = D/V_h\tag{2-2}$$

式中，K 为溶解速度常数；D 为溶质在溶出介质中的扩散系数；h 为扩散边界层厚；V 为溶出介质的体积；S 为溶出界面积；Cs 为溶质在溶解介质中的溶解度；C 为 t 时间溶液主体中溶质的浓度。在漏槽条件（sink condition）下，C 趋于0：

$$dC/dt = KSCs\tag{2-3}$$

从上式可知，影响溶解速度的因素主要有以下几点。

（1）药物的粒径：同一重量的固体药物，其粒径小，表面积大，溶出速度快；对于相同表面积的固体药物，孔隙率高，溶出速度大；对于颗粒状或粉末状的固体药物，如其在溶出介质中易结块，可加入润湿剂改善。

（2）药物的溶解度 Cs：药物在溶出介质中的溶解度增大，能增加溶出速度。所有影响药物溶解度的因素，均能影响药物的溶出速度，如温度、溶出介质的性质和晶型等。

（3）溶出介质的体积 V：溶出介质的体积小，溶液中药物的浓度高，溶出速度慢；溶出介质的体积大，溶液中药物的浓度低，则溶出速度快。

（4）扩散系数 D：溶质在溶出介质中的扩散系数越大，溶出速度越快。在一定温度时，D 的大小与溶出介质的黏度和扩散分子大小相关。

（5）扩散层的厚度 h：扩散层的厚度越大，溶出速度越慢。扩散层的厚度与搅拌程度有关。搅拌程度取决于搅拌或振摇的速度，搅拌器的形状、大小、位置，溶出介质的体积，容器的形状、大小及溶出介质的黏度。

因此，可采取以下措施改善药物的溶出速度。例如，通过粉碎减小粒径，崩解等措施来增大药物的溶出面积；通过加强搅拌，以减少药物扩散边界层厚度或提高药物的扩散系数，从而增大溶解速度常数；通过提高温度，改变晶型，制成固体分散物等措施来提高药物的溶解度。

（刘俊英）

第三节　表面活性剂

（一）表面活性剂的概念及结构

表面活性剂（surfactant）是指能够显著降低液体表面张力的物质。表面活性剂为双亲性分子结构，包含了亲油的非极性烃链和一个以上亲水的极性基团。其结构中，亲油部分的烃链碳原子多在 8 个以上。

（二）表面活性剂的基本性质

1. 形成胶束与增溶作用　当水中表面活性剂的浓度很低时，表面活性剂分子在水 – 空气界面产生定向排列，亲水基团朝向水而亲油基团朝向空气。当溶液中的表面活性剂浓度较稀时，表面活性剂几乎完全集中在溶液表面并形成单分子层。此时，溶液表面层的表面活性剂浓度大大高于溶液中的浓度，可将溶液的表面张力降低至纯水表面张力以下。当表面活性剂的正吸附到达饱和后，如继续加入表面活性剂，则其分子进一步转入溶液中。因其亲油基团的存在，水分子与表面活性剂分子间的相互排斥力远大于吸引力，导致表面活性剂分子自身依赖范德华力相互聚集，形成亲油基团向内、亲水基团向外，在水中稳定分散，由多个表面活性剂分子缔合形成的胶束（micelles）。可形成胶束的表面活性剂最低浓度，即为临界胶束浓度（critical micelle concentration，CMC）。表面活性剂在水中达到 CMC 后，由真溶液变为胶体溶液，并具有增溶作用。一些水不溶性或微溶性药物会进入胶束的不同位置而使其在水中的溶解度显著增加，该过程称为增溶，而表面活性剂则称为增溶剂。

2. 亲水亲油平衡值　表面活性剂分子中亲水基团和亲油基团对油或水的综合亲和力称为亲水亲油平衡值（hydrophile lipophile balance，HLB）。HLB 值越高，亲水性越强；HLB 值越低，亲油性越强。非离子型表面活性剂的 HLB 值介于 0 ~ 20，不同的非离子型表面活性剂混合使用时，其 HLB 值具有加和性。

$$HLB_{ab} = (HLB_a \times W_a + HLB_b \times W_b) / (W_a + W_b) \hspace{2cm} (2-4)$$

式中，HLB_a、HLB_b 分别为表面活性剂 a、b 的 HLB 值；W_a、W_b 分别为表面活性剂 a、b 的质量；HLB_{ab} 为混合表面活性剂的 HLB 值。

HLB 值不同的表面活性剂，其用途也不同，详见表 2 – 2。

表 2 – 2　HLB 值的范围与应用的关系

HLB 值范围	应用
2 ~ 3	消泡剂
3 ~ 8	W/O 乳化剂
7 ~ 9	润湿剂与铺展剂
8 ~ 16	O/W 乳化剂
13 ~ 16	去污剂
15 ~ 18	增溶剂

3. Krafft 点与浊点　如下所述。

（1）Krafft 点：离子型表面活性剂的溶解度随温度升高而增大，当达到某一温度时，溶解度可急剧增大，该温度即为 Krafft 点。Krafft 点越高的表面活性剂，其临界胶束浓度越小。Krafft 点是表面活性剂应用温度的下限。

（2）浊点：对于某些聚氧乙烯型非离子表面活性剂，当温度升高到一定程度时，可导致聚氧乙烯链与水分子之间的氢键断裂，而在水中的溶解度急剧下降并析出，溶液出现浑浊，这一现象称为起昙，此温度称为浊点或昙点（cloud point）。起浊是一种可逆的现象，当温度低于浊点时，溶液仍可恢复澄明。吐温类表面活性剂可发生起昙现象，浊点范围是 70～100℃，而泊洛沙姆 188 等聚氧乙烯类非离子表面活性剂在常压下则观察不到浊点。

4. 对药物吸收的影响　有研究发现，表面活性剂可增进药物的吸收，也可降低药物的吸收。表面活性剂对药物吸收的影响取决于多种因素，如药物在胶束中的扩散、生物膜的通透性改变、对胃排空速率的影响等，所以很难做出准确预测。如果药物顺利从胶束内扩散或胶束本身迅速与胃肠黏膜融合，则可以增加药物的吸收，如应用吐温 80 可明显促进螺内酯的口服吸收；如果表面活性剂溶解生物膜脂质，增加上皮细胞的通透性，则可以改善药物的吸收，如十二烷基硫酸钠改进头孢菌素钠、四环素、磺胺脒、氨基苯磺酸等药物的吸收，而吐温 80 和吐温 85 因其在胃肠中形成高黏度团块降低胃排空速率、进而增加一些难溶性药物的吸收等。此外，表面活性剂可促进胰岛素在鼻黏膜的吸收，如分别将含有 1% 泊洛沙姆（Poloxamer）108、1% 苄泽（Brij）35 或癸酸钠（NaCap）的胰岛素溶液，经大鼠鼻腔给药 30min 后，即可引起血糖较大幅度的降低。当以 8U/kg 剂量的胰岛素给药 30min 后，血糖可降至给药前血糖值的 60% 左右。这一结果表明含 1% 表面活性剂的胰岛素溶液，可从鼻黏膜迅速吸收并起效。与上述过程不同，当聚氧乙烯类或纤维素类表面活性剂增加胃液黏度而阻止药物向黏膜面的扩散时，则药物的吸收速率随胃液黏度上升而降低，此类表面活性剂延缓了药物的吸收过程。

5. 与蛋白质的相互作用　蛋白质分子结构中氨基酸的羧基，在碱性条件下发生解离而带有负电荷；在酸性条件下，结构中的氨基或胍基发生解离而带有正电荷。因此，在两种不同带电情况下，可分别与阳离子表面活性剂或阴离子表面活性剂发生电性结合。此外，表面活性剂还可破坏蛋白质二维结构中的盐键、氢键和疏水键，使蛋白质各残基之间的交联作用减弱，螺旋结构变得无序或受到破坏，最终使蛋白质发生变性。

6. 毒性　一般而言，阳离子表面活性剂的毒性最大，其次是阴离子表面活性剂，非离子表面活性剂毒性最小。两性离子表面活性剂的毒性小于阳离子表面活性剂。表面活性剂用于静脉给药时的毒性大于口服。阳离子及阴离子表面活性剂不仅毒性较大，而且还有较强的溶血作用。非离子表面活性剂的溶血作用较轻微，在亲水基为聚氧乙烯基非离子表面活性剂中，以吐温类的溶血作用最小，其顺序为聚氧乙烯烷基醚 > 聚氧乙烯烷芳基醚 > 聚氧乙烯脂肪酸酯 > 吐温类；吐温 20 > 吐温 60 > 吐温 40 > 吐温 80。阳离子表面活性剂由于毒性较大，只能作为消毒杀菌药使用；阴离子表面活性剂有较强的溶血作用和刺激性，也只能外用使用；非离子型表面活性剂毒性较小，可用作口服使用。

7. 刺激性　各类表面活性剂都可用于外用制剂，但长期或高浓度使用，可对皮肤或黏膜造成损害。阳离子表面活性剂的刺激性最强，阴离子表面活性剂次之，两性离子和非离子表面活性最弱。表面活性剂的刺激性，随温度和湿度的增加而增加。

（三）表面活性剂的种类及应用

1. 阴离子型表面活性剂　此类表面活性剂中发挥表面活性作用的是阴离子，主要包括肥皂类、硫酸化物和磺酸化物三类。

（1）肥皂类（soaps）：通式为 $(RCOO)^{n-} M^{n+}$，具体可分为碱金属皂（如硬脂酸钠、硬脂酸钾等）、碱土金属皂（如硬脂酸钙、硬脂酸镁等）和有机胺皂（如三乙醇胺皂）三类。碱金属皂和有机胺皂具有较强的亲水性，可作增溶剂和 O/W 型乳化剂使用。碱土金属皂（如硬脂酸钙、硬脂酸镁等）的亲水性较弱，只能作 W/O 型乳化剂及疏水性润滑剂使用。

（2）硫酸化物（sulfates）：通式为 $ROSO_3^- M^+$，对黏膜有一定刺激性。硫酸化物中以十二烷基硫酸钠（又称月桂硫酸钠）最为常用，易溶于水，以 pH 6～7 为宜。在硬水中，硫酸化物仍能发挥表面活性作用，常用作湿润剂及外用乳剂的乳化剂。

（3）磺酸化物（sulfonates）：通式为 $RSO_3^- M^+$，磺酸化物在酸性介质中不水解，对热也较稳定。常用的磺酸化物是丁二酸二辛酯磺酸钠（商品名阿洛索－OT），可用作湿润剂，或与其他乳化剂联合作为软膏及其他外用乳剂的乳化剂。另一种常用的磺酸化物是十二烷基苯磺酸钠，是广泛使用的洗涤剂。

2. 阳离子型表面活性剂 此类表面活性剂中，发挥表面活性作用的是阳离子，故也称为阳性皂。阳离子型表面活性剂为季铵化物，通式为 $[RNH_3^+]\ X^-$。阳离子型表面活性剂的表面活性弱、毒性大、杀菌力强，常用作消毒、杀菌防腐剂，很少单独用作药剂辅料，如苯扎氯铵（洁尔灭）和苯扎溴铵（新洁尔灭）等。

3. 两性离子型表面活性剂 该类表面活性剂的结构中同时存在正、负电荷基团，并随着溶液 pH 的变化而表现出不同的性质。在等电点以上时，表现出阴离子表面活性剂的性质，即具有很好的起泡、去污作用；在等电点以下时，则呈现出阳离子表面活性剂的性质，即具有很强的杀菌能力。天然的两性离子型表面活性剂包括卵磷脂（图 2-1）、脑磷脂等，毒性很小，可供静脉注射使用，是制备注射用乳剂及脂质体制剂的主要辅料。

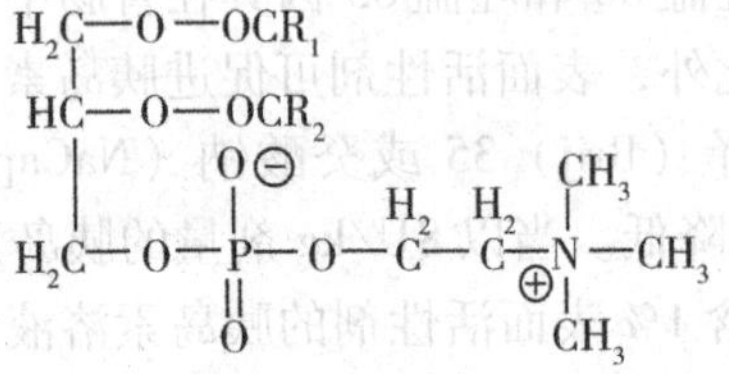

图 2-1 卵磷脂分子结构式

4. 非离子型表面活性剂 该类表面活性剂在水中不解离，亲水基团一般为多元醇，亲油基团是长链脂肪酸或长链脂肪醇以及烷基或芳基等。非离子型表面活性剂的配伍禁忌少，毒性小，广泛用于外用、口服制剂和注射剂中，个别品种的非离子型表面活性剂也可用于静脉注射。

（1）脱水山梨醇脂肪酸酯（脂肪酸山梨坦）：商品名为司盘（Span），多不溶于水，是常用的 W/O 型乳化剂（图 2-2）。根据脂肪酸的不同，可将司盘分为司盘 20、司盘 40、司盘 60、司盘 65、司盘 80 和司盘 85 等。其 HLB 值从 1.8~3.8，常与吐温配合使用。

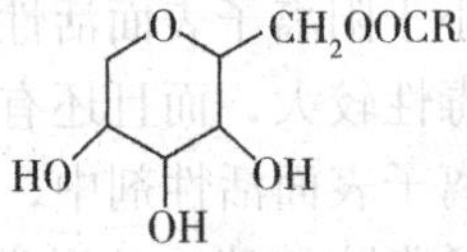

图 2-2 司盘分子结构式

（2）聚氧乙烯脱水山梨醇脂肪酸酯（聚山梨酯）：商品名为吐温（Tween），多溶于水，可用作增溶剂、分散剂、润湿剂及 O/W 型乳化剂（图 2-3）。与司盘的命名相对应，根据脂肪酸不同，有吐温（聚山梨酯）20、40、60、65、80、85 等多种。由于吐温的结构中增加了聚氧乙烯基团，使得其亲水性大大提高，HLB 值均在 8 以上。

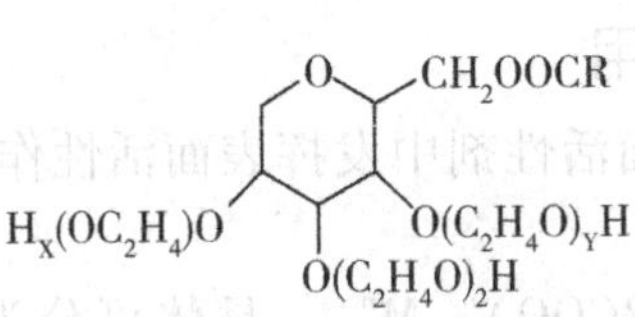

图 2-3 吐温分子结构式

（3）聚氧乙烯脂肪酸酯/醇醚：商品名为卖泽（Myrij）/苄泽（Brij），两类都具有较高的 HLB 值，亲水性较强，可作为增溶剂及 O/W 型乳化剂使用。

（4）聚氧乙烯-聚氧丙烯共聚物：又称泊洛沙姆（Poloxamer），商品名普朗尼克（Pluronic），通式为 HO$(C_2H_4O)_a$-$(C_3H_6O)_b$-$(C_2H_4O)_a$H，相对分子量在 1 000~1 400。当聚氧乙烯-聚氧丙烯共聚物结构中的聚氧丙烯基团比例增加时，其亲水性增加。本品具有乳化、润湿、分散、起泡和消泡等作用，但增溶能力较弱。本品毒性低、刺激性小、不易过敏，可高压灭菌，常用于静脉注射用的脂肪乳剂中。Poloxamer188（Pluronic F68）是一种 O/W 型乳化剂，是目前可用于静脉乳剂的极少数乳化剂之一。

（5）其他：非离子型表面活性剂除以上品种外，尚有脂肪酸的蔗糖醚、蔗糖酯、烷基酚基聚醚醇类等。

（张颖娟）

第四节　微粒分散体系

（一）微粒分散体系的定义与分类

分散体系（disperse system）是一种或几种物质高度分散在某种介质中所形成的体系。连续的介质称为分散介质（disperse medium），被分散的物质称为分散相（disperse phase）。将微粒直径在$10^{-9}\sim10^{-4}$nm范围的分散相统称为微粒，由微粒构成的分散体系则统称为微粒分散体系。分散体系按分散相粒子的直径大小分为真溶液：<1nm，胶体分散体系：1~100nm，粗分散体系：>100nm，微粒分散体系：1nm~100μm。

（二）微粒分散体系的主要性质与特点

微粒分散体系的性质包括其热力学性质、动力学性质、光学性质和电学性质等。这里主要介绍与其粒径大小和物理稳定性有关的基本性质。

1. 微粒大小　微粒大小是微粒分散体系的重要参数，对其体内外的性能有十分重要的影响。微粒大小完全均一的体系称为单分散体系；微粒大小不均一的体系称为多分散体系。微粒大小的测定方法有光学显微镜法、电子显微镜法、激光散射法、库尔特计数法、Stokes沉降法、吸附法等。

2. 微粒大小与体内分布　不同大小的微粒分散体系在体内具有不同的分布特征。小于50nm的微粒能够穿透肝内皮，通过毛细血管末梢或淋巴传递而进入骨髓组织。静脉或腹腔注射0.1~3.0μm的微粒分散体系，则能很快被网状内皮系统（RES）的巨噬细胞吞噬。最终，多数药物微粒将浓集于巨噬细胞丰富的肝和脾等组织，而血液中的微粒则逐渐被清除。若注射>50μm的微粒至肠系膜动脉、门静脉、肝动脉或肾动脉，则微粒可分别被截留在肠、肝、肾等相应组织。

3. 微粒的动力学性质和热力学性质　布朗运动是微粒扩散的微观基础，而扩散现象又是布朗运动的宏观表现。正是由于布朗运动，使得很小的微粒具有了动力学的稳定性。微粒分散体系是典型的多相分散体系，存在大量的相界面。随着微粒粒径的变小，表面积不断增加，表面张力降低。分散系中普遍存在微粒的絮凝、聚结、沉降等物理稳定性问题，属于热力学与动力学不稳定体系。

当微粒的半径>1μm后，在分散介质中受重力场作用而匀速运动，此时应按Stokes定律，其沉降或上浮的速度μ以下式表示：

$$u = \frac{2a^2 (\rho - \rho_0) g}{9\eta} \tag{2-5}$$

式中，以为微粒的半径；g为重力加速度；η为分散介质的黏度；ρ和ρ_0为微粒和分散介质的密度。由Stokes定律可知，沉降速度μ与微粒半径α的平方成正比；所以，减小粒径是防止微粒沉降的最有效的方法。同时，沉降速度与η成反比；所以，增加分散介质的黏度，也可降低微粒的沉降速度。

4. 微粒的光学性质　当微粒的半径大小适当时，对光的散射现象十分明显。当一束光线在暗室内通过微粒分散体系时，可在其侧面观察到明显的乳光，称为丁达尔现象（Tyndall）。丁达尔现象是微粒散射光的宏观表现，同时也是判断纳米体系的一个简单的方法。同样条件下，粗分散体系由于以反射光为主，不能观察到丁达尔现象；而低分子的真溶液则是以透射光为主，同样也观察不到。可见，微粒大小不同，光学性质差异较大。

5. 微粒的电学性质　微粒的表面可因电离、吸附或摩擦等而带上电荷。如果将两个电极插入微粒分散体系的溶液中，再通以电流，则分散于溶液中的微粒可向阴极或阳极移动，这种在电场作用下微粒的定向移动就是电泳（electrophoresis）。微粒在电场作用下移动的速度与其粒径大小成反比，其他条件相同时，微粒越小，移动越快。

（三）微粒分散体系在药剂学中的应用

在药剂学中，微粒分散体系已被发展成为微粒给药系统。属于粗分散体系的微粒给药系统主要包括微球、微囊、乳剂、混悬剂等，其粒径在 500nm ~ 100μm 范围内；属于胶体分散体系的微粒给药系统主要包括纳米微乳、脂质体、纳米粒、纳米囊、纳米胶束等，其粒径一般都 < 1 000nm。上述两者的粒径范围有一定交叉。微粒分散制剂可供静脉、动脉注射，亦可用于口服、皮下注射或植入，还可供肌内注射、关节腔内注射、眼内及鼻腔用药等。

微粒分散体系在药剂学中具有重要的意义，如可以提高药物在分散介质中的溶解度和分散性；提高制剂稳定性及口服生物利用度；通过粒径和处方的设计，构建药物靶向载体，控制药物进入特定的靶器官或靶细胞；延长药物在体内的作用时间，减少剂量，降低毒副作用等。在恶性肿瘤化疗中，可将较大微粒的分散体系用于动脉栓塞，治疗肝癌、肾癌等（40 ~ 200μm）。含药的微粒一方面使肿瘤部位血管闭锁，切断对肿瘤的营养；另一方面，也使肿瘤细胞内的药物浓度较高且持久，而在体循环中的药物浓度相对较低，因而极大提高疗效，降低化疗药物的毒副作用。脂质体静脉注射后，可优先被富含网状内皮系统的组织，如肝、脾等摄取。利用脂质体这一被动靶向性的特点，可将用于杀灭某特定生长周期且主要在网状内皮系统繁殖的寄生虫的药物及主要作用于网状内皮系统白细胞的免疫调节药制备成脂质体，可极大改善药物的疗效、降低毒副作用。

微粒分散体系因具有诸多的优良性能，故在缓控释、靶向制剂等方面发挥着重要的作用。纳米药物载体的应用，为现代给药系统的研究提供了新途径，同时也对微粒分散体系的发展提出了更高、更新的要求。纳米药物载体的研究方向是开发智能化的给药系统：研究并制备可与药物特异性结合的纳米级载体，该载体需具有自动靶向和定量、定时释药的特点，以改善并提高疾病的诊断和治疗效果。随着纳米生物技术的发展，药剂工作者在未来将制备出更为理想且具有智能效果的纳米药物载体，围绕着微粒给药体系的研究和应用，必将有一个非常广阔的前景。

（张颖娟）

第五节　药物制剂的稳定性

（一）研究药物制剂稳定性的意义

药物制剂的基本要求是安全、有效、稳定。药物制剂的稳定性（stability）包括化学稳定性（如药物氧化、水解、异构化、聚合、脱羧等）、物理稳定性（如乳剂的乳析、破裂，混悬粒子的沉降、凝固、结块等）、生物活性稳定性（如微生物污染生长，引起药剂的霉败、分解、变质等）以及疗效稳定性和毒性稳定性等。药物制剂的稳定性研究主要指药物在体外的稳定性。研究药物制剂稳定性的任务，就是探讨影响药物制剂稳定性的因素与提高制剂稳定性的措施，同时研究药物制剂稳定性的试验方法，制定药物产品的有效期，保证药物产品的质量，为新产品提供稳定性依据。

药物若分解变质，不仅疗效降低，有些药物甚至可产生毒副作用，故药物制剂稳定性对保证制剂的安全有效是非常重要的。药物产品在不断更新，一个新的产品，从原料合成、剂型设计到制剂研制，药物制剂的稳定性研究是其中最基本的内容。我国已有规定，新药申请必须呈报有关药物制剂稳定性的资料。因此，为了合理地进行剂型设计，提高制剂质量，保证药品疗效与安全，提高经济效益，必须重视药物制剂稳定性的研究。

（二）化学动力学简介

化学动力学是研究化学反应速度和反应机制的科学。自从 20 世纪 50 年代初期，Higuchi 等用化学动力学的原理来评价药物的稳定性以来，化学动力学作为药物稳定性的预测理论即已得到了广泛应用。

研究药物降解的速率，首先需要解决的问题是浓度对反应速度（reaction rate）的影响。反应速度常用单位时间内、单位体积中反应物浓度的减少或生成物浓度的增加来表示：

$$-dC/dt \hspace{4cm} (2-6)$$

C 为 t 时间反应物的浓度，负号表示反应物的浓度逐渐减少。

根据质量作用定律，反应速度与反应物浓度之间有下列关系：

$$- dC/dt = KC^n \tag{2-7}$$

式中 K 为反应速度常数，是指各反应物为单位浓度时的反应速度，其大小与反应温度有。K 值越大，表示反应物的活跃程度越大，药物制剂越不稳定。n 为反应级数，表示反应速度随反应物浓度的变化而改变的方式。n = 0 为零级反应（zero - order reaction），n = 1 为一级反应（first - order reaction），n = 2 为二级反应（second - order reaction），以此类推。

零级反应速度与反应物浓度无关，但可受其他因素如反应物的溶解度或某些光化反应中光强度、光照时间等因素影响。一级反应速率与反应物浓度的一次方成正比。如果反应速率与两种反应物浓度的乘积成正比，则称为二级反应（图 2 - 4）。若其中一种反应物的浓度大大超过另一种反应物，或保持其中一种反应物浓度恒定不变的情况下，则此反应表现出一级反应的特征，故称为伪一级反应（pseudo first - order reaction）。例如，在酸或碱的催化下，酯的水解可用伪一级反应处理。绝大多数药物的降解过程可以用零级、一级和伪一级反应来处理。药物的有效期（shelf life），常用药物降解 10% 所需的时间，即 $t_{0.9}$ 来表示。

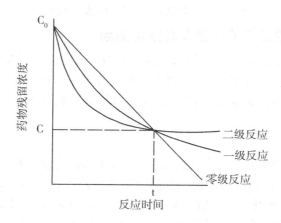

图 2 - 4　反应物浓度与时间的关系

（三）制剂中药物的降解途径

药物的降解途径主要有氧化、水解、脱羧、异构化、聚合等，最常见的是氧化和水解。

1. 水解　水解为药物的主要降解途径，酯类（包括内酯）和酰胺类（包括内酰胺）药物均易水解。与酯类药物比较，酰胺类药物稍稳定。

（1）酯类药物：含有酯键的药物在水溶液中或吸收水分后很易发生水解，生成相应的醇和酸，盐酸普鲁卡因、阿司匹林的水解即是此类药物水解反应的代表。酯类药物水解后可产生酸性物质，使溶液的 pH 下降。当某些酯类药物灭菌后 pH 下降时，即提示我们药物可能发生了水解反应。与酯类药物相同，内酯在碱性条件下很易水解开环，如毛果芸香碱、华法林均有内酯结构，易发生水解反应。

（2）酰胺类药物：酰胺类药物易水解生成相应的胺与酸（有内酰胺结构的药物，水解后易开环、失效），这类药物主要有氯霉素、青霉素类、头孢菌素和巴比妥类等。

2. 氧化　氧化也是导致药物变质最常见的反应。药物在催化剂、热或光等因素的影响下，易与氧形成游离基，然后产生游离基的链反应。所以，对于易氧化的药物，要特别注意光、氧和金属离子等对其的影响。氧化作用与药物的化学结构有关，酚、烯醇类、芳胺类、吡唑酮类和噻嗪类药物较易氧化。药物氧化后，可发生变色、沉淀、失效，甚至产生有毒物质。

（1）酚类药物：肾上腺素、左旋多巴、吗啡、阿扑吗啡和水杨酸钠等药物分子中都具有酚羟基，极易被氧化。例如，肾上腺素氧化后，可先生成肾上腺素红，最后变成棕红色聚合物或黑色素；左旋多巴氧化后，可生成有色物质，最后产物为黑色素。

（2）烯醇类药物：分子中含有烯醇基的药物极易氧化，维生素 C 即是这类药物的代表，其氧化过程较为复杂。在有氧条件下，维生素 C 先氧化成去氢抗坏血酸，然后经水解成为 2，3 - 二酮古罗糖酸，此化合物进一步氧化为草酸与 L - 丁糖酸。pH 为 5.4 时，维生素 C 最稳定；无铜离子时，pH 在 9 以上时，可发生明显的氧化反应，铁和铝离子对维生素 C 的氧化反应具有催化作用。

（3）其他：芳胺类（如磺胺嘧啶钠），吡唑酮类（如氨基比林、安乃近）和噻嗪类（如盐酸氯丙嗪、盐酸异丙嗪）等药物也易发生氧化降解反应。

3. 异构化　异构化一般分光学异构（optical isomerization）和几何异构（geometric isomerization）两种。光学异构化又分为外消旋化和差向异构化。药物发生异构化后，通常其生理活性降低甚至活性消失。例如，左旋肾上腺素具有生理活性，其水溶液在 pH < 4 时的外消旋化速度较快，生理活性可降低50%；在碱性条件下，毛果芸香碱可发生差向异构化并生成活性较低的异毛果云香碱；维生素 A 的活性形式是全反式，可发生几何异构化，当全反式维生素 A 在 2、6 位形成顺式异构化时，此种异构体的维生素 A 活性比全反式低。

4. 脱羧　在光、热和水分等因素存在的条件下，对氨基水杨酸钠极易发生脱羧现象而生成间硝基酚，并可进一步氧化变色。

5. 聚合　聚合（polymerization）是指两个或多个药物分子结合在一起而形成复杂分子的过程。浓度较高的氨苄西林水溶液在储存过程中可发生聚合反应，形成二聚物。

（四）影响药物制剂稳定性的因素与稳定化措施

药物制剂的处方组成比较复杂，除主药外，溶液的 pH、溶剂、离子强度、附加剂等处方因素均可影响主药的稳定性。环境因素中，温度对各种降解途径均有影响，而光线、空气、金属离子主要影响氧化反应，湿度、水分主要影响固体制剂。此外，包装材料对药物制剂稳定性的影响也是需要考虑的问题。

1. 处方因素　如下所述。

（1）酸 - 碱催化：许多药物的水解或氧化反应均受 pH 的影响，被 H^+ 和 OH^- 催化的反应，其速度在很大程度上随 pH 而改变。在 pH 较低时，主要受 H^+ 催化；在 pH 较高时，主要受 OH^- 催化；在 pH 近中性时，受 H^+、OH^- 共同催化，称为特殊酸 - 碱催化（specific acid - base catalysis）。有些药物的水解反应还受缓冲盐的影响，称广义酸 - 碱催化（general acid - base catalysis），如磷酸盐对青霉素 G 钾盐，醋酸盐、枸橼酸盐、磷酸盐对氯霉素的催化等。确定某药物是否被所用的缓冲液催化，可在保持离子强度不变的条件下，改变缓冲盐的浓度，然后观察药物分解速度是否随缓冲盐的浓度增加而增大。为减少 pH 和缓冲液的催化作用，应将溶液的酸碱性控制在最稳定的 pH 值或者调节成偏酸性，缓冲盐应保持在最低的浓度或选用无催化作用的缓冲体系。

（2）离子强度：在制剂处方中，为了调节 pH、维持等渗、抗氧化等，常需在溶液中加入电解质。电解质可产生离子强度，进而影响药物的降解速度。当药物带正电荷并受 H^+ 催化或药物带负电荷并受 OH^- 催化时，可因盐的加入，引起离子强度的增加，造成降解反应速度的加快；如果药物是中性分子，则离子强度的改变对药物降解的速度无较大影响。制剂制备过程中，控制溶液的离子强度，尽量避免加入外来离子，采用与主药具有相同酸根离子的酸或能产生水的碱，可提高制剂的稳定性。

（3）溶剂：溶剂的极性和介电常数均能影响药物的降解反应，尤其对药物的水解反应影响更大。离子与离子间的引力与溶剂的介电常数有关，介电常数越大，离子间的引力越弱，对反应速度影响越大。当以介电常数较低的溶剂全部或部分代替水时，可提高易水解药物的稳定性。例如，使用丙二醇、乙醇、甘油等可延缓酰胺类药物的水解；巴比妥类药物的水溶液中加入低介电常数的溶剂时，可使巴比妥类药物的水解速度减慢。

（4）表面活性剂：溶液中加入表面活性剂可影响药物稳定性。多数情况下，一些易水解的药物加入表面活性剂可使稳定性提高，药物被增溶在胶束内部，形成了所谓的"屏障"。但表面活性剂的加入，有时也可使某些药物的分解速度加快，如吐温 80（聚山梨酯 80）可使维生素 D 的稳定性下降。因此，在不确定表面活性剂影响的情况下，应通过实验选用合适的表面活性剂。

（5）其他附加剂：一些半固体剂型的药物制剂，如软膏、霜剂，其稳定性与制剂处方的基质有关，如以聚乙二醇为基质会促进氢化可的松软膏中药物的降解。一些片剂的润滑剂对主药的稳定性也有一定影响，如硬脂酸镁可加速阿司匹林的降解。因此，进行处方研究时，应充分考虑附加剂对主药的影响，通过大量科学实验进行筛选、确定。

2. 环境因素　如下所述。

（1）温度：根据 Vant Hoff 规则，温度每升高 10℃，反应速度增加 2～4 倍。温度越高，药物的降解速度越快。例如，青霉素水溶液的水解，在 4℃ 储存时，7d 后损失效价 16%；而在 24℃ 贮存时，7d 后损失效价则高达 78%。对于易水解或易氧化的药物，要特别注意控制工艺的温度。尤其是对注射液、一些抗生素和生物制品等，要根据其药物性质，合理地设计处方；生产中采取特殊工艺，如无菌操作、冷冻干燥、低温储存等，在保证充分灭菌的前提下，适当减低灭菌的温度或缩短时间，避免不必要的长时间高温，以防止药物过快的水解或氧化。

（2）光线：光是一种辐射能，波长较短的紫外线更易激发药物的氧化反应，加速药物的降解。药物的光解主要与药物的化学结构有关，酚类药物如肾上腺素、吗啡、苯酚、可待因和水杨酸等，以及分子中有双键的药物如维生素 A、维生素 D、维生素 B、维生素 B_2、维生素 B_{12}、维生素 K_1、维生素 K_4、叶酸、利舍平、硝苯地平和尼群地平等都对光线很敏感。光解反应较热反应更为复杂，光的强度、波长，灌装容器的组成、种类、形状、离光线的距离等，均可对光解反应的速度产生影响。对于易发生光解反应而氧化变质的药物，在生产过程和储存过程中，应尽量避免光线的照射，必要时需使用有色遮光容器保存。

（3）金属离子：原辅料中的微量金属离子可对自动氧化反应产生显著的催化作用，如 0.000 2mol/L 的铜离子即能使维生素 C 的氧化速度增加 1 万倍。金属离子主要来源于原辅料、溶剂、容器及操作工具等。为了避免金属离子的影响，除应选择纯度较高的原辅料并尽量不使用金属器具外，还需在药液中加入金属离子络合剂，如依地酸盐、枸橼酸、酒石酸等。上述金属络合剂可与溶液中的金属离子生成稳定的水溶性络合物，进而避免金属离子的催化作用。

（4）空气：空气中的氧是引起药物制剂氧化的重要因素，大多数药物的氧化是自动氧化反应。对于易氧化的药物，除去氧气是防止氧化的最根本措施。通入惰性气体（如氮气和二氧化碳等），可除去容器空间和药液中的绝大部分氧。另一重要的抗氧化措施是加入抗氧剂（antioxidants），常用的水溶性抗氧剂有焦亚硫酸钠和亚硫酸钠，油溶性抗氧剂有叔丁基对羟基茴香醚（BHA）、二丁甲苯酚（BHT）、生育酚等。酒石酸、枸橼酸和磷酸等可显著增强抗氧剂的效果，被称为协同剂（synergists）。使用抗氧剂时，还应考察抗氧剂是否与主药发生相互作用。

（5）湿度与水分：空气中的湿度与原辅料的含水量主要影响固体制剂稳定性，如阿司匹林、青霉素 G、氨苄西林、对氨基水杨酸钠和硫酸亚铁等的固体制剂。只要有微量水分存在时，就能加速上述药物的分解。因此，制剂制备时应严格控制环境的湿度，降低原辅料的含水量（一般在 1% 以下）并采用合适的包装材料。

（6）包装材料：药物制剂最常用的容器材料是玻璃、金属、塑料和橡胶等。不适合的包装，可使稳定性好的制剂失效，包装材料的恰当与否、质量好坏对药物受外界环境因素的影响及药物自身的稳定都有直接关系。故在给产品选择包装材料时，必须以实验结果和实践经验为依据，经过"装样试验"，确定合适的包装材料。

（五）药物制剂稳定性试验方法

1. 稳定性试验的目的　考察原料药或药物制剂在温度、湿度和光线等因素的影响下随时间变化的规律，为药品的生产、包装、储存、运输条件提供科学依据，同时通过试验确定药品的有效期。

2. 稳定性试验内容及方法　如下所述。

（1）影响因素试验（强化试验，stress testing）：该试验是在相比加速试验更为剧烈的条件下进行的试验。①高温试验：供试品开口置适宜的洁净容器中，60℃ 温度下放置 10d，分别于第 5、10d 取样，按稳定性试验的重点考察项目进行检测（表 2-3）。同时，还需准确称量试验前后供试品的重量，以考察供试品风化失重的情况。若供试品的特性发生明显变化（如含量下降 5%），则需在 40℃ 条件下同法进行试验。②高湿度试验：供试品开口置恒湿密闭容器中，在25℃于相对湿度90%±5%条件下放置10d，于第5、10天取样，按稳定性重点考察项目要求检测（表2-3），同时准确称量试验前后供试品的重量，以考察供试品的吸湿潮解性能。若吸湿增重5%以上，则在相对湿度75%±5%条件下，同法进行试验。③强光照射试验：供试品开口置光照仪器内，于照度为4 500k±500k的条件下放置10d，于第5、10天取样，按稳定性试验的重点考察项目进行检测（表2-3），特别要注意供试品的外观变化。

（2）加速试验（accelerated testing）：加速试验在超常条件下进行，其目的旨在通过加速药物的化学或物理变化，为药品审评、包装、运输及储存提供必要的资料。原料药和制剂均需进行此项试验。加速试验中的供试品要求3批，按市售包装，在温度（40±2）℃，相对湿度75%±5%的条件下放置6个月。加速试验期间，每月取样1次，按稳定性试验的重点考察项目检测（表2-3），如6个月内供试品经检测不符合制订的质量标准，则应在中间条件下，即在温度30℃±2℃、相对湿度60%±5%的情况下进行加速试验，时间仍为6个月。

（3）长期试验（Long term testing）：长期试验是在接近药品的实际储存条件下进行的，其目的是为制订药物的有效期提供依据。原料药与制剂均需进行长期试验。长期试验中的供试品为3批，按市售包装，在温度（25±2）℃、相对湿度60%±10%的条件下放置12个月。每3个月取样1次，分别于0、3、6、9、12个月，按稳定性重点考察项目检测（表2-3）。12个月以后，仍需继续考察，分别于18、24、36个月取样进行检测，将结果与0月比较以确定药品的有效期。

表2-3 中国药典2015年版规定的稳定性重点考察项目

剂型	稳定性重点考察项目	剂型	稳定性重点考察项目
原料药	性状、熔点、含量、有关物质、吸湿性以及根据品种性质选定的考察项目	口服混悬剂	性状、含量、沉降体积比、有关物质、再分散性
片剂	性状、含量、有关物质、崩解时限或溶出度或释放度	散剂	性状、含量、粒度、有关物质、外观均匀度
胶囊剂	性状、含量、有关物质、崩解时限或溶出度或释放度、水分，软胶囊要检查内容物有误沉淀	气雾剂	泄漏率、每瓶主要含量、有关物质、每瓶总揿次、每揿主药含量、雾滴分布
注射剂	性状、含量、pH、可见异物、有关物质，应考察无菌	粉雾剂	排空率、每瓶总吸次、每吸主药含量、有关物质、雾粒分布
栓剂	性状、含量、融变时限、有关物质	喷雾剂	每瓶总吸次、每吸喷量、每吸主药含量、有关物质、雾滴分布
软膏剂	性状、均匀性、含量、粒度、有关物质	颗粒剂	性状、含量、粒度、有关物质、溶化性或溶出度或释放度
乳膏剂	性状、均匀性、含量、粒度、有关物质、分层现象	贴剂（透皮贴剂）	性状、含量、有关物质、释放度、黏附力
糊剂	性状、均匀性、含量、粒度、有关物质	冲洗剂、洗剂、灌肠剂	性状、含量、有关物质、分层现象（乳状型）、分散型（混悬型），冲洗剂应考察无菌
凝胶剂	性状、均匀性、含量、有关物质、粒度、乳胶剂应检查分层现象	搽剂、涂剂、涂膜剂	性状、含量、有关物质、分层现象（乳状型）、分散型（混悬型），涂膜剂应考察成膜性
眼用制剂	如为溶液，应考察性状、澄明度、含量、pH、有关物质；如为混悬液，应考察粒度、再分散性；洗眼剂还应考察无菌度；眼丸剂应考察粒度与无菌度	耳用制剂	性状、含量、有关物质、耳用散剂、喷雾剂与半固体制剂分别按相关剂型要求检查

剂型	稳定性重点考察项目	剂型	稳定性重点考察项目
丸剂	性状、含量、有关物质、溶散时限	鼻用制剂	性状、pH、含量、有关物质、鼻用散剂、喷雾剂与半固体制剂分别按相关剂型要求检查
糖浆剂	性状、含量、澄清度、相对密度、有关物质、pH 值		
口服溶液剂	性状、含量、澄清度、有关物质		
口服乳剂	性状、含量、分层现象、有关物质		

注：有关物质（含降解产物及其他变化所生成的产物）应说明其生成产物的数目及量的变化，如有可能应说明有关物质中何者为原料中的中间体，何者为降解产物，稳定性试验重点考察降解产物。

（张颖娟）

第六节　粉体学基础

（一）粉体学的概念

粉体（powder）是无数个固体粒子集合体的总称。粉体学（micromeritics）是研究粉体的表面性质、力学性质、电学性质及其应用的科学。通常所说的"粉"、"粒"都属于粉体的范畴，将粒径 $<100\mu m$ 的粒子叫"粉"，粒径 $>100\mu m$ 的粒子叫"粒"。

（二）粉体的性质

通常物态有三种，即固体、液体和气体，液体与气体具有流动性，而固体无流动性。将较大粒径的固体粉碎成粒子群后，该粒子群则具有与液体类似的流动性、与气体类似的压缩性和与固体相似的抗变形能力。因此，人们也常把"粉体"视为第四种物态处理。由于在散剂、颗粒剂、片剂和胶囊剂等固体制剂的生产中需要对原辅料进行粉碎、混合等处理，以改善粉体的性质，使之满足工艺操作和制剂加工的要求，所以粉体的性质在固体制剂中占有较为重要的地位。

1. 粉体的粒子大小与粒度分布及其测定方法　如下所述。

（1）粉体的粒子大小与粒度分布：粉体的粒子大小（particle size）是粉体的基本性质，它对粉体的溶解性、可压性、密度和流动性等均有显著影响，进而影响药物的溶出与吸收等过程。采用一般方法处理过的粉体，多数情况是组成粉体的各个粒子的大小不同、各方向长度不同、形态不同且不规则，很难像球体、立方体等规则粒子以特征的长度表示其大小。因此，根据实际应用情况选择适当的测定方法，求算其相当径或有效径等。粉体粒径的几种表示方法有：定方向径（显微镜测定）、等价径（粒子的外接圆的直径）、体积等价径（库尔特计数法测定）、有效径（又称 Stocks 径，根据沉降公式计算所得）和筛分径（筛分法测得）等。

粉体的大小不可能均匀一致，而是存在着粒度分布（particle size distribution）的问题，分布不均会导致制剂的分剂量不准、可压性差异以及粒子密度不同等问题。粉体的粒径分布，常用频率分布来表示，即各个平均粒径相对应的粒子占全体粒子群中的百分比（图 2-5）。

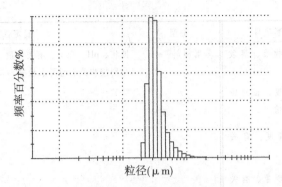

图 2-5　用频率分布表示的粒径分布示意图

（2）粒径测定方法

1）光学显微镜法（microscopic method）：该法是使用最早、应用最广泛的粒径测定方法之一，测定的粒径范围为 $0.5 \sim 100\mu m$，但通常用于测定粒径 $>45\mu m$ 的粒。一般需测定 $200 \sim 500$ 个粒子，才具有统计学意义。

2）库尔特计数法（coulter counter method）：该法的原理是利用电阻与粒子的体积成正比的关系，将电信号换算成粒径，以测定粒径及其分布情况。本法测得的粒径为等体积球的相当径，可求得以个数为基准的粒度分布或以体积为基准的粒度分布。本法可用于混悬剂、乳剂、脂质体和粉末药物等粒径的测定。

3）沉降法（sedimentation method）：该法是液相中混悬的粒子在重力场中恒速沉降时，根据 Stock's 方程求出粒径的方法。Stock's 方程适用于粒径 $<100\mu m$ 粒子的测定。沉降法中，比较常用的为 Andreasen 吸管法。该法即设定一定的沉降高度，假设在此高度范围内粒子以等速沉降（求出粒子径），并在一定时间间隔内再用吸管取样，测定粒子的浓度或沉降量，最后求得粒度分布。该法测得的粒度分布是以重量为基准的。

4）比表面积法（specific surface area method）：比表面积法是利用粉体的比表面积随粒径的减少而迅速增加的原理，通过粉体层中比表面积的信息与粒径的关系，最后求得平均粒径的方法。比表面积可用吸附法和透过法测定。本法不能求得粒度分布，可测定的粒度范围为 $100\mu m$ 以下。

5）筛分法（sieving method）：筛分法是利用筛孔将粉体机械阻挡的分级方法。将筛子由粗到细按筛号顺序上下排列，将一定量粉体样品置于最上层中，振动一定时间后，称量各个筛号上的粉体重量，求得各筛号上的不同粒级的重量百分数，最后据此获得以重量为基准的筛分粒径分布及平均粒径。与光学显微镜法相同，筛分法也是使用最早、应用最广泛的粒径测定方法之一，常用于测定 $45\mu m$ 以上的粒子。筛分法中所用筛子的筛号常用"目"表示，"目"系指在筛面的 25.4mm 长度上开有的孔数。

2. 粉体的比表面积　粉体的比表面积（specific surface area）是表征粉体中粒子粗细及固体吸附能力的一种量度，可用于计算无孔粒子和高度分散粉末的平均粒径。比表面积不仅对粉体性质，而且对制剂性质和药理性质都具有重要意义。

（1）比表面积的表示方法：粒子比表面积的表示方法根据计算基准不同，可分为体积比表面积（S_V）和重量比表面积（S_W）。

$$S_V = 6/d \qquad (2-8)$$

$$S_W = 6/\rho d \qquad (2-9)$$

式中，d 为面积平均径，ρ 为粉体的粒密度。体积比表面积（S_V）是单位体积粉体的表面积，单位为 cm^2/cm^3；重量比表面积（S_W）是单位重量粉体的表面积，单位为 cm^2/g。

（2）比表面积的测定方法：直接测定粉体的比表面积时，常用的方法有气体吸附法和气体透过法。

3. 粉体的孔隙率　孔隙率（porosity）是粉体中总孔隙所占有的比率。总空隙包括粉体内孔隙和粉体间空隙。孔隙率大小与粒子的形态、大小、排列等有关，孔隙率对散剂、胶囊剂的吸湿性，片剂的崩解度等均有很大影响。粉体的充填体积（V）为粉体的真体积（V）、粉体内孔隙体积（V内）与粉体间空隙体积（V间）之和。

$$V = V_t + V_内 + V_间 \tag{2-10}$$

孔隙率的测定方法有压汞法和气体吸附法等。常用的测定粉体孔隙率的方法是将粉体用液体或气体置换法测得的，粉体通过加热或减压法脱气后，将粉体浸入液体中，测定粉体排出液体的体积，从而求得孔隙率。

4. 粉体的密度　粉体的密度系指单位体积粉体的质量。由于粉体的颗粒内部和颗粒间存在空隙，粉体的体积具有不同含义。粉体的密度根据所指的体积不同分为真密度、颗粒密度和松密度三种。各种密度的定义如下：

（1）真密度（true density）：ρ1 是指粉体质量（W）除以不包括颗粒内外空隙的体积（真体积 Vt）所求得的密度，即 $\rho_t = W/V_t$。 $\tag{2-11}$

（2）粒密度（granule density）：ρg 是指粉体质量除以包括开口细孔与封闭细孔在内的颗粒体积 Vg 所求得的密度，即 $\rho_g = W/V_g$。 $\tag{2-12}$

（3）松密度（bulk density）：ρb 是指粉体质量除以该粉体所占容器的体积 V 求得的密度，亦称堆密度，即 $\rho_b = W/V$。 $\tag{2-13}$

5. 粉体的流动性　粉体的流动性（flowability）与粒子的形状、大小、表面状态、密度和空隙率等有关，是粉体的重要性质之一。粉体的流动性对散剂、颗粒剂、胶囊的分装和片剂的分剂量等均有较大影响。

（1）流动性的评价：粉体的流动形式很多，如重力流动、振动流动、压缩流动和流态化流动等，其对应的流动性的评价方法也有所不同。流动性的评价可用休止角、流出速度和压缩度衡量。

1）休止角（angle of repose）：一定量的粉体堆层的自由斜面与水平面间形成的最大夹角，用 θ 表示（图 2-6）。

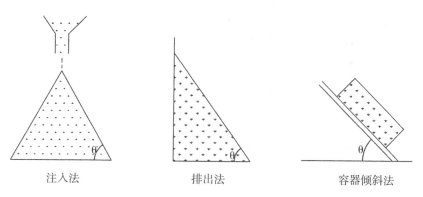

注入法　　　　　　排出法　　　　　　容器倾斜法

图 2-6　休止角的测定方法

$$\tan\theta = h/r \tag{2-14}$$

式中 r 为圆盘形堆集体的半径，h 为堆集体的高度。θ 越小，表明粉体的流动性越好。当 θ≤40° 时，粉体的流动性可满足生产的需要；当 θ>40° 时，粉体的流动性差。例如，淀粉的 θ 大于 45°，所以流动性差。粉体吸湿后，θ 会增大；而细粉率高，θ 也增大。

2）流出速度（flow velocity）：流出速度是指将粉体加入漏斗中，测定粉体全部流出的时间。流出速度可用粉体流动性实验装置进行测定。

3）压缩度（compressibility）：压缩度是粉体流动性的重要指标，其大小反映粉体的凝聚性和松软状态。当压缩度在 20% 以下时，粉体的流动性较好；压缩度增大时，粉体的流动性下降。

（2）改善粉体流动性的措施：粒子间的黏着力、摩擦力、范德华力和静电力等，均可阻碍粒子的自由流动，影响粉体的流动性。为了减弱这些力的作用，可采取以下措施。

1）适当增大粒径：对于黏附性的粉末粒子，可通过制粒，减少粒子间的接触，降低粒子间的吸着力。

2）改进粒子的表面及形状：球形粒子的表面光滑，可减少接触点数，减少粒子间的摩擦力。当粉体中加入粗粉或改进粒子形状，均可改善粉体的流动性。

3）加入助流剂：在粉体中加入0.5%~2%滑石粉和微粉硅胶等助流剂时，可极大改善粉体的流动性。其原因主要是微粉粒子可填平粉体粒子的粗糙面而形成光滑表面，减少阻力和静电力等。但若在粉体中加入过多的助流剂，则反而会增加阻力。

4）适当干燥：由于粉体具有吸湿作用，其粒子表面吸附的水分可增加粒子间的黏着力。因此，对粉体进行适当干燥，有利于减弱粉体粒子间的作用力。

6. 粉体的吸湿性　吸湿性（moisture absorption）是指固体表面吸附水分的现象。将药物粉末置于湿度较大的空气中时，易发生不同程度的吸湿现象，致使粉末的流动性下降、固结、润湿和液化等，甚至加速化学反应而降低药物的稳定性。因此，制定合适的防湿对策是药物制剂中的一个重要课题。

（1）水溶性药物的吸湿性特点：水溶性药物在相对湿度较低的环境时，几乎不吸湿；而当相对湿度增大到一定值时，水溶性药物的吸湿量可急剧增加。一般情况下，把吸湿量开始急剧增加时的相对湿度称为临界相对湿度（critical relative humidity，CRH）。CRH是水溶性药物固定的特征参数（表2-4），CRH越小，越易吸水；反之，则不易吸水。在药物制剂的处方中，多数为两种或两种以上的药物或辅料的混合物。与其他混合物比较，水溶性药物的混合物吸湿性更强。根据Flder假说，水溶性药物混合物的CRH约等于各成分CRH的乘积，而与各成分的量无关。

表2-4　某些水溶性药物的CRH（37℃）

药物名称	CRH值（%）	药物名称	CRH值（%）
果糖	53.5	氯化钾	82.3
溴化钠（二分子结晶水）	53.7	枸橼酸钠	84
盐酸毛果芸香碱	59	蔗糖	84.5
重酒石酸胆碱	63	米格来宁	86
硫代硫酸钠	65	咖啡因	86.3
尿素	69	硫酸镁	86.6
枸橼酸	70	安乃近	87
安钠咖（苯甲酸钠咖啡因）	71	苯甲酸钠	88
抗坏血酸钠	71	对氨基水杨梅酸	88
酒石酸	74	盐酸硫胺	88
六甲溴铵（溴化六烃季铵）	75	氨茶碱	92
氯化钠	75.1	烟酸胺	92.8
盐酸苯海拉明	77	葡醛内酯	95
水杨酸钠	78	半乳糖	95.5
乌洛托品	78	抗坏血酸	96
葡萄糖	82	烟酸	99.5

（2）非水溶性药物的吸湿性特点：非水溶性药物的吸湿性随着相对湿度的变化而缓慢变化，无临界点，无特定CRH。当非水溶性药物的混合物各组分间无相互作用时，其吸湿量具有加和性。

（三）粉体学在药剂学中的应用

粉体学是药剂学的基础理论，可为固体制剂的处方设计、生产过程控制、质量拉制和包装等提供重要的理论依据和试验方法。药物颗粒的大小可影响固体制剂的外观质量、色泽、味道、含量均匀度、稳定性和生物利用度等。一些重要的单元操作，如粉碎、分级、混合、制粒、干燥、压片、包装、输送和储存等，都涉及粉体学的相关理论。另外，药用辅料的粉体学性质对制剂工艺和制剂质量均有重要影响，例如，在控释制剂辅料的粒度分布、密度及弹塑性可影响制片的孔隙率和孔径分布，进而影响不溶性骨架控释片的药物释放。在制剂过程中，通过研究辅料的粉体学性质及其与制剂间的关系，可以寻找到更适宜的辅料，优化药物处方。粉末气雾剂和混悬剂中粒子的大小均可改变药物的沉降速度，影响制剂的稳定性，干扰药物的吸收。综上所述，粉体学是药剂学理论的重要组成部分之一，对药物制剂的设计、生产、包装和使用等均具有重要的指导意义。

（孙晓旭）

第七节　流变学基础

（一）概述

流变学（theology）是力学的一个分支学科，它主要研究物质在应力、应变、温度、湿度和辐射等条件下，与时间因素有关的变形和流动的规律。流变学研究的对象是流体的流动性质、半固体的黏弹性和固体的弹性形变等性质。

变形（deformation）是指对某一物体施加外力时，它的几何形状和尺寸发生变化的过程。固体在外应力作用下产生固体变形，当去除外应力时恢复原状的现象，称为弹性（elasticity）。黏性（viscosity）是指液体内部所存在并阻碍液体流动的摩擦力，也称内摩擦力。流动是液体的主要性质，流动的难易程度与物质本身的黏性相关，因此，流动也可视为一种非可逆变形过程。在药剂学中，流变学原理已在混悬剂、乳剂、软膏剂和栓剂等剂型中得到了广泛应用，并为这些剂型的开发研究和质量控制提供了重要的理论基础。

物体按流动和变形的特点一般分为牛顿流体（图 2 - 7）和非牛顿流体两类。水、甘油、真溶液和稀溶胶体系等属于牛顿流体；乳剂、混悬剂、软膏和糊剂等属于非牛顿流体。

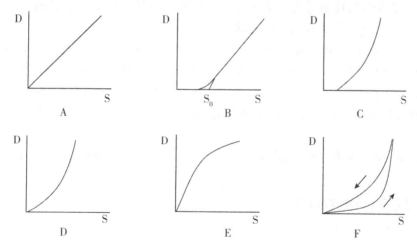

图 2 - 7　各类型液体的流动曲线

（二）牛顿流体与非牛顿流体

牛顿流体（Newtonian fluid）是指在受力后极易变形，且切应力与变形速率成正比的低黏性流体。凡不同于牛顿流体的，都称为非牛顿流体（non - Newtonian fluid）。

牛顿内摩擦定律表达式：

$$S = \eta D \tag{2-15}$$

式中：S 为所加的切应力；D 为剪切速率（流速梯度）；η 为度量液体黏滞性大小的物理量，简称为黏度（viscosity），物理意义是产生单位剪切速率所需要的剪切应力。

从流体力学的角度看，凡是服从牛顿内摩擦定律的流体称为牛顿流体，否则称为非牛顿流体。所谓服从内摩擦定律，是指在温度不变的条件下，随着流速梯度的变化，η 值始终不变。对于牛顿流体来说，黏度仅与温度和压强有关，而与流体所受的力无关。水、乙醇等大多数纯液体、轻质油、低分子化合物溶液以及低速流动的气体等，均属于牛顿流体；高分子溶液、胶体溶液、乳剂、混悬剂、软膏以及固一液的不均匀体系的流动均不遵循牛顿定律，属于非牛顿流体。

非牛顿流体又分为塑性流体、假塑性流体、胀性流体和触变流体等（图2-7）。

1. 塑性流体　塑性流体（plastic fluid）是指当切应力S小于某临界值S_0时，流体根本不流动，即剪切速率D=0；当S>S_0时，才产生牛顿流动。剪切速度D和切应力S呈直线关系。引起液体流动的最低切应力为屈服值S_0。流动方程：

$$D = \frac{S - S_0}{\eta}$$

(2-16)

η为塑性黏度，S_0为屈服值。在制剂中表现为塑性流动的剂型有浓度较高的乳剂、混悬剂、单糖浆和涂剂等。

2. 假塑性流体　绝大多数的高分子液体均属于假塑性流体（pseudoplastic fluid）。假塑性流体流动性的主要特征是该流体流动很慢时，剪切黏度为常数；而随剪切速率增大，黏度则反常地降低一即为切变稀化现象。

$$D = \frac{S^n}{\eta_a}$$

(2-17)

η_a为表观黏度，随剪切速度的改变而改变；n为指数，n越大，非牛顿性越大，n=1时为牛顿流体。甲基纤维素、西黄蓍胶和海藻酸钠等链状高分子的1%水溶液，常表现为假塑性流动。

3. 胀性流体　胀性流体（dilatant fluid）的主要流动特征是S很低时，其流动行为近似于牛顿流体；当S超过某临界值后，剪切黏度随S增大而增大，呈剪切变稠效应，流体表观体积略有膨胀，故称胀性流体。胀性流体无屈服应力，一个无限小的剪切应力就能使其开始运动。如（2-17）式中（n<1）的情况所示，n值越大，胀性特性越显著。某些含有大量固体微粒的高浓度混悬剂，如50%的淀粉混悬剂、糊剂、淀粉和滑石粉等，均表现为胀性流动。

4. 触变流体　触变流体（thixotropic fluid）是指在恒温和恒剪切速率作用下，切应力随时间递减的流体。触变流体在剪切作用下，可由黏稠状态变为流动性较大的状态；而剪切作用取消后，则需要滞后一段时间才可恢复到原来状态。广义上讲，假塑性流动和胀性流动也可以归类到触变性流动的范围。药剂学中的很多制剂均具有触变性，如普鲁卡因、青霉素注射液，液体或半固体制剂如糖浆和某些软膏等。

A. 牛顿流体；B. 塑性流体（S_0：屈服值）；C. 假塑性流体；D. 准塑性流动；E. 胀性流动；F. 触变流动。

（三）流变学在药剂学中的应用

流变学理论对乳剂、混悬剂和半固体制剂等剂型设计、处方组成以及制备、质量控制等研究均具有重要意义。

在混悬液中，流变学原理可用于讨论黏性对粒子沉降的影响，如混悬液经振荡后从容器中倒出时的流动性变化和混悬液应用于某投药部位时的伸（铺）展性等。良好的混悬剂应该是在贮藏过程中的切变速度很小，呈现较高的黏性；而在应用时，切变速度变大，显示较低的黏性。混悬剂在振摇、倒出及铺展时均能自由流动，是形成理想的混悬剂的最佳条件。

乳剂在制备和使用过程中经常会受到各种剪切力的影响，大部分乳剂表现为非牛顿流动。乳剂的流动性体现在铺展性、通过性和适应性等方面。掌握制剂处方对乳剂流动性的影响非常重要，据此可以改变乳剂的相体积比、粒度和黏度等。

半固体制剂的处方组成发生变化时，也可改变其流变性质。此外，外界因素（如温度等）也可对半固体制剂的流变性质产生影响。具有适宜的黏度，是半固体制剂的处方设计和制备工艺过程优化的关键。

（孙晓旭）

第八节 药物制剂的设计

药物必须制成适宜的剂型才能用于临床。制剂设计的目的是根据药物的理化性质和临床的用药需要，选择合适的剂型和给药途径。其基本原则为保证药品的安全性、有效性、稳定性、可控性和顺应性。如果剂型选择不当，处方、工艺设计不合理，会对药品质量产生不良影响，甚至可影响药品的药效及安全性。因此，制剂研究在药物研发中占有十分重要的地位。药物制剂的设计主要包括处方设计前工作、给药途径和剂型的选择、处方和工艺研究及制剂评价等。

（一）药物制剂处方设计前工作

原料药的某些理化性质和生物学性质可对制剂质量及制剂生产造成影响。原料药的理化性质包括原料药的色泽、嗅味、pH、pKa、粒度、晶型、熔点、水分、溶解度和油/水分配系数等，以及原料药在固态和（或）溶液状态下对光、热、湿和氧等条件的稳定性情况。原料药的生物学性质包括对生物膜的通透性，原料药的吸收、分布、代谢、消除等药物动力学性质，药物的毒副作用及治疗窗等。因此，建议根据剂型的特点及药品给药途径，对原料药的理化性质和生物学性质进行了解。药物的理化参数可通过 Chemical Abstracts、MEDLINE 和中国药学文摘等数据库检索或通过网络搜索引擎检索。原料药关键的理化性质研究主要涉及以下几个方面内容：

1. 溶解度和解离常数（pKa） 药物必须处于溶解状态才能被吸收。大多数药物均为有机弱酸和弱碱，在不同的 pH 环境中，其溶解度不同，存在的形式也不同（离子型或分子型），其吸收也有较大差异。分子型的药物易吸收，而离子型的则不易吸收。了解药物的 pKa 值，可指导研究人员根据已知的 pH 变化解决药物的溶解度问题或选用合适的盐，以提高制剂的稳定性。pKa 可用滴定法测定（图 2 -8），溶解度一般测定平衡溶解度和 pH - 溶解度曲线。

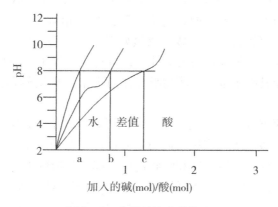

图 2 - 8 典型的滴定曲线图

Handerson - Hasselbach 公式可以说明药物的解离状态，pKa 和 pH 的关系：

对弱酸性药物 $pH = pK_a + \log\dfrac{[A^-]}{[HA]}$ （2 - 18）

对弱碱性药物 $pH = pK_a + \log\dfrac{[B]}{[BH^+]}$ （2 - 19）

根据以上两式，研究人员可根据不同 pH 值时对应的药物溶解度，进一步测定 pKa 值；若已知 ［HA］或［B］和 pKa，可预测任何 pH 条件下的药物溶解度（解离型和非解离型之和）；还可预测盐的溶解度及其与 pH 的关系，有助于为药物选择合适的盐。

2. 分配系数 油/水分配系数（partition efficient，P）代表药物分配在油相和水相中的比例，是分子亲脂性特征的度量，可表示分子是否容易透过生物膜。

P = 药物在油相中药物的质量浓度/药物在水相中药物的质量浓度

分配系数可用于预测同系列药物的体内吸收（不同酸的盐或不同碱的盐）；有助于药品从样品中

（特别是生物样品血或尿中）的提取测定；在分配色谱法中有助于选择 HPLC 色谱柱、TLC 薄层板和流动相等。

最容易的分配系数测定方法是用 V_2（ml）体积的有机溶剂提取 V_1 体积（ml）药物的饱和水溶液，测得平衡时 V_2 的浓度为 C_2，水相中的剩余药量 M：

$$M = C_1V_1 - C_2V_2 \qquad (2-20)$$

则分配系数可由下式求得：

$$P = C_2V_1/M \qquad (2-21)$$

式中 V_1 为水溶液体积，C_1 为药物饱和水溶液的溶解度，V_2 为有机溶剂的体积，C_2 为平衡时药物在有机溶剂中的溶解度。

如果药物杂粮相中都是以单体存在，则分配系数为药物在两相中的溶解度之比，只要测定药物在两个溶剂中的溶解度即可求得分配系数。

3. 多晶型　许多药物具有同质多晶型（polymorphism）现象，一个药物如果是同质多晶型，则其中仅有一种晶型为稳定型，其他都是亚稳定型和不稳定型。亚稳定型和不稳定性最终均可转变为稳定型，但这种转变所需时间差异较大，从几分钟至几十年不等。实际上，亚稳定型是药物存在的高能状态，该型溶解度大、溶解速度快，制剂制备常需要亚稳定型。如果某药物显示出了较好的药理学和生理学特征，则下一步的开发应主要集中在该晶型。当采用的研究方法不得当时，制剂制备时可引起晶型的转变，进而导致制剂稳定性差和生物利用度低等问题。因此，处方前工作要研究药物是否存在多晶型，具有多少种晶型，能否存在无定型，每种晶型的溶解度及稳定性如何等。研究晶型时，最常用的方法有熔点法、X 射线衍射法、红外光谱法、差示热分析法和溶出速率法等。应根据化合物自身特点，选择适宜的具有专属性的检查方法。在制剂研究的整个过程中，药剂工作者都应充分考虑处方和工艺上的各种因素对晶型可能产生的影响，最大限度地减少低效、无效晶型的产生，保证药品的有效性和安全性。

4. 吸湿性　能从周围环境空气中吸收水分的药物即具有吸湿性（hygroscopicity）。吸湿性的大小，一般决定于周围空气中的相对湿度。室温时，绝大多数药物在相对湿度为 30%～45% 时，与空气相平衡的水分含量低，此条件下储存较稳定。多数药物最好置于相对湿度低于 50% 的环境储存，可在一定程度上降低湿度对药物的影响。考核药物的吸湿性时，可将药物置于已知相对湿度的环境中进行测定，以一定的时间间隔称重，测定其吸水量。对药物吸湿性的研究，可为选择稳定的处方设计和辅料提供科学依据。

5. 粉体学性质　药物的粉体学性质主要包括粒子的形状、大小、粒度分布、粉体的密度、附着性、流动性、润湿性和吸湿性等。该性质对药物制剂的处方设计工艺和产品质量产生较大影响，如流动性、含量均匀度、稳定性、颜色、味道、溶出度和吸收速度等都受药物粉体学性质的影响。

6. 生物利用度和体内药动学参数　生物利用度主要指制剂中药物吸收的速度和程度。药物制剂因素可影响药物的吸收，从而影响药效。所以，在新剂型和新制剂的设计过程中，都必须进行生物利用度和体内药动学研究，以保证用药的安全性和有效性。

7. 药物的稳定性　制剂处方前研究还涉及药物的稳定性研究，包括药物本身的稳定性、药物与辅料配伍的稳定性、处方因素与稳定性、环境因素与稳定性等。

（二）给药途径和剂型的选择

通过对原料药的理化性质及生物学性质的考察，根据临床治疗和应用的需要，选择适宜的剂型。

1. 根据疾病的种类和给药途径的特点选择　疾病类别多样，每种疾病又有轻重缓急的差异。有些疾病的治疗要求全身用药，有些疾病的治疗则要求局部用药而避免全身吸收；有些疾病的治疗要求快速吸收，而有些疾病的治疗则要求缓慢吸收。针对上述特点，设计不同的给药途径和相应的剂型和制剂。

口服给药方便、安全，但胃肠道环境和生理因素可对药物的稳定性和生物有效性产生影响；注射给药起效快，生物利用度高，但患者依从性差，且注射剂型受药物的稳定性和溶解性限制；皮肤或黏膜部位给药应用于眼、鼻腔、口腔、耳道、直肠、阴道等黏膜或腔道部位，药物可产生局部或全身治疗作用，满足治疗的特殊需要，但通常制剂容量小、药物剂量小。

用于出血、休克、中毒等急救治疗的药物，通常应选择注射剂型；心律失常抢救用药宜选择静脉推注的注射剂；控制哮喘急性发作，宜选择吸入剂；对于老年人、儿童及吞咽困难的患者，选择口服溶液、泡腾片或分散片等剂型有一定优点。

2. 根据药物的理化性质和生物学特性选择　药物的理化性质和生物学特性是剂型选择的重要依据。药物的性质在某些程度上限制了其剂型和给药途径的选择，尤以溶解度和稳定性最为重要。

对于易溶于水的药物，可制成各种固体剂型和液体剂型；对于难溶于水的药物，药物的溶解度低限制了其在肠道的吸收，可采取增溶措施促进药物的溶出，提高其生物利用度。例如，在液体制剂中加入增溶剂或助溶剂、采用混合溶剂、改变药物的结构（在结构中增加亲水基团）等；对于固体制剂，则可选择适当的制剂技术将其制成固体分散体，主药微粉化以及制成包合物、微囊脂质体、纳米制剂等。

对于在胃液中不稳定的药物，一般不宜开发为胃溶制剂。对于一些稳定性差宜在固态下贮藏的药物（如某些头孢类抗生素），因其在溶液状态下易降解或产生聚合物而导致临床使用的安全性问题，则不适宜开发成注射液、输液等液体剂型。对于存在明显肝首关效应的药物，可考虑将其制成非口服给药途径的制剂。

（三）处方与工艺研究

根据处方前研究工作所掌握的药物理化性质、生物学性质及稳定性试验结果等情况，结合所选剂型的特点，确定适当的技术参数，选择适宜的辅料，至少设计 3 种以上的处方与工艺操作，进行小样试制，并对制剂进行相关评价。

1. 辅料的选择及相关研究　辅料是制剂中除主药外其他物料的总称，是药物制剂的重要组成部分。实际工作中，可根据剂型的特点及给药途径的需要选择辅料。选择辅料时，辅料不应与主药发生不良的相互作用，不影响制剂的含量测定及有关物质检查。生产药品所需的药用辅料，必须符合相关法规的药用要求。

在选定辅料前，可通过前期调研，了解辅料在上市药品中的给药途径及其合理的用量范围，辅料与辅料、辅料与药物间的相互作用情况，以避免处方设计时选择不适宜的辅料。对于缺乏相关研究数据的，可考虑进行相容性研究。对某些具有生理活性的辅料、超出常规用量且无文献支持的辅料、改变给药途径的辅料，需进行必要的安全性试验。

辅料理化性质（包括分子量及其分布、取代度、黏度、性状、粒度及其分布、流动性、水分和 pH 等）的变化，可影响制剂的质量。因此，需要根据制剂的特点及给药途径，分析处方中辅料可能影响制剂质量的理化性质，进一步制订或完善相应的质控指标，选择适宜的供货来源，明确辅料的规格和型号。

2. 处方筛选与工艺研究　处方筛选是在前期对药物和辅料有关研究的基础上，根据剂型的特点及临床应用的需要，制订几种基本合理的处方，通过相应的实验开展处方筛选和优化研究。处方包括主药及与符合剂型要求的各类辅料，如片剂处方的组成通常为稀释剂、黏合剂、崩解剂和润滑剂等；对于难溶性药物，可考虑使用适量的可改善药物溶出度的辅料；对于某些稳定性差的药物，可考虑使用适量的抗氧剂和金属离子络合剂等。

工艺研究的目的是保证生产过程中药品的质量及其重现性，重点是确定影响制剂生产的关键环节和因素，并建立生产过程的质量控制指标和工艺参数。例如，片剂的工艺操作一般包括粉碎、过筛、混合、配制、干燥和成型等过程，在工艺研究中应针对上述步骤对制剂的影响，进行深入研究，特别应注意温度、转速和时间等工艺条件对制剂的影响。

制剂处方筛选与工艺研究，在进行预实验的基础上，可以采用比较法，也可用正交设计、均一设计或其他适宜的方法。

3. 制剂的评价　制剂的评价是指根据不同剂型，选择合理的指标，对处方和工艺进行全面的评价。制剂的评价一般包括基本性能评价、稳定性评价、毒理学评价、药效学评价、药物动力学和生物利用度评价。

（1）基本性能评价：对处方和工艺研究过程中发现的可影响制剂质量的重要因素，如原料药或辅料的某些指标，应进行评价和控制，以保证制剂的质量和药效。在进行制剂的基本性能评价时，除了应考察与主药相关的性质外，还应选择能反映剂型特征的相关项目。例如，对于液体制剂，需要考察 pH、溶液澄清度与颜色、澄明度、不溶性微粒、无菌、细菌内毒素或热原等项目；对于混悬剂，则应考察沉降体积比、粒度、再分散性和干燥失重等项目。

（2）稳定性评价：对经过制剂基本项目考察合格的样品，选择两种批次以上的样品进行制剂影响因素的考察，主要的考察项目包括含量、有关物质及外观变化情况，具体的实验方法参见药物稳定性指导原则。

（3）药效学评价：新制剂应进行药理学评价，以证明制剂的等效或有效。临床前研究需在动物体内进行，已上市的原料药的相关数据可用文献资料代替。

（4）药物动力学与生物利用度：一般单纯改变剂型的制剂不要求做临床试验，但要求进行新制剂与参比制剂之间的生物等效性试验。

（5）毒理学评价：新制剂还应进行急性毒性与慢性毒性试验，有时还要进行致畸、致癌和致突变等试验。如是单纯的改变剂型，且能检索到相关的毒理学资料，则可免做部分试验。局部用药时，必须做刺激性试验。对于大输液，还需做过敏性试验、溶血试验及热源检查。

制剂的研究还涉及工艺的放大研究、制剂质量研究等环节，各项工作既有其侧重点和需要解决的关键问题，彼此间又有着密切联系。剂型的选择是以对药物的理化性质、生物学性质及临床应用需求等综合分析为基础的，而这些方面也正是处方及工艺研究中的重要问题。质量研究和稳定性考察是处方筛选和工艺优化的重要的科学基础；同时，处方及工艺研究中获取的信息为药品质量控制中项目的设定和建立提供了参考依据。因此，研究中需要注意加强各项工作间的沟通和协调，研究结果需注意进行全面、综合的分析。

（孙晓旭）

第三章

化学合成的抗菌药

第一节　磺胺类

磺胺药（sulfonamides）为比较常用的一类药物，具有抗菌谱广、可以口服、吸收较迅速，有的（如磺胺嘧啶，SD）能通过血脑屏障渗入脑脊液，较为稳定、不易变质等优点。磺胺药单独应用，微生物易产生耐药性，甲氧苄啶的出现加强了磺胺药的抗菌作用，使磺胺药的应用更为普遍。

1. 分类　具体如下。

（1）磺胺药物口服吸收后，其血药浓度持续时间不同。按其 $t_{1/2}$ 长短可分为短效磺胺（$t_{1/2}$ 约 6 小时）、中效磺胺（$t_{1/2}$ 接近 12 小时）和长效磺胺（$t_{1/2}$ 超过 24 小时）三类。目前临床上应用的主要是中效磺胺，常用磺胺甲噁唑（SMZ）和磺胺嘧啶（SD）两种。其他均已少用。

（2）外用磺胺：主要有磺胺醋酰钠（SA；SC－Na）、磺胺米隆（甲磺灭脓，SML）、磺胺嘧啶银（SD－Ag）等。

2. 不良反应　一般不良反应有恶心、呕吐、眩晕等，多可自行消失。严重的反应表现在血液系统有粒细胞减少或缺乏、贫血、血小板减少，对体内葡萄糖－6－磷酸（G－6－P）脱氢酶缺乏者可致正铁血红蛋白血症和溶血性贫血。皮肤反应常见者为皮疹，也偶致剥脱性皮炎或大疱性表皮松解性药疹，以及重症多形红斑、光敏性皮炎等。还可致肝、肾损害和周围神经炎等。

3. 用药注意事项　具体如下。

（1）肾功能有损害时，磺胺（尤其是长效磺胺）的排泄减慢，此时应慎用或不用。

（2）临床使用磺胺时，不可任意加大剂量、增加用药次数或延长疗程，以防蓄积中毒。

（3）磺胺类有可能导致畸胎，故妊娠期妇女不宜应用。

（4）磺胺药之间有交叉过敏性，当患者对某一磺胺产生过敏后，不宜换用其他磺胺药。细菌对不同磺胺可产生交叉耐药性，因此细菌对某一磺胺产生耐药性后，换另一磺胺药一般是无用的。

（5）由于磺胺药能抑制大肠杆菌的生长，妨碍 B 属维生素在肠内的合成，必要时，应给予维生素 B 以预防其缺乏。

（6）对氨苯甲酸能减弱磺胺药的抑菌效力，故某些含有对氨苯甲酰基的局部麻醉药如普鲁卡因、苯佐卡因、丁卡因等，不宜与磺胺合用。

一、磺胺嘧啶（Sulfadiazine）

1. 其他名称　磺胺哒嗪，磺胺嘧啶钠，SD。
2. ATC 编码　J01EC02。
3. 性状　为白色或类白色的结晶或粉末；无臭，无味，遇光色渐变暗。在乙醇或丙酮中微溶，在水中几乎不溶；在氢氧化钠试液或氨试液中易溶，在稀盐酸中溶解。血清中溶解度约为 1：620（37℃）。

其钠盐为白色结晶性粉末；无臭，味微苦；遇光色渐变暗；久置潮湿空气中，即缓缓吸收二氧化碳而析出磺胺嘧啶。其 20% 水溶液的 pH 为 9.6～10.5。游离酸 pKa 为 6.4。

4. 药理学　有抑制细菌生长繁殖的作用，对脑膜炎双球菌、肺炎链球菌、淋球菌、溶血性链球菌的抑制作用较强，对葡萄球菌感染疗效差。细菌对本品可产生耐药性。本药排泄较慢，蛋白结合率较低（45%），脑脊髓液浓度可达血清的 70%，因此为治疗流脑的首选药物。其 $t_{1/2}$ 为 17h，为中效磺胺药。

5. 适应证　防治敏感脑膜炎球菌所致的流行性脑膜炎。

6. 用法和用量　具体如下。

（1）口服：成人：①预防脑膜炎，1 次 1g，1 日 2g；②治疗脑膜炎，1 次 1g，1 日 4g。儿童：①一般感染，可按 1 日 25～30mg/kg，分为 2 次用；②流脑，则按 1 日 100～150mg/kg 应用。

（2）缓慢静脉注射或静脉滴注：治疗严重感染，成人 1 次 1～1.5g，1 日 3～4.5g。本品注射液为钠盐，需用灭菌注射用水或等渗氯化钠注射液稀释，静脉注射时浓度应低于 5%；静脉滴注时浓度约为 1%（稀释 20 倍），混匀后应用。

7. 不良反应　参见"本节不良反应"。

8. 禁忌证　对本药或磺胺类药过敏者、严重肝肾功能不全者、妊娠期妇女、哺乳期妇女及 2 个月以下婴儿禁用。

9. 注意　具体如下。

（1）在体内的代谢产物乙酰化物的溶解度低，容易在泌尿道中析出结晶，引起结晶尿、血尿、疼痛、尿闭等。过去本品常按 1 日 4 次服用，产生此类不良反应的机会多，故习惯上需要与等量的碳酸氢钠同服，以使尿呈碱性，减少结晶的析出。现本品通常 1 日只用 2 次，引起结晶尿的情况已大大减少。服药期间注意多饮水（每日至少 1 500mL），一般不会引起结晶尿、血尿，因此可不同服碳酸氢钠。

（2）注射剂仅供重患者用，不宜做皮下、鞘内或肌内注射。

（3）注射液遇酸类可析出不溶性的 SD 结晶。若用 5% 葡萄糖液稀释，由于葡萄糖液的弱酸性，有时可析出结晶。空气中的 CO_2 也常可使本品析出游离酸结晶。

10. 药物相互作用　具体如下。

（1）与口服抗凝药、降糖药、甲氨蝶呤和苯妥英钠等合用，由于本药可取代这些药物的蛋白结合部位，或抑制其代谢，以致药物作用增强、时间延长或毒性增加。

（2）在输液中忌与碳酸氢钠配伍，因可产生沉淀。

（3）与骨髓抑制药合用可能增强此类药物对造血系统的不良反应。

（4）与酸性药物如维生素 C 合用，可析出结晶。

（5）可能干扰青霉素类药物的杀菌作用，应避免同时应用。

11. 制剂　片剂：每片 0.5g。磺胺嘧啶混悬液：10%（g/mL）。

磺胺嘧啶钠注射液：每支 0.4g（2mL）；1g（5mL）。注射用磺胺嘧啶钠：每瓶 0.4g；1g。

复方磺胺嘧啶（双嘧啶，SD－TMP）片：每片含磺胺嘧啶（SD）400mg 和甲氧苄啶（TMP）50mg。本品的治疗效果约与复方磺胺甲噁唑（SMZ－TMP）片相近。

12. 贮法　密闭、在凉暗处保存。

二、磺胺甲噁唑（Sulfamethoxazole）

1. 其他名称　磺胺甲基异噁唑，新诺明，SMZ，SINOMIN。

2. ATC 编码　J01EC01。

3. 性状 为白色结晶性粉末；无臭，味微苦。在水中几乎不溶，在稀盐酸、氢氧化钠试液或氨试液中易溶。pKa = 5.6。

4. 药理学 抗菌谱与 SD 相近，但抗菌作用较强。$t_{1/2}$ 为 11h。在尿中乙酰化率高，且溶解度较低，故较易出现结晶尿、血尿等。大剂量、长期应用时宜与碳酸氢钠同服。适用于尿路感染、呼吸道感染、皮肤化脓性感染、扁桃体炎等。与增效剂甲氧苄啶（TMP）联合应用时，其抗菌作用有明显增强，临床应用范围也扩大。

5. 适应证 用于急性支气管炎、肺部感染、尿路感染、伤寒、布氏杆菌病、菌痢等，疗效与氨苄西林、氯霉素、四环素等相近。

6. 用法和用量 1 日 2 次，每次服 1g。

7. 注意 参见磺胺嘧啶。

8. 制剂 片剂：每片 0.5g。

复方磺胺甲噁唑〔基（基）〕（复方新诺明，SMZ - TMP）片：每片含 SMZ 0.4g、TMP 0.08g。用于支气管炎，肺部、尿路感染，伤寒等。成人及 12 岁以上儿童每日 2 次，每次服 2 片，首剂 2~4 片，早饭及晚饭后服。2~6 岁儿童早晚各服儿童片（每片含 SMZ 0.1g、TMP 0.02g）1~2 片，6~12 岁早晚各服儿童片 2~4 片。近报道可引起药物过敏，轻者出现红斑性药疹，重者发生大疱性表皮松解、萎缩坏死性或剥脱性皮炎，甚至危及生命。故应用时须注意：①对高度过敏体质特别是对磺胺过敏者禁用；②发现药物过敏（皮疹），应立即停药，并采取抗过敏措施。此外，尚可引起白细胞减少、肾功能损伤。用于肾功能不全患者，用量应为常用量的 1/2，并且要进行监测。

联磺甲氧苄啶片（增效联磺片）：每片含 SMZ 0.2g、SD 0.2g、TMP 0.08g，作用与复方磺胺甲噁唑片相似。口服，1 次 2 片，1 日 2 次。

复方磺胺甲噁唑〔基〕（复方新诺明；SMZ - TMP）注射液：每支 2mL，含 SMZ 0.4g、TMP 0.08g。用途同上。肌内注射：1 日 2 次，每次 2mL。静脉滴注因不良反应较多，故少用。

9. 贮法 密闭、在凉暗处保存。

三、柳氮磺吡啶（Sulfasalazine）

1. 其他名称 水杨酰偶氮磺胺吡啶，Salicylazosulfapyridine，SASP。

2. ATC 编码 A07EC01。

3. 性状 为暗黄色至棕黄色粉末；无臭。在乙醇中极微溶解，在水中几乎不溶；在氢氧化钠试液中易溶。

4. 药理学 口服后，少部分药物在胃和上部肠道吸收。大部分药物进入远端小肠和结肠，在肠微生物作用下分解成 5-氨基水杨酸和磺胺吡啶。磺胺吡啶在药物分子中主要起载体作用，在肠道碱性条件下，微生物使重氮键破裂而释出有作用的药物。5-氨基水杨酸有抗炎和免疫抑制作用，能抑制溃疡性结肠炎的急性发作并延长其缓解期。

5. 适应证 用于治疗轻中度溃疡性结肠炎，活动期的克罗恩病，类风湿性关节炎。

6. 用法和用量 口服：治疗溃疡性结肠炎，1 次 0.5~1g，1 日 2~4g。如需要可逐渐增量至 1 日 4~6g，好转后减量为 1 日 1.5g，直至症状消失。也可用于灌肠，每日 2g，混悬于生理盐水 20~50mL 中，作保留灌肠，也可添加白及粉以增大药液黏滞度。

治疗类风湿性关节炎，用肠溶片，每次 1g（4 片），每日 2 次。

直肠给药：重症患者，一次 0.5g，早、中、晚各 1 次。轻中度患者，早、晚各 0.5g。症状明显改善后，每晚或隔日睡前 0.5g。用药后需侧卧半小时。

7. 不良反应　长期服药可发生恶心、呕吐、药疹、药物热、红斑及瘙痒、头痛、心悸等不良反应。少见头晕、耳鸣、蛋白尿、血尿红细胞异常、发绀及皮肤黄染等。

8. 禁忌证　对本品、磺胺类或水杨酸盐过敏者禁用，肠梗阻、妊娠期妇女、哺乳期妇女及2岁以下小儿禁用。

9. 注意　具体如下。

（1）建议固定每日服药时间，进餐时服用比较好。最初治疗时应逐渐增加剂量。

（2）服药期间应检查血象，且尿液可呈橘红色为正常现象。应多饮水以防结晶尿。

（3）肝、肾病患者慎用。尚可影响精子活动能力而致男性不育症。

（4）治疗类风湿性关节炎，一般1~2个月后显效。

10. 药物相互作用　具体如下。

（1）与口服抗凝药、降糖药、甲氨蝶呤和苯妥英钠等合用，由于本药可取代这些药物的蛋白结合部位，或抑制其代谢，以致药物作用增强、时间延长或毒性增加。

（2）溶栓药与本品合用，可能增大其潜在的毒性作用。

（3）与骨髓抑制药合用可能增强此类药物对造血系统的不良反应。

（4）抑制肠道菌群的药物可抑制本品在肠道中分解，因而影响5-氨基水杨酸的游离，有可能使本品疗效降低，尤以各种广谱抗菌药物为甚。

11. 制剂　片剂：每片0.25g。栓剂：每个0.5g。肠溶片：每片0.25g。

12. 贮法　密闭、在凉暗处保存。

其他磺胺类药物，如磺胺米隆、磺胺嘧啶银、磺胺嘧啶锌、磺胺异噁唑、磺胺多辛、磺胺醋酰钠。

（齐桂花）

第二节　喹诺酮类

喹诺酮类（4-quinolones），又称吡酮酸类或吡啶酮酸类，是一类合成抗菌药。

喹诺酮类和其他抗菌药的作用点不同，它们以细菌的脱氧核糖核酸（DNA）为靶。细菌的双股DNA扭曲成为袢状或螺旋状（称为超螺旋），使DNA形成超螺旋的酶称为DNA回旋酶，喹诺酮类妨碍此种酶，进一步造成染色体的不可逆损害，而使细菌细胞不再分裂。它们对细菌显示选择性毒性。当前，一些细菌对许多抗生素的耐药性可因质粒传导而广泛传布。本类药物则不受质粒传导耐药性的影响，因此，本类药物与许多抗菌药物间无交叉耐药性。

喹诺酮类是主要作用于革兰阴性菌的抗菌药物，对革兰阳性菌的作用较弱（某些品种对金黄色葡萄球菌有较好的抗菌作用）。

随着喹诺酮类药物的广泛应用，耐药菌株日趋增多。其耐药机制：一是DNA旋转酶的A或B亚单位的变异；二是细胞外膜Porin转运蛋白减少，使细菌细胞膜对药物通透性降低，从而产生耐药。细胞膜通透性降低的耐药机制，可能是细菌对喹诺酮类和头孢菌素类抗菌药物产生交叉耐药性的主要原因。国外文献报道，环丙沙星、左氧氟沙星和加替沙星之间存在严重交叉耐药。

美国食品药品管理局（FDA）曾向医务人员发布信息，警告氟喹诺酮类药品可能增加腱炎和腱断裂的风险，并要求生产企业在药品说明书中加入"黑框警告"警示。

1. 分类　喹诺酮类按发明先后及其抗菌性能的不同，分为四代。

第一代喹诺酮类，只对大肠杆菌、痢疾杆菌、克雷白杆菌、少部分变形杆菌有抗菌作用。具体品种有萘啶酸（nalidixicacid）和吡咯酸（piromidic acid）等，因疗效不佳现已少用。

第二代喹诺酮类，在抗菌谱方面有所扩大，对肠杆菌属、枸橼酸杆菌、铜绿假单胞菌、沙雷杆菌也有一定抗菌作用。吡哌酸是国内主要应用品种。此外尚有新噁酸（cinoxacin）和甲氧噁喹酸（miloxa-cin），在国外有生产。

第三代喹诺酮类的抗菌谱进一步扩大，对葡萄球菌等革兰阳性菌也有抗菌作用，对一些革兰阴性菌的抗菌作用则进一步加强。目前临床应用品种数最多。

第四代喹诺酮类与前三代药物相比在结构上修饰，结构中引入 8 - 甲氧基，有助于加强抗厌氧菌活性，而 C - 7 位上的氮双环结构则加强抗革兰阳性菌活性并保持原有的抗革兰阴性菌的活性，不良反应更小，但价格较贵。对革兰阳性菌抗菌活性增强，对厌氧菌包括脆弱拟杆菌的作用增强，对典型病原体如肺炎支原体、肺炎衣原体、军团菌以及结核分枝杆菌的作用增强。多数产品半衰期延长，如加替沙星与莫西沙星。

2. 不良反应　本类药物的不良反应主要有：①胃肠道反应：恶心、呕吐、不适、疼痛等；②中枢反应：头痛、头晕、睡眠不良等，并可致精神症状。由于本类药物可抑制 γ - 氨基丁酸（GABA）的作用，因此可诱发癫痫，有癫痫病史者慎用；③光敏反应：少数喹诺酮类药物如洛美沙星较明显，因此，服药期间应避免紫外线和日光照射；④关节损害与跟腱炎：本类药物可影响软骨发育，妊娠期妇女、未成年人不可使用；⑤可产生结晶尿，尤其在碱性尿中更易发生；⑥大剂量或长期应用本类药物易致肝损害；⑦心脏毒性：QT 间期延长；⑧干扰糖代谢：糖尿病患者使用时应注意。

3. 药物相互作用　具体如下。

（1）碱性药物、抗胆碱药、H₂ 受体阻滞药以及含铝、钙、铁等多价阳离子的制剂均可降低胃液酸度而使本类药物的吸收减少，应避免同服；

（2）利福平（RNA 合成抑制药）及伊曲康唑、氯霉素（蛋白质合成抑制药）均可使本类药物的作用降低，使萘啶酸和诺氟沙星的作用完全消失，使氧氟沙星和环丙沙星的作用部分抵消；

（3）氟喹诺酮类抑制茶碱的代谢，与茶碱联合应用时，使茶碱的血药浓度升高，可出现茶碱的毒性反应，应予注意；

（4）其他药物：与口服抗凝药如华法林同时使用有增加出血的危险；依诺沙星与布洛芬合用有引起惊厥的危险；司帕沙星与吩噻嗪类、三环类抗抑郁药及抗心律失常药等合用，有增加心律失常的危险，应禁止合用。

一、吡哌酸（Pipemidic Acid）

1. 其他名称　PPA。
2. ATC 编码　J01MB04。
3. 性状　为微黄色或淡黄色结晶性粉末；无臭，味苦。在甲醇或二甲基甲酰胺中微溶，在水或氯仿中极微溶解，在乙醇、乙醚或苯中不溶，在氢氧化钠试液或 SD 冰醋酸中易溶。本品对光不稳定，遇光色泽渐变为污黄色。
4. 药理学　对大肠杆菌、变形杆菌、克雷白杆菌、枸橼酸杆菌、沙雷杆菌、痢疾杆菌等有较强的抗菌作用；对肠杆菌属、铜绿假单胞菌、金黄色葡萄球菌等需较高浓度才有抗菌作用；对肠球菌无效。

口服 400mg，2h 血清药物浓度达峰，约为 2.5μg/mL，不足治疗浓度。但尿中浓度可达血清浓度的百倍以上，1 日 2 次，每次口服 400mg，尿浓度可达 900μg/mL，到 12h 仍保持 170～230μg/mL，$t_{1/2}$ 约为 3.3h，而肾功能不全者则可延长到 16 小时。

5. 适应证　临床主要应用于敏感革兰阴性杆菌和葡萄球菌所致尿路、肠道和耳道感染，如尿道炎、膀胱炎、菌痢、肠炎、中耳炎等。
6. 用法和用量　成人口服：一次 0.5g，一日 1.5～2g，分次给予，一般不超过 10d。
7. 不良反应　常见食欲缺乏、恶心、呕吐、胃痛、腹泻、便秘等胃肠道症状。有时可导致氨基转移酶、肌酐、BUN 等值上升，也可引起头痛、头晕、倦怠、口渴、口炎等反应。也可致发疹、瘙痒、发热、颜面水肿，以及白细胞减少等症状，宜及时停药。偶可引起休克。

8. 禁忌证　对本药或萘啶酸过敏者禁用。

9. 注意　具体如下。

（1）可影响软骨发育，18岁以下青少年不宜使用。

（2）妊娠期妇女、哺乳期妇女不宜使用。

（3）严重肝肾功能不全者、中枢神经系统疾患者以及有癫痫病史者慎用。

（4）用药期间不宜长期暴露于阳光下。

10. 药物相互作用　参见"本节药物相互作用"。与庆大霉素、羧苄西林、青霉素等常可起协同的抗菌作用。

11. 制剂　片剂：每片0.25g；0.5g。胶囊剂：每胶囊0.25g。

12. 贮法　干燥处保存，避免阳光直射。

二、诺氟沙星（Norfloxacin）

1. 其他名称　氟哌酸。

2. ATC编码　J01MA06。

3. 性状　为类白色至淡黄色结晶性粉末；无臭，味微苦；在空气中能吸收水分，遇光色渐变深。在二甲基甲酰胺中略溶，在水或乙醇中极微溶解，在醋酸、盐酸或氢氧化钠溶液中易溶。熔点218~224℃。

4. 药理学　为第三代喹诺酮类药物，具有抗菌谱广、作用强的特点，尤其对革兰阴性菌，如铜绿假单胞菌、大肠杆菌、肺炎克雷白杆菌、奇异变形杆菌、产气杆菌、沙门菌、沙雷菌、淋球菌等有强的杀菌作用，其最低抑菌浓度（MIC）远较常用的抗革兰阴性菌药物为低。对于金黄色葡萄球菌，本品的作用也较庆大霉素为强。

口服后迅速吸收，组织分布良好，在肝、肾、胰、脾、淋巴结、腮腺、支气管黏膜等组织中浓度均高于血浓度，并可渗入各种渗出液中，但在脑组织和骨组织中浓度低。在体内几不被代谢，绝大部分自尿排出，尿中药物浓度极高。$t_{1/2}$为3.5h。

5. 适应证　本品应用于敏感菌所致泌尿道、肠道、耳鼻喉科、妇科、外科和皮肤科等感染性疾病。

6. 用法和用量　口服，成人1次0.1~0.2g，1日3~4次。空腹服药吸收较好。一般疗程为3~8d，少数病例可达3周。对于慢性泌尿道感染病例，可先用一般量2周，再减量为200mg/d，睡前服用，持续数月。

严重病例及不能口服者静脉滴注。用量：每次200~400mg，每12小时一次。将一次量加于输液中，滴注1h。

7. 不良反应　服药初期可有上腹部不适感，一般不需停药，可逐渐自行消退。少数患者可引起氨基转移酶升高，停药后可恢复正常。少数患者可出现周围神经刺激症状，四肢皮肤有针扎感，或有轻微的灼热感，加用维生素B_1和B_{12}可减轻。滴注给药可引起局部刺激、脉管炎等。

8. 禁忌证　对氟喹诺酮类过敏者、18岁以下青少年、妊娠期妇女、哺乳期妇女禁用。

9. 注意　具体如下。

（1）有胃溃疡史的患者、中枢神经系统疾患者以及有癫痫病史者慎用。严重肾功能不全患者慎用；

（2）口服宜空腹服用，同时饮水250mL，避免结晶尿发生。

10. 药物相互作用　参见"常见本节药物相互作用"。

11. 制剂　胶囊：每粒100mg，输液：每瓶200mg/100mL（尚有其他规格）。滴眼液：8mL

（24mg）。软膏：1%。

12. 贮法　干燥处保存，避免阳光直射。

三、氧氟沙星（Ofloxacin）

1. 其他名称　氟嗪酸，TARMD。
2. ATC 编码　J01MA01。
3. 性状　为黄色或灰黄色结晶性粉末，无臭，有苦味，微溶于水、乙醇、丙酮、甲醇，极易溶于冰醋酸中。
4. 药理学　为第三代喹诺酮类抗菌药，对葡萄球菌、链球菌（包括肠球菌）、肺炎链球菌、淋球菌、大肠杆菌、枸橼酸杆菌、志贺杆菌、肺炎克雷白杆菌、肠杆菌属、沙雷杆菌属、变形杆菌、流感嗜血杆菌、不动杆菌、螺旋杆菌等有较好的抗菌作用，对铜绿假单胞菌和沙眼衣原体也有一定的抗菌作用。尚有抗结核杆菌作用，可与异烟肼、利福平并用于治疗结核病。

口服吸收良好，口服 100mg 和 200mg，血药达峰时间为 0.7h，峰浓度分别为 1.33μg/mL 和 2.64μg/mL。尿中48h可回收药物70%~87%。$t_{1/2}$ 为 6.7~7.4h。

5. 适应证　主要用于上述革兰阴性菌所致的呼吸道、咽喉、扁桃体、泌尿道（包括前列腺）、皮肤及软组织、胆囊及胆管、中耳、鼻窦、泪囊、肠道等部位的急、慢性感染。
6. 用法和用量　口服：每日 200~600mg，分 2 次服，根据病情适当调整剂量。抗结核用量为每日 0.3g，顿服。控制伤寒反复感染：每日 50mg，连用 3~6 个月。

滴注给药：每次 200~400mg，每 12 小时 1 次，以适量输液稀释，滴注 1h。

7. 不良反应　可致肾功能障碍（BUN 升高、血肌酐值升高）、肝酶升高、血细胞和血小板减少、胃肠功能障碍，也可见过敏反应和中枢症状（失眠、头晕等）。
8. 禁忌证　对本药或其他喹诺酮类药过敏者、妊娠期妇女、哺乳期妇女禁用。
9. 注意　具体如下。
（1）18 岁以下儿童不宜使用，如细菌仅对此类药物敏感应权衡利弊后使用。
（2）严重肾功能不全者、有癫痫病及脑动脉硬化者慎用。
（3）老年人及肾功能不全者应调整剂量。
（4）用药期间多饮水，避免过度暴露于阳光下。
（5）注射液仅用于缓慢静脉滴注，每 200mg 静脉滴注时间应大于 30min。
10. 制剂　片剂：每片 100mg。注射液：每支 400mg/10mL（用前需稀释）。输液：每瓶 400mg/100mL（可直接输注）。
11. 贮法　遮光，密闭保存。

四、左氧氟沙星（Levofloxacin）

1. 其他名称　可乐必妥，利复星，来立信，左克。
2. ATC 编码　J01MA12。
3. 药理学　本品是氧氟沙星的左旋体，其体外抗菌活性是氧氟沙星的 2 倍。口服吸收迅速，1~2h 达血药峰浓度。单次用药剂量与其血药浓度和 AUC 均呈剂量相关性。等量本药口服或静脉滴注血浆浓度谱变化相似，因此，静脉给药和口服给药可相互转化。血清半衰期约6h，主要以原形从尿中排出。口服48h内尿中排出约为给药量的80%~90%。72h内自粪便中累积排出量少于给药量的4%。

4. 适应证 与氧氟沙星相同。

5. 用法和用量 口服，每次100mg，每日2次，根据感染严重程度可增量，最多每次200mg，每日3次。静脉滴注，一日200~600mg，分1~2次静脉滴注。

6. 注意 参见氧氟沙星。

7. 制剂 片剂：每片100mg；200mg；500mg。注射液：200mg（100mL）；300mg（100mL）；500mg（100mL）。

8. 贮法 遮光，密闭，在阴凉处保存。

五、依诺沙星（Enoxacin）

1. 其他名称 氟啶酸，FLUMARK，GYRAMID。

2. ATC编码 J01MA04。

3. 性状 为类白色或微黄色的结晶性粉末，无臭，味苦；易溶于冰醋酸或稀碱液，极微溶于甲醇、乙醇、丙酮或氯仿，不溶于水、苯或醋酸乙酯中。

4. 药理学 为第三代喹诺酮类药物。抗菌谱与氧氟沙星近似，对葡萄球菌、链球菌、志贺杆菌、克雷白杆菌、大肠杆菌、沙雷杆菌、变形杆菌、铜绿假单胞菌及其他假单胞菌、流感杆菌、不动杆菌、淋球菌、螺旋杆菌等有良好的抗菌作用。

口服200~600mg，1~2h血浆药物峰浓度可达1~4μg/mL；在多数器官和组织中可达治疗浓度。本品主要由肾排泄，24h内可排出口服剂量的60%。$t_{1/2}$为3.4~6.7h。

5. 适应证 用于敏感菌所致的咽喉、支气管、肺、尿路、前列腺、胆囊、肠道、中耳、鼻旁窦等部位感染，也可用于脓皮病及软组织感染。

6. 用法和用量 成人常用量一日400~600mg（按无水物计量）。分2次给予。

7. 注意 本品严重抑制茶碱的正常代谢，联合应用需监测茶碱血浓度，其他参见氧氟沙星。

8. 制剂 片剂：每片100mg（标示量以无水物计，相当于含水物108.5mg）；200mg（相当于含水物217mg）。

9. 贮法 遮光，密闭，在干燥处保存。

六、环丙沙星（Ciprofloxacin）

本品为合成的第三代喹诺酮类抗菌药物，其药用品有盐酸盐－水合物（供口服用）和乳酸盐（供注射用）。

1. 其他名称 环丙氟哌酸，悉复欢，CIPRO。

2. ATC编码 J01MA02。

3. 药理学 抗菌谱与诺氟沙星相似，对肠杆菌、铜绿假单胞菌、流感嗜血杆菌、淋球菌、链球菌、军团菌、金黄色葡萄球菌、脆弱拟杆菌等的最低抑菌浓度（MIC$_{90}$）为0.008~2μg/mL，显著优于其他同类药物以及头孢菌素、氨基苷类等抗生素，对耐β－内酰胺类或耐庆大霉素的病菌也常有效。

口服的生物利用度约为52%（因有首过代谢），服药后85min血药浓度可达峰。静脉注射本品，$t_{1/2\alpha}$为5~10分钟，$t_{1/2\beta}$为2，8~4.2h。本品易渗入许多组织，其组织浓度常高于血清浓度。

4. 适应证　适用于敏感菌所致的呼吸道、尿道、消化道、胆道、皮肤和软组织、盆腔、眼、耳、鼻、咽喉等部位的感染。

5. 用法和用量　口服：成人1次250mg，1日2次，重症者可加倍用量。但1日最高量不可超过1 500mg。肾功能不全者（肌酐消除率低于30mL/min）应减少服量，

静脉滴注：1次100~200mg，1日2次，预先用等渗氯化钠或葡萄糖注射液稀释，滴注时间不少于30min。

6. 注意　具体如下。

（1）严重抑制茶碱的正常代谢，联合应用可引起茶碱的严重不良反应，应监测茶碱的血药浓度。对咖啡因、可能对华法林也有同样影响，应予注意。

（2）可与食物同服，但抗酸药抑制本品吸收，应避免同服。

（3）妊娠期妇女、哺乳期妇女和未成年者不宜用本品。

7. 制剂　片剂：每片（标示量按环丙沙星计算）为250mg；500mg；750mg（含盐酸盐一水合物量分别为291mg、582mg和873mg）。注射液：每支100mg（50mL）；200mg（100mL）（含乳酸盐分别为127.2mg和254.4mg）。

8. 贮法　遮光，密封保存。

七、洛美沙星（Lomefloxacin）

1. 其他名称　倍诺，爱帮，洛美星。

2. ATC编码　J01MA07。

3. 性状　本品盐酸盐为白色至灰黄色粉末，略溶于水，几不溶于乙醇，在水溶液中对热稳定，但遇光变色。

4. 药理学　本品的抗菌谱类似氧氟沙星，主要包括腐生葡萄球菌、枸橼酸杆菌、阴沟肠杆菌、大肠杆菌、流感嗜血杆菌、肺炎克雷白杆菌、卡他球菌、奇异变形杆菌以及铜绿假单胞菌（对后者仅尿道感染有效），尚对一些革兰阴性杆菌（包括沙雷菌、军团菌、吲哚阳性变形杆菌、亲水气杆菌、哈夫尼亚菌以及上述一些菌的同属菌）有体外抗菌作用。

空腹服本品，吸收率为95%~98%，t_{max}为0.8~1.4h。$t_{1/2}$约为8h。被吸收药物的65%呈原形由尿排泄。按每日1次400mg服用，第7天服药后4h尿药浓度可达300μg/mL。尿液的pH对本品的溶解度有影响（pH5.2为7.8mg/mL；pH6.5为2.4mg/mL；pH8.12为3.03mg/mL）。肾清除率（健康者，以GRF为120mL/min计）为145mL/min。食物可延迟本品吸收并降低AUC。老年人（61~76岁）的$t_{1/2}$为8小时，但血浆药物清除率降低约25%，AUC增加约33%，主要由肾功能降低所致。

5. 适应证　应用于上述敏感菌所致的下呼吸道、尿道感染。本品对链球菌、肺炎链球菌、洋葱假单胞菌、支原体和厌氧菌均无效。

6. 用法和用量　口服：每日1次400mg，疗程10~14d。手术感染的预防，手术前2~6h，1次服400mg。静脉滴注：每次200mg，每日2次，或每次400mg，每日1次。每100mg药物需用5%葡萄糖液或0.9%氯化钠液60~100mL稀释后缓慢滴注。

肾功能不全患者的用量，按血清肌酐值，依下式计算：

男性：$\dfrac{\text{体重（kg）} \times \text{（140 − 年龄）}}{72 \times \text{血清肌酐值（mg/dl）}}$

女性：按男性结果 ×0.85

7. 不良反应　消化系统常见恶心、呕吐、腹泻，偶见消化道出血、肝功能异常及假膜性肠炎。光敏反应发生率较其他喹诺酮类药物高。其他不良反应参见"本节不良反应"。

8. 禁忌证　对喹诺酮类过敏者、18 岁以下青少年、妊娠期妇女、哺乳期妇女禁用。

9. 注意　具体如下。

（1）肝、肾功能不全者，有癫痫病及脑动脉硬化者慎用。

（2）本品不宜用于治疗由肺炎链球菌引起的慢性支气管炎急性发作。

（3）用药期间和停药后数日，应避免过多暴露于阳光、紫外光照射下。一旦出现光敏反应，立即停药对症处理。

（4）用药时大量饮水避免发生结晶尿。

10. 药物相互作用　参见"本节药物相互作用"。

（1）与芬布芬联合应用可致中枢兴奋、癫痫发作。

（2）硫糖铝和制酸药可使本品吸收速率减慢 25%，AUC 降低约 30%，如在本品服用前 4 小时或服用后 2 小时服硫糖铝或制酸药则影响甚微。

（3）尿碱化剂可减低本品在尿中的溶解度，导致结晶尿和肾毒性。

（4）丙磺舒可延迟本品的排泄，使平均 AUC 增大 63%，平均 t_{max} 延长 50%，平均 C_{max} 增高 4%。

（5）可加强口服抗凝血药如华法林等的作用，应监测凝血酶原时间及其他项目。

（6）与环孢素合用，可使环孢素血药浓度升高，应监测环孢素血药浓度，并调整剂量。

11. 制剂　薄膜衣片：每片 400mg。注射液（盐酸盐或天冬氨酸盐）：每支 100mg/2mL；每瓶 200mg/100mL、400mg/250mL。

12. 贮法　遮光，密封保存。

八、培氟沙星（Pefloxacin）

1. 其他名称　氟哌沙星，甲氟哌酸，甲磺酸培氟沙星。

2. ATC 编码　J01MA03。

3. 性状　为白色或微黄色结晶性粉末，无臭、味苦，遇光色渐变深。本品微溶于水，甲磺酸盐则极易溶于水，在氯仿、乙醇中几乎不溶。

4. 药理学　为第二代喹诺酮类抗菌药，抗菌谱较广，对大肠杆菌、克雷白菌属、变形杆菌属、志贺菌属、沙门菌属以及流感杆菌、奈瑟菌属、金黄色葡萄球菌具有良好的抗菌活性，对铜绿假单胞菌具有一定抗菌作用。

口服吸收迅速完全，一次口服 400mg 后，血药峰浓度可达 5 ~ 6μg/mL，$t_{1/2}$ 为 10 ~ 13h，血浆蛋白结合率 20% ~ 30%。体内分布广泛，可通过脑膜进入脑脊液。本品主要在肝脏代谢，其原形和代谢物经肾和肝排泄。

5. 适应证　用于治疗革兰阴性菌和金黄色葡萄球菌引起的中度或重度感染。如：泌尿系统、呼吸道、耳鼻喉、生殖系统、腹部和肝、胆系统感染，脑膜炎、骨和关节感染，败血症和心内膜炎。

6. 用法和用量　口服：成人每日 400 ~ 800mg，分 2 次给予。静脉滴注：1 次 400mg，加入 5% 葡萄糖注射液 250mL 中，缓慢滴入，滴注时间不少于 60min，每 12 小时一次。

7. 禁忌证 对喹诺酮类过敏者、6 - 磷酸葡萄糖脱氢酶缺乏者、18 岁以下患者、妊娠期妇女、哺乳期妇女禁用。

8. 注意 具体如下。

（1）偶见注射局部刺激症状。

（2）稀释液不能用生理盐水或其他含氯离子的溶液。

9. 制剂 片剂：每片 200mg。注射液（甲磺酸盐）：每支 400mg（5mL）。

10. 贮法 遮光，密封保存。

九、芦氟沙星（Rufloxacin）

1. 其他名称 盐酸芦氟沙星，MONOS，QARI，TEBRAXIN。

2. ATC 编码 J01MA10。

3. 性状 为微黄色结晶性粉末，无臭，味苦。

4. 药理学 本品为广谱氟喹诺酮类药物，对革兰阴性菌，包括大肠杆菌、伤寒杆菌、志贺菌属、流感嗜血杆菌、淋球菌等均有较强的抗菌作用。对葡萄球菌属、溶血性链球菌等革兰阳性球菌亦具有一定的抗菌作用，对铜绿假单胞菌无效。

口服 400mg，3 小时后血浆药物峰浓度大约至 4μg/mL；组织内浓度比血浆浓度高 2～3 倍。血浆蛋白结合率约为 60%，血浆半衰期大约 35h。本品 45%～50% 通过肾脏排泄，20% 经消化道排出。

5. 适应证 临床用于敏感菌引起的下呼吸道及尿道感染。如肺炎，急慢性支气管炎，急慢性肾盂肾炎，急性膀胱炎，尿道炎以及皮肤软组织化脓性感染。

6. 用法和用量 成人每日 1 次，每次 200mg，早餐后服。5～10d 为一疗程，前列腺炎的疗程可达 4 周。

7. 禁忌证 对喹诺酮类过敏者、18 岁以下青少年、妊娠期妇女、哺乳期妇女禁用。

8. 注意 参见司氟沙星。

（1）本品会干扰反应能力，驾驶汽车或机器操纵者慎用。

（2）服用本品过程中，出现严重和持续性腹泻应立即停药，可服用万古霉素等药物予以治疗。

9. 制剂 片剂：每片 200mg。胶囊剂：每粒 100mg。

10. 贮法 遮光，密封、干燥处保存。

十、司帕沙星（Sparfloxacin）

1. 其他名称 司氟沙星，SPARA，SPARLOX，TOROSPAR，ZAGAM。

2. ATC 编码 J01MA09。

3. 性状 为黄色结晶或结晶性粉末，无臭，味苦，略溶于冰醋酸、氯仿，极微溶于甲醇、乙醇，乙醚或水中几乎不溶。

4. 药理学 对革兰阴性菌抗菌活性与环丙沙星相似，对葡萄球菌、肺炎链球菌、支原体、衣原体、军团菌、结核杆菌及非典型分枝杆菌等微生物的抗菌活性比常见的喹诺酮强。口服 200~400mg，约 4h 血浆药物浓度可达 0.5~1.4μg/mL，主要通过小肠吸收；血浆蛋白结合率为 42%~44%；体内分布广泛，组织中药物浓度高于血浆药物浓度，主要分布于胆囊，其次为皮肤、前列腺、子宫、卵巢、耳鼻喉组织、肺组织等；其消除半衰期 $t_{1/2}$ 为 18~21h。

5. 适应证　临床用于敏感菌所致的咽喉、扁桃体、支气管、肺、胆囊、尿道、前列腺、肠道、子宫、中耳、鼻旁窦等部位感染，还可用于皮肤、软组织感染及牙周组织炎。

6. 用法和用量　口服：成人每次 100~300mg，最多不超过 400mg，每日 1 次，疗程一般 5~10 天。

7. 不良反应　不良反应与其他喹诺酮类药物相似，常见胃肠道及中枢神经系统反应。

8. 禁忌证　妊娠期妇女、哺乳期妇女及未成年者禁用。

9. 注意　具体如下。

（1）肝、肾功能不全者，有癫痫病史及其他中枢神经系统疾病者慎用。

（2）光过敏患者慎用或禁用。

（3）用药期间，患者应尽量避免晒日光。出现光过敏症状应立即停药。

10. 药物相互作用　具体如下。

（1）与非甾体抗炎药合用可引起痉挛。

（2）禁止与吩噻嗪类、三环类抗抑郁药、抗心律失常药合用，避免引起心血管系统的不良反应。

（3）钙、铝、镁、铁等金属离子可与本药形成螯合物，从而降低本药的生物利用度。

11. 制剂　胶囊剂：每粒 100mg。

12. 贮法　遮光，密封保存。

十一、氟罗沙星（Fleroxacin）

1. 其他名称　多氟哌酸，多氟沙星，MECALOCIN，QUINODIS。

2. ATC 编码　J01MA08。

3. 性状　为白色或微黄色结晶性粉末，无臭，味微苦，在水中微溶，可溶于酸液或碱液中。

4. 药理学　为第三代喹诺酮类，抗菌谱包含革兰阴性菌和一些革兰阳性菌，如淋球菌、哈夫尼亚菌、大肠杆菌、志贺菌、沙门菌、普通变形杆菌、枸橼酸杆菌、肠杆菌属、金黄色葡萄球菌、肺炎克雷白杆菌等，高浓度对铜绿假单胞菌有抗菌作用。对实验动物细菌感染的保护作用较好。

口服吸收良好，生物利用度与注射近似，蛋白结合率低，服后 1~2h 在主要器官中浓度接近或高于同期血药浓度。半衰期长 $t_{1/2}$ 约为 9~13h，有效浓度可维持 24h。主要以原形随尿液排泄。

5. 适应证　用于敏感菌所致的呼吸系统、泌尿生殖系统、消化系统的感染，以及皮肤软组织、骨、关节、耳鼻喉、腹腔、盆腔感染。

6. 用法和用量　口服：每日 0.4g，一次顿服。疗程视感染不同而定：复杂性尿路感染 1~2 周；呼吸道感染 1~3 周；皮肤、软组织感染 4 日~3 周；骨髓炎、化脓性关节炎 2~12 周；伤寒 1~2 周；沙眼衣原体尿道炎 5 日；单纯性尿路感染、细菌性痢疾、淋球菌尿道炎（宫颈炎）只用 1 次。静脉滴注：一次 200~400mg，一日 1 次，加入 5% 葡萄糖注射液 250mL 中，避光缓慢滴注（每 100mL 滴注至少 45~60min）。

7. 不良反应　本品可引起消化道、中枢症状，并可致肌痛、关节痛以及心悸、发热、寒战、排尿困难和二重感染。可见血清肌酐、尿素氮、嗜酸性粒细胞升高，血小板和血细胞比容下降，也可见皮肤过敏、药疹等反应。

8. 禁忌证　对喹诺酮类过敏者、18 岁以下青少年、妊娠期妇女、哺乳期妇女禁用。

9. 注意　具体如下。

（1）肝肾功能损害者、有中枢神经系统疾病及高龄患者慎用。

（2）与氯化钠或其他含氯离子的溶液有配伍禁忌。也不宜与其他药物混合静脉滴注。

10. 药物相互作用　具体如下。

（1）铝、镁等抗酸药可使本品吸收减低，但较其他喹诺酮类影响小。

（2）西咪替丁干扰本品正常代谢，不良反应发生率增高。

（3）与口服降糖药合用，可能引起高血糖或低血糖。

11. 制剂　胶囊剂：每粒 200mg；400mg。

12. 贮法　遮光、密封，在干燥处保存。

十二、莫西沙星（Moxifloxacin）

1. 其他名称　盐酸莫昔沙星，莫昔沙星，拜复乐，AVALOX。

2. ATC 编码　J01MA14。

3. 药理学　本品为第四代喹诺酮类广谱抗菌药物，C–7 位上氮双环结构加强了对革兰阳性菌抗菌作用，甲氧基则加强对厌氧菌的作用。对常见的呼吸道病原菌，青霉素敏感和耐药的肺炎链球菌、嗜血杆菌属、卡他莫拉菌属以及肺炎支原体、肺炎衣原体和肺炎军团菌等均较敏感。

口服吸收迅速良好，口服 200～400mg，1～3h 达峰浓度 1.2～5μg/mL，同服二、三价阳离子抗酸药可明显减少吸收。迅速分布于体液及组织中，在血浆、支气管黏膜、肺泡巨噬体中均有足够浓度，有22% 原药和约 50% 葡萄糖醛酸结合物随尿液排泄，$t_{1/2}$ 为 11～15h。本品在体内不依赖细胞色素 C 代谢。

4. 适应证　适用于敏感菌所致的呼吸道感染，包括慢性支气管炎急性发作，轻度或中度的社区获得性肺炎，急性鼻窦炎等。

5. 用法和用量　成人每日 1 次 400mg，连用 5～10d，口服或静脉滴注。滴注时间为 90 分钟。

6. 不良反应　本品不良反应有消化道反应，肝酶升高，神经精神系统反应，心电图 Q–Tc 间段延长（心脏病者应慎用），以及光敏性皮炎（较司氟沙星为轻）。

7. 禁忌证　有喹诺酮过敏史者、哺乳期妇女、儿童禁用。

8. 注意　具体如下。

（1）严重肝功能不全者、严重心动过缓或急性心肌缺血者、有中枢系统疾病者慎用。

（2）用药期间，从事驾驶或操作机器者应谨慎。

9. 制剂　片剂 400mg。注射液 250mL（莫西沙星 0.4g）。

10. 贮法　避光、密封、干燥条件下贮存。

十三、加替沙星（Gatifloxacin）

1. 其他名称 澳莱克，恒森，天坤，万悦。

2. ATC 编码 J01MA16。

3. 性状 为微黄色结晶性粉末。

4. 药理学 本品为 8 - 甲氧基氟喹诺酮类外消旋体化合物，同时作用于 DNA 回旋酶和Ⅳ型拓扑异构酶两个靶位，减少了细菌产生耐药突变的机会。对甲氧西林敏感金黄色葡萄球菌、表皮葡萄球菌、青霉素敏感或耐药肺炎链球菌、溶血型链球菌、化脓性链球菌、流感和副流感嗜血杆菌、肺炎克雷伯菌、卡他莫拉菌、沙门菌属、淋病奈瑟球菌等有较强的抗菌作用。对多数奇异变形菌、不动杆菌属、铜绿假单胞菌、产气肠杆菌等具有良好抗菌作用。对嗜肺衣原体、军团菌和支原体有较强抑制作用。对耐甲氧西林金葡菌和表皮葡萄球菌、尿肠球菌作用较差。

口服与静脉给药生物利用度近似，大约 96%。达峰时间口服为 1 ~ 2h，静脉滴注约 1h。蛋白结合率为 20%。在胆汁、肺泡巨噬细胞、肺实质、肺表皮细胞层、支气管黏膜、窦黏膜、阴道、宫颈、前列腺液、精液等靶组织的药物浓度高于血浆浓度。无酶诱导作用，主要以原形经肾脏排出，静脉给药后 48h 尿中回收率大于 70%。其消除半衰期 7 ~ 14h。

5. 适应证 用于敏感菌所引致的慢性支气管炎急性发作、急性鼻窦炎、社区获得性肺炎、尿路感染、急性肾盂肾炎、女性淋球菌性宫颈感染。

6. 用法和用量 静脉给药：成人每次 200 ~ 400mg，每日 1 次，疗程一般 5 ~ 10d。治疗中由静脉给药改为口服给药时，无须调整剂量。治疗非复杂性淋球菌尿路或直肠感染和女性淋球菌性宫颈感染，400mg 单次给药。中度肝功能不全患者，无须调整剂量；中、重度肾功能不全患者，应减量使用。

7. 不良反应 本品常见的不良反应有恶心、头痛、眩晕、腹泻、阴道炎；偶见寒战、发热、胸背痛、心悸、腹痛、便秘及消化不良、多梦、失眠、感觉异常、皮疹、出汗、耳鸣等；罕见思维异常、烦躁不安、抑郁、关节痛、哮喘、口面部水肿、肌痛以及假膜性肠炎等。少数患者可引起白细胞减少，谷丙转氨酶、谷草转氨酶、碱性磷酸酶及总胆红素升高。

8. 禁忌证 对本品或喹诺酮类药物过敏者禁用。

9. 注意 具体如下。

（1）妊娠期妇女、哺乳期妇女使用，应权衡利弊；18 岁以下儿童不推荐使用。

（2）有中枢系统疾病的患者，如严重脑动脉粥样硬化、癫痫等，应慎用。

（3）肾功能不全的患者应调整剂量。

（4）静脉滴注应不少于 60min，不宜与其他药物混合输注。注射部位可能出现局部反应。

（5）使用本品后避免在阳光下暴晒。

10. 制剂 片剂：每片 100mg；200mg；400mg。注射液：100mg（100mL）；200mg（100mL）；400mg（40mL）。

11. 贮法 避光、密闭，凉暗处保存。

十四、帕珠沙星（Pazufloxacin）

1. 其他名称 诺君欣，派佐沙星，PAZUCROSS，MAXALT，RIZALIV。

2. ATC 编码 J01MA18。

3. 药理学 本品是第三代喹诺酮类抗菌药物，抗菌谱广。对革兰阴性菌抗菌活性与其他喹诺酮类药物相当，对革兰阳性菌的活性明显增强，尤其对厌氧菌有较强的作用，且抗生素后效应时间长。对葡萄球菌、链球菌、肠球菌等革兰阳性菌，大肠埃希菌、奇异变形杆菌、克雷伯菌、阴沟肠杆菌、流感嗜血杆菌、卡他莫拉菌、铜绿假单胞菌等革兰阴性菌具有较强的抗菌活性。对产气荚膜梭状芽孢杆菌、核粒梭形杆菌、痤疮丙酸杆菌、脆弱拟杆菌等厌氧菌也有良好的抗菌活性。

口服吸收迅速，在肺组织炎症部位和眼内分布良好，$t_{1/2}$约2h，主要从尿中排泄。一项单剂量和多剂量静脉给药试验研究表明，单剂量给药后血药浓度、C_{max}和AUC均与给药剂量呈线性关系，$t_{1/2}$为1.74～1.88h。给药后24h内尿中回收药物为89.5%～93.9%。多剂量给药1天后，达稳态血药浓度，尿液排泄未见药物累计。

4. 适应证　用于敏感菌所致的呼吸道感染、泌尿道感染，妇科、外科、耳鼻喉科和皮肤科等感染性疾病。

5. 用法和用量　静脉滴注，每次300mg，滴注时间为30～60min，每日2次，疗程7～14d。肾功能不全者应调整剂量：肾清除率＞44.7mL/min，每次300mg，每日2次；肾清除率为13.6～44.7mL/min，每次300mg，每日1次；透析患者用量为每次300mg，每3日1次。

6. 禁忌证　对喹诺酮类过敏者、18岁以下青少年、妊娠期妇女、哺乳期妇女禁用。

7. 注意　参见加替沙星。

（1）肝、肾功能不全的老年患者，应注意调整剂量；严重肝、肾功能不全者慎用。

（2）静脉给药可能引起静脉炎。

8. 制剂　甲磺酸帕珠沙星注射液：100mg（10mL）；150mg（10mL）；200mg（100mL）；300mg（100mL）。

9. 贮法　密闭、凉暗处保存。

十五、托氟沙星（Tosufloxacin）

1. 其他名称　妥舒沙星，多氟啶酸，赐尔泰，TELX。

2. 药理学　本品为第三代喹诺酮类抗菌药，对厌氧菌、革兰阳性菌和阴性菌具有广谱抗菌活性。对葡萄球菌、链球菌、肺炎球菌的抗菌作用是氧氟沙星、诺氟沙星的8～16倍；对革兰阴性菌如大肠杆菌、克雷伯菌、产气杆菌、变形杆菌、沙门菌属、志贺菌属等肠杆菌抗菌活性与环丙沙星相似或略差，但强于氧氟沙星、诺氟沙星；对流感杆菌、铜绿假单胞菌、厌氧菌的抗菌力比氧氟沙星、诺氟沙星强，对沙眼衣原体的抗菌力比氧氟沙星强4～16倍。

本品口服吸收迅速，食物能促进其吸收。餐后单次口服150mg、300mg，达峰时间为1.5～3h，峰浓度分别为65μg/mL和108μg/mL，$t_{1/2}$约为3.3～3.6h。除脑组织外，广泛分布于各组织，在小肠、肾脏和肝脏药物浓度最高，其次是肾上腺、脾脏、肌肉和肺组织中，眼球和脂肪中药物浓度较低。蛋白结合率约为37%，24h内尿中原形药回收率为45.8%，尿中浓度可达56μg/mL，其他由粪便排出。

3. 适应证　临床用于敏感菌引起的呼吸系统、泌尿系统、胃肠道、皮肤软组织感染，以及中耳炎、牙周炎、眼睑炎等。

4. 用法和用量　口服每次75～150mg，每日2～3次，一般疗程3～7d；最多每日剂量600mg，分2～3次服用，疗程14d。

5. 不良反应　常见胃肠道不适，表现为腹痛、口干、便秘、腹泻、食欲缺乏等；神经系统可见头晕、失眠，偶有倦怠感；偶见皮疹、皮肤瘙痒等过敏症状。实验室检查可见尿素氮、肌酸酐、谷草转氨酶、谷丙转氨酶、碱性磷酸酶、胆红素升高，白细胞、血小板减少，嗜酸性粒细胞增多等，停药后可恢复正常。

6. 禁忌证　对本品或喹诺酮类药物过敏者禁用。

7. 注意　具体如下。

（1）妊娠期妇女、哺乳期妇女使用，应权衡利弊；18岁以下未成年人和儿童不推荐使用。

（2）有中枢神经系统疾病的患者，如严重脑动脉粥样硬化、癫痫等，应慎用。

（3）肝、肾功能不全者慎用，若使用，应根据减退程度调整剂量。

（4）使用本品后避免在阳光下暴晒，如出现皮肤灼热、发红、肿胀、水疱、瘙痒、皮炎时应停药，对症治疗。

8. 制剂　托西酸托氟沙星片：每片75mg；150mg；300mg。甲苯磺酸托氟沙星片：每片150mg。

9. 贮法　避光、干燥、密闭保存。

（齐桂花）

第三节　硝咪唑类

一、甲硝唑（Metronidazole）

1. 其他名称　甲硝基羟乙唑，灭滴灵，灭滴唑，FLACYL。

2. ATC编码　J01XD01。

3. 性状　为白色或微黄色结晶或结晶性粉末；有微臭，味苦而略咸。在乙醇中略溶，在水或氯仿中微溶，在乙醚中极微溶解。熔点为159～163℃。

4. 药理学　除用于抗滴虫和抗阿米巴原虫外，近年来，广泛地应用于抗厌氧菌感染。本品的硝基，在无氧环境中还原成氨基而显示抗厌氧菌作用，对需氧菌或兼性需氧菌则无效。对下列厌氧菌有较好的抗菌作用：①拟杆菌属，包括脆弱拟杆菌；②梭形杆菌属；③梭状芽孢杆菌属，包括破伤风杆菌；④部分真杆菌；⑤消化球菌和消化链球菌等。

口服吸收良好（＞80%），口服250mg或500mg，1～2h血清药物浓度达峰，分别为6μg/mL和12μg/mL。静脉滴注本品15mg/kg，以后每6小时滴注7.5mg/kg，血浆药物浓度达稳态时峰浓度为25μg/mL，谷浓度可达18μg/mL。本品在体内分布广泛，可进入唾液、乳汁、肝脓肿的脓液中，也可进入脑脊液（正常人脑脊液中的浓度可达血液的50%）。在体内，经侧链氧化或与葡萄糖醛酸结合而代谢，有20%药物则不经代谢。其代谢物也有一定活性。甲硝唑及其代谢物大量由尿排泄（占总量的60%～80%），少量由粪排出（6%～15%）。$t_{1/2}$约为8小时。

5. 适应证　主要用于治疗或预防上述厌氧菌引起的系统或局部感染，如腹腔、消化道、女性生殖系、下呼吸道、皮肤及软组织、骨和关节等部位的厌氧菌感染，对败血症、心内膜炎、脑膜感染以及使用抗生素引起的结肠炎也有效。治疗破伤风常与破伤风抗毒素（TAT）联用。还可用于口腔厌氧菌感染。

6. 用法和用量　厌氧菌感染：口服，1次0.2～0.4g，1日0.6～1.2g；静脉滴注，1次500mg，8小时1次，每次滴注1h。一疗程7d。预防用药：用于腹部或妇科手术前一天开始服药，1次0.25～0.5g，1日3次。治疗破伤风：1日量2.5g，分次口服或滴注。

7. 不良反应　消化道反应最为常见，包括恶心、呕吐、食欲缺乏、腹部绞痛，一般不影响治疗；

神经系统症状有头痛、眩晕，偶有感觉异常、肢体麻木、共济失调、多发性神经炎等，大剂量可致抽搐。少数病例发生荨麻疹、潮红、瘙痒、膀胱炎、排尿困难、口中金属味及白细胞减少等，均属可逆性，停药后自行恢复。

8. 禁忌证　有活动性中枢神经系统疾患和血液病者禁用。妊娠期妇女及哺乳期妇女禁用。

9. 注意　具体如下。

（1）经肝代谢，肝功能不全者药物可蓄积，应酌情减量。

（2）应用期间应减少钠盐摄入量，如食盐过多可引起钠潴留。

（3）可诱发白色念珠菌病，必要时可并用抗念珠菌药。

（4）可引起周围神经炎和惊厥，遇此情况应考虑停药（或减量）。

（5）可致血象改变，白细胞减少等，应予注意。本品的代谢产物可使尿液呈深红色。

10. 药物相互作用　具体如下。

（1）本品可减缓口服抗凝血药（如华法林等）的代谢，而加强其作用，使凝血酶原时间延长。

（2）西咪替丁等肝酶诱导剂可使本品加速消除而降效。

（3）本品可抑制乙醛脱氢酶，因而可加强乙醇的作用，导致双硫醒反应。在用药期间和停药后1周内，禁用含乙醇饮料或药品。

11. 制剂　片剂：每片 0.2g。

注射液：50mg（10mL）；100mg（20mL）；500mg（100mL）；1.25g（250mL）；500mg（250mL）。甲硝唑葡萄糖注射液：250mL，含甲硝唑 0.5g 及葡萄糖 12.5g。

栓剂：每个 0.5g；1g。直肠给药，1 次 0.5g，1 日 1.5g。甲硝唑阴道泡腾片：每片 0.2g。阴道给药，1 次 0.2～0.4g，7 日为一疗程。

二、替硝唑（Tinidazole）

$$O_2N \quad CH_2CH_2SO_2CH_2CH_3 \quad CH_3$$

1. 其他名称　替尼达唑，FADAZOLE。

2. ATC 编码　J01XD02。

3. 性状　为白色或类白色结晶性粉末，味微苦。

4. 药理学　对大多数致病厌氧菌，如脆弱拟杆菌、梭状芽孢杆菌、真杆菌、梭形杆菌、阴道嗜血杆菌、消化球菌、消化链球菌、韦荣球菌等以及滴虫、阿米巴原虫、梨形鞭毛虫等有杀灭作用。对微需氧菌、幽门杆菌也有一定的抗菌作用。

口服吸收良好，2 小时血药达峰。口服 2g，血药峰浓度为 40～51μg/mL。$t_{1/2}$ 为 12～14h。本品主要由尿排泄（静脉给药后约 25% 原形药；代谢物 12%，口服 250mg 后约 16% 原形药），少量随粪排出，中度或重度肾功能不全者药物动力学性质无明显变化。本品在体内蛋白结合率为 12%，能进入各种体液，并可通过血脑屏障。

5. 适应证　用于厌氧菌的系统与局部感染，如腹腔、妇科、手术创口、皮肤软组织、肺、胸腔等部位感染以及败血症、肠道或泌尿生殖道毛滴虫病、梨形鞭毛虫病以及肠道和肝阿米巴病。

6. 用法和用量　厌氧菌系统感染：口服每日 2g；重症可静脉滴注，每日 1.6g，1 次或分为 2 次给予。手术感染的预防：术前 12h 服 2g，手术间或结束后输注 1.6g（或口服 2g）。非特异性阴道炎：每日 2g，连服 2d。急性齿龈炎：1 次口服 2g。泌尿生殖道毛滴虫病：1 次口服 2g，必要时重复 1 次；或每次 0.15g，每日 3 次，连用 5d。须男女同治以防再次感染。儿童 1 次 50～75mg/kg，必要时重复 1 次。合并白色念珠菌感染者须同时进行抗真菌治疗。梨形鞭毛虫病：1 次 2g。肠阿米巴病：每日 2g，服 2～3d。儿童每日 50～60mg，连用 5d。肝阿米巴病：每日 1.5～2g，连用 3 日，必要时可延长至 5～10d。

应同时排出脓液。口服片剂应于餐间或餐后服用。

静脉滴注每 400mg（200mL）应不少于 20min。

7. 不良反应　不良反应主要有恶心、厌食、腹泻、口中有金属味，偶见头痛、疲倦、舌苔、深色尿。尚有过敏反应，如皮疹、荨麻疹、血管神经性水肿、白细胞一时性减少等。静脉滴注部位偶致静脉炎。有时也可出现神经系统障碍，如头昏、眩晕、共济失调等，停药可恢复。

8. 禁忌证　禁用于有血液病史者及器质性神经系统疾病者。对本药、甲硝唑过敏者、妊娠早期、哺乳期妇女禁用。

9. 注意　具体如下。

（1）12 岁以下儿童禁止注射给药。

（2）肝功能减退者应调整剂量或用药间隔时间。

10. 药物相互作用　具体如下。

（1）本品有抑制乙醛脱氢酶作用，加强酒精的效应，可出现双硫仑（双硫醒）反应，如呕吐、面部潮红、腹部疼挛等。服用本品期间应或停药后 5d 内禁酒；

（2）本药可增强口服抗凝药的作用，增加出血的危险性。

11. 制剂　片剂：每片 0.25g；0.5g。注射液：每瓶 400mg/200mL 或 800mg/400mL（含葡萄糖 5.5%）。栓剂：每个 0.2g。

12. 贮法　避光、密闭保存。

三、奥硝唑（Ornidazole）

1. 其他名称　氯丙硝唑，氯醇硝唑。

2. ATC 编码　J01XD03。

3. 药理学　本品为第三代硝基咪唑类衍生物，作用于厌氧菌、阿米巴、贾第鞭毛虫和毛滴虫细胞的 DNA，使其螺旋结构断裂或阻止其转录复制而导致致病菌死亡。

口服 2 小时后可达血药峰浓度。阴道给予栓剂 500mg，12h 后达 5mg/mL 峰浓度。本品口服生物利用度约 90%，体内分布广泛，蛋白结合率小于 15%，主要在肝脏代谢，其活性代谢物 M_1、M_2 的消除半衰期分别为 5h 和 6h，原形药消除半衰期为 11～14h。绝大部分以游离或结合代谢产物的形式经尿排泄，约 4% 以药物原形排泄，其余 22% 经粪便排泄。

4. 适应证　用于由厌氧菌感染引起的多种疾病。男女泌尿生殖道毛滴虫、贾第鞭毛虫感染引起的疾病。还用于肠、肝阿米巴病。

5. 用法和用量　口服：预防术后厌氧菌感染，术前 12h 服用 1 500mg，以后每次 500mg，每日 2 次，至术后 3～5d；治疗厌氧菌感染，每次 500mg，每日 2 次；急性毛滴虫病，于夜间单次服用 1 500mg；慢性毛滴虫病，一次 500mg，一日 2 次，共用 5d；贾第鞭毛虫病，于夜间顿服 1 500mg，用药 1～2d；阿米巴痢疾，于夜间顿服 1 500mg，用药 3d；其他阿米巴病，一次 500mg，一日 2 次。静脉滴注：预防术后厌氧菌感染，术前 1～2h 给药 1 000mg，术后 12h 给药 500mg，24h 再给药 500mg；治疗厌氧菌感染，初始剂量为 500～1 000mg，以后每 12 小时 500mg，疗程 3～6d。

6. 注意　参见替硝唑。

（1）本药与酒精有无相互作用，尚需更多的研究证实。

（2）为减少胃肠道反应，应在餐后或与食物同服。

7. 药物相互作用　具体如下。

（1）巴比妥类药、雷尼替丁、西咪替丁肝酶诱导剂可使本品加速消除而降效，并可影响凝血，禁止合用。

（2）本药可增强口服抗凝药的作用，增加出血的危险性。

8. 制剂　片剂（胶囊剂）：每片（粒）0.25g。注射液：0.25g（5mL）。奥硝唑氯化钠（葡萄糖）注射液：0.25g（100mL）；0.5g（100mL）。

9. 贮法　避光，密闭保存。

四、塞克硝唑（Secnidazole）

1. 其他名称　信爽，尼克。

2. ATC 编码　P01AB07。

3. 性状　为白色或微黄色结晶或结晶性粉末。

4. 药理学　塞克硝唑为 5 - 硝基咪唑类抗原虫药，其结构及药理作用与甲硝唑相似。塞克硝唑的体外抗原虫谱与甲硝唑相当，包括阴道毛滴虫、牛毛滴虫、痢疾阿米巴、兰伯贾第虫（十二指肠贾第鞭毛虫、肠贾第鞭毛虫）。塞克硝唑对阴道毛滴虫的 MIC 与甲硝唑相似（0.7μg/mL），二者对痢疾阿米巴的最小抑制浓度也相似（6μg/mL）。塞克硝唑对十二指肠贾第鞭毛虫的最小抑制浓度（0.2μg/mL）明显低于甲硝唑（1.2μg/mL）。

口服后吸收迅速，1.5～3h 血药浓度达峰值，单次口服塞克硝唑 0.5～2g 的绝对生物利用度近100%。体内分布范围不广泛，稳态分布体积很小（49.2L），仅约血浆药物总量的15%与血浆蛋白或球蛋白结合。血清药物浓度与龈缝液中药物的浓度相近，因此本品极易透过牙龈组织。本品还能透过胎盘屏障进入乳汁。主要在肝脏代谢，消除速度为 1.68L/h（28mL/min），以原形随尿液排出。单次口服塞克硝唑 2g，72h 后尿样中可检出大约10%～25%塞克硝唑（包括原药和代谢物），96h 累积经尿排泄量约为50%。其消除半衰期为 17～29 小时。

5. 适应证　主要用于由阴道毛滴虫引起的尿道炎和阴道炎，肠阿米巴病，肝阿米巴病及贾第鞭毛虫病。

6. 用法和用量　口服，成人 2g，单次服用。治疗阴道滴虫病和尿道滴虫病，配偶应同时服用。肠阿米巴病：有症状的急性阿米巴病，成人 2g，单次服用；儿童 30mg/kg，单次服用；无症状的急性阿米巴病，成人一次 2g，一日 1 次，连服 3 日；儿童一次 30mg/kg，一日 1 次，连服 3d。肝脏阿米巴病：成人一日 1.5g，一次或分次口服，连服 5 日；儿童一次 30mg/kg，一次或分次口服，连服 5 日。贾第鞭毛虫病：儿童 30mg/kg，单次服用。

7. 不良反应　常见不良反应为口腔金属异味。偶见不良反应有消化道紊乱（如恶心、呕吐、腹泻、腹痛）、皮肤过敏反应（如皮疹、荨麻疹、瘙痒）、深色尿、白细胞减少（停药后恢复正常）。罕见不良反应：眩晕、头痛、中度的神经功能紊乱。

8. 禁忌证　对塞克硝唑或一般硝基咪唑类药物过敏者、妊娠期及哺乳期妇女、有血液疾病史的患者禁用。

9. 注意　参见替硝唑。

10. 制剂　片剂（胶囊）：每片/粒 0.25g；0.5g。

11. 贮藏　遮光、密封、干燥处保存。

（齐桂花）

第四节　硝基呋喃类

硝基呋喃类（nitrofurans）是一类合成的抗菌药物，它们作用于微生物酶系统，抑制乙酰辅酶 A，干扰微生物糖类的代谢，从而起抑菌作用。

目前在医疗上应用较广者有：呋喃西林、呋喃妥因和呋喃唑酮。呋喃西林只供局部应用。后两者则可供系统治疗应用。

一、呋喃妥因（Nitrofurantoin）

1. 其他名称　呋喃坦啶，FURADANTIN。

2. ATC 编码　J01XE01。

3. 性状　为鲜黄色结晶性粉末；无臭，味苦；遇光色渐变深。在二甲基甲酰胺中溶解，在丙酮中微溶，在乙醇中极微溶解，在水或氯仿中几乎不溶。

4. 药理学　本品具有广谱抗菌性质，对葡萄球菌、肠球菌、大肠杆菌、奈瑟球菌（淋球菌等）、枯草杆菌、痢疾杆菌、伤寒杆菌等有良好的抗菌作用；对变形杆菌、克雷白杆菌、肠杆菌属、沙雷杆菌等作用较弱；对铜绿假单胞菌无效。

口服后吸收迅速，并很快由尿液排泄，因此血药浓度低，而在尿内可回收口服量的 40% ~ 50%。

5. 适应证　本品主要应用于敏感菌所致的泌尿系统感染。一般地说，微生物对本品不易耐药，如停药后重新用药，仍可有效。但近年来耐药菌株有一定程度发展。必要时可与其他药物（如 TMP）联合应用以提高疗效。

6. 用法和用量　每次 0.1g，1 日 0.2 ~ 0.4g，至尿内检菌阴性再继续用 3 日，但连续应用不宜超过 14d。

7. 不良反应　周围神经炎（服药量大或时间长时易发生，表现为手足麻木，久之可致肌萎缩，往往迁延难愈），过敏反应（包括气喘、胸闷、皮疹、药物热、嗜酸性粒细胞增多），胃肠道反应和中毒性精神症状如幻听、幻觉、烦躁等。此外，尚可引起溶血性贫血、黄疸、肺部并发症（咳嗽、气急、呼吸困难）等。

8. 禁忌证　硝基呋喃类药物过敏者、肾功能减退者、新生儿、妊娠晚期者禁用。

9. 注意　具体如下。

（1）肾功能不全者、葡萄糖 - 6 - 磷酸脱氢酶缺乏者、周围神经病变者慎用。

（2）与食物同服可增加吸收，应用肠溶片可减轻胃肠道反应。

10. 药物相互作用　具体如下。

（1）与喹诺酮类不宜合用，因两者有拮抗作用。

（2）与可致溶血的药物、肝毒性药物、神经毒性药物同用毒性增强。

（3）本品在酸性尿液中活性较强，碱性尿液中药效降低，故不宜与碳酸氢钠等碱性药物合用。

（4）与甲氧苄啶合用可增加抗菌作用。

11. 制剂　肠溶片：每片 0.05g；0.1g。

二、呋喃唑酮（Furazolidone）

1. 其他名称　痢特灵，Nifurazolidone，FUROXON。

2. ATC 编码　G01AX06。

$$O_2N—\langle furan \rangle—CH=N—N—CO$$
$$\quad\quad\quad\quad\quad\quad | \quad\quad\quad O$$
$$\quad\quad\quad\quad\quad\quad CH_2—CH_2$$

3. 性状　为黄色结晶性粉末，无臭，味苦，极微溶于水与乙醇，遇碱分解，在光线下渐变色。

4. 药理学　抗菌谱类似呋喃妥因，对消化道的多数菌如大肠杆菌、葡萄球菌、沙门杆菌、志贺杆菌、部分变形杆菌、产气杆菌、霍乱弧菌等有抗菌作用，此外对梨形鞭毛虫、滴虫也有抑制作用。

口服后吸收较少，主要在胃肠道中起作用，少量吸收部分由尿排出体外。

5. 适应证　主要用于菌痢、肠炎，也可用于伤寒、副伤寒、梨形鞭毛虫病和阴道滴虫病。

6. 用法和用量　常用量 1 次 0.1g，1 日 3～4 次，症状消失后再服 2d。梨形鞭毛虫病疗程为 7～10d。

7. 不良反应　常见有恶心、呕吐等肠胃道反应。近年来过敏反应也常见，主要表现为皮疹（多为荨麻疹）、药物热、哮喘。也可有肺浸润、头痛、体位性低血压、低血糖、多发性神经炎等。

8. 禁忌证　对本药或其他硝基呋喃类药物过敏者、新生儿、妊娠期妇女、哺乳期妇女禁用。

9. 注意　肾功能不全者、葡萄糖－6－磷酸脱氢酶（G－6－PD）缺乏者、溃疡病及哮喘患者慎用。

10. 药物相互作用　具体如下。

（1）本药可增强地西泮的药效，可增强和延长胰岛素的降糖作用。

（2）有单胺氧化酶抑制作用，可抑制苯丙胺等药物的代谢而导致血压升高。使用本品期间，食用含多量酪胺的食物，也可有类似反应。

（3）抑制乙醛脱氢酶，与乙醇合用可致双硫醒反应。

（4）与麻黄碱合用，可升高血压，出现高血压危象。

（5）与三环类抗抑郁药合用，可增强神经毒性。

11. 制剂　片剂：每片 0.1g。

12. 贮法　遮光，密封保存。

（吉　建）

第四章

呼吸系统药物

第一节 祛痰药

痰是呼吸道炎症的产物，可刺激呼吸道黏膜引起咳嗽，并可加重感染。祛痰药可稀释痰液或液化黏痰，使之易于咳出。按其作用方式可将祛痰药分为三类：①恶心性祛痰药和刺激性祛痰药：前者如氯化铵、碘化钾、愈创甘油醚、桔梗流浸膏、远志流浸膏等口服后可刺激胃黏膜，引起轻微的恶心，反射性地促进呼吸道腺体分泌增加，使痰液稀释，易于咳出。后者是一些挥发性物质，如桉叶油、安息香酊等加入沸水中，其蒸气亦可刺激呼吸道黏膜，增加腺体分泌，使痰液变稀，易于咳出。②黏痰溶解剂：如氨溴索、乙酰半胱氨酸、沙雷肽酶等可分解痰液的黏性成分如黏多糖和黏蛋白，使黏痰液化，黏滞性降低而易于咳出。③黏液稀释剂：如羧甲司坦、稀化黏素等主要作用于气管、支气管的黏液产生细胞，促其分泌黏滞性低的分泌物，使呼吸道分泌的流变性恢复正常，痰液由黏变稀，易于咳出。

一、氯化铵（Ammonium Chloride）

其他名称：氯化镏，卤砂，Ammonium Muriate，SALMAIC。

ATC 编码：G04BA01

性状：为无色结晶或白色结晶性粉末，无臭，味咸、凉。有引湿性。在水中易溶，在乙醇中微溶。

药理学：口服后刺激胃黏膜的迷走神经末梢，引起轻度的恶心，反射性地引起气管、支气管腺体分泌增加。部分氯化铵吸收入血后，经呼吸道排出，由于盐类的渗透压作用而带出水分，使痰液稀释，易于咳出。能增加肾小管氯离子浓度，因而增加钠和水的排出，具利尿作用。口服吸收完全，其氯离子吸收入血后可酸化体液和尿液，并可纠正代谢性碱中毒。

适应证：用于急性呼吸道炎症时痰黏稠不易咳出的病例。常与其他止咳祛痰药配成复方制剂应用。纠正代谢性碱中毒（碱血症）。其酸化尿液作用可使一些需在酸性尿液中显效的药物如乌洛托品产生作用；也可增强汞剂的利尿作用以及四环素和青霉素的抗菌作用；还可促进碱性药物如哌替啶、苯丙胺、普鲁卡因的排泄。

用法和用量：①祛痰：口服，成人一次 0.3~0.6g，一日 3 次。②治疗代谢性碱中毒或酸化尿液：静脉点滴，每日 2~20g，每小时不超过 5g。

不良反应：①吞服片剂或剂量过大可引起恶心、呕吐、胃痛等胃刺激症状，宜溶于水中、餐后服用。②本品可增加血氨浓度，于肝功能不全者可能诱发肝昏迷。

禁忌证：①肝、肾功能不全者禁用。②应用过量或长期服用易致高氯性酸中毒，代谢性酸血症患者禁用。

注意：静脉点滴速度过快，可致惊厥或呼吸停止。溃疡病患者慎用。

药物相互作用：

（1）与阿司匹林合用，本品可减慢阿司匹林排泄，增强其疗效。

（2）与氯磺丙脲合用，可增强氯磺丙脲的降血糖作用。

（3）与氟卡尼合用，可减弱氟卡尼的抗心律失常作用。

（4）本品可促进美沙酮的体内清除，降低其疗效。

（5）本品可增加氟卡尼的排泄，降低其疗效。

（6）本品不宜与排钾利尿药、磺胺嘧啶、呋喃妥因等合用。

制剂（片剂）：每片 0.3g。注射液：每支 5g（500mL）。

二、溴己新（Bromhexine）

其他名称：溴己铵，必消痰，必嗽平，溴苄环己铵，BISOLVON，BRONCOKIN。

ATC 编码：R05CB02

性状：本品为鸭嘴花碱（vasicine）经结构改造得到的半合成品，常用其盐酸盐。系白色或类白色结晶性粉末；无臭，无味。在乙醇或三氯甲烷中微溶，在水中极微溶解。熔点 239～243℃。

药理学：本品具有较强的黏痰溶解作用。主要作用于气管、支气管黏膜的黏液产生细胞，抑制痰液中酸性黏多糖蛋白的合成，并可使痰中的黏蛋白纤维断裂，因此使气管、支气管分泌的流变学特性恢复正常，黏痰减少，痰液稀释易于咳出。本品的祛痰作用尚与其促进呼吸道黏膜的纤毛运动及具有恶心性祛痰作用有关。服药后约 1 小时起效，4～5 小时作用达高峰，疗效维持 6～8 小时。

适应证：用于慢性支气管炎、哮喘、支气管扩张、矽肺等有白色黏痰又不易咳出的患者。脓性痰患者需加用抗生素控制感染。

用法和用量：口服，成人一次 8～16mg。肌内注射：一次 4～8mg，一日 2 次。静脉滴注：一日 4～8mg，加入 5% 葡萄糖氯化钠溶液 500mL。气雾吸入：一次 2mL，一日 2～3 次。

不良反应：偶有恶心、胃部不适，减量或停药后可消失。严重的不良反应为皮疹、遗尿。

禁忌证：对本药过敏者禁用。

注意：本品宜餐后服用，胃溃疡患者慎用。

药物相互作用：本品能增加阿莫西林、四环素类抗生素在肺内或支气管的分布浓度，合用时能增强抗菌疗效。

制剂（片剂）：每片 4mg；8mg。注射液：每支 0.2%，2mg（1mL）；4mg（2mL）。气雾剂：0.2%溶液。

复方氯丙那林溴己新片（Compound Clorprenaline and Bromhexine Tablets）：含盐酸氯丙那林 5mg、盐酸溴己新 10mg、盐酸去氯羟嗪 25mg。

复方氯丙那林溴己新胶囊（Compound Clorprenaline and Bromhexine Capsules）：含盐酸氯丙那林 5mg、盐酸溴己新 10mg、盐酸去氯羟嗪 25mg。

三、氨溴索（Ambroxol）

其他名称：溴环己胺醇，沐舒坦，美舒咳，安布索，百沫舒，平坦，瑞艾乐，兰苏，兰勃素，BRONCHOPRONT，MUCOSOLVAN，LASOLVAN，MUCOVENT，MUSCO，BROMUSSYL，INGTAN，

RUIAILE。

ATC 编码：R05CB06

性状：常用其盐酸盐。白色或类白色结晶性粉末，无臭。溶于甲醇，在水或乙醇中微溶。

药理学：本品为溴己新在体内的活性代谢产物。能促进肺表面活性物质的分泌及气道液体分泌，使痰中的黏多糖蛋白纤维断裂，促进黏痰溶解，显著降低痰黏度，增强支气管黏膜纤毛运动，促进痰液排出。改善通气功能和呼吸困难状况。其祛痰作用显著超过溴己新，且毒性小，耐受性好。

雾化吸入或口服后 1 小时内生效，作用维持 3~6 小时。

适应证：用于急、慢性支气管炎及支气管哮喘、支气管扩张、肺气肿、肺结核、肺尘埃沉着病、手术后的咳痰困难等。注射给药可用于术后肺部并发症的预防及早产儿、新生儿呼吸窘迫综合征的治疗。

本品高剂量（每次 250~500mg，一日 2 次）有降低血浆尿酸浓度和促进尿酸排泄的作用，可用于治疗痛风。

用法和用量：口服，成人及 12 岁以上儿童每次 30mg，每日 3 次。长期使用（14 天后）剂量可减半。静脉注射、肌内注射及皮下注射：成人每次 15mg，每日 2 次。亦可加入生理盐水或葡萄糖溶液中静脉点滴。

不良反应：不良反应较少，仅少数患者出现轻微的胃肠道反应如胃部不适、胃痛、腹泻等。偶见皮疹等过敏反应，出现过敏症状应立即停药。

禁忌证：对本品过敏者禁用。

注意：①妊娠头 3 个月慎用；②注射液不应与 pH 大于 6.3 的其他溶液混合。

药物相互作用：

（1）本品与阿莫西林、阿莫西林/克拉维酸、氨苄西林、头孢呋辛、红霉素、多西环素等抗生素合用，可增加这些抗生素在肺内的分布浓度，增强其抗菌疗效。

（2）本品与 β_2 受体激动剂及茶碱等支气管扩张剂合用有协同作用。

制剂（片剂）：每片 15mg；30mg。胶囊剂：每粒 30mg。缓释胶囊：每粒 75mg。口服溶液剂：每支 15mg（5mL）；80mg（60mL）；300mg（100mL）；600mg（100mL）。气雾剂：每瓶 15mg（2mL）。注射液：每支 15mg（2mL）。

贮法：遮光、密闭保存。

氨溴特罗口服液：每 100mL（含盐酸氨溴索 150mg，盐酸克伦特罗 0.1mg）。一次 20mL，一日 2 次。

四、溴凡克新（Brovanexine）

其他名称：溴环己酰胺，BROVAN，BRONQUIMUCIL，BROVAXINE。

药理学：本品亦为溴己新的活性代谢物，可使痰中酸性黏多糖纤维断裂，降低痰液黏度，使其液化而易于咳出，同时改善肺通气功能。本品口服或直肠给药吸收良好，服后 3~4 小时，血浓度达到最高峰。毒性低。

适应证：用于急、慢性支气管炎。

用法和用量：口服，成人每次 15~30mg，一日 3 次。

制剂（片剂）：每片 15mg；30mg。

五、乙酰半胱氨酸（Acetylcysteine）

$$CH_2-CH-COOH$$
$$SH \quad NHCOCH_3$$

其他名称：痰易净，易咳净，富露施，MUCOMYST，AIRBRON，FLUIMUCIL，MUCOFILIN，MUCI-SOL。

ATC 编码：R05CB01

性状：为白色结晶性粉末，有类似蒜的臭气，味酸，有引湿性。在水或乙醇中易溶。熔点 101℃~107℃。

药理学：本品具有较强的黏痰溶解作用。其分子中所含巯基（—SH）能使白色黏痰中的黏多糖蛋白多肽链中的二硫键（—S—S—）断裂，还可通过分解核糖核酸酶，使脓性痰中的 DNA 纤维断裂，故不仅能溶解白色黏痰而且也能溶解脓性痰，从而降低痰的黏滞性，并使之液化，易于咳出。此外，本品进入细胞内后，可脱去乙酰基形成 L–半胱氨酸，参与谷胱甘肽（GSH）的合成，故有助于保护细胞免受氧自由基等毒性物质的损害。

适应证：①用于手术后、急性和慢性支气管炎、支气管扩张、肺结核、肺炎、肺气肿等引起的黏稠分泌物过多所致的咳痰困难。②可用于对乙酰氨基酚中毒的解毒以及环磷酰胺引起的出血性膀胱炎的治疗。

用法和用量：

（1）喷雾吸入：仅用于非应急情况。临用前用氯化钠溶液使其溶解成 10% 溶液，每次 1~3mL，一日 2~3 次。

（2）气管滴入：急救时以 5% 溶液经气管插管或气管套管直接滴入气管内，每次 0.5~2mL，一日 2~4 次。

（3）气管注入：急救时以 5% 溶液用 1mL 注射器自气管的甲状软骨环骨膜处注入气管腔内，每次 0.5~2mL（婴儿每次 0.5mL，儿童每次 1mL，成人每次 2mL）。

（4）口服：成人一次 200mg，一日 2~3 次。

不良反应：可引起咳呛、支气管痉挛、恶心、呕吐、胃炎等不良反应，减量即可缓解，如遇恶心、呕吐，可暂停给药。支气管痉挛可用异丙肾上腺素缓解。

禁忌证：支气管哮喘者禁用。

注意：①本品直接滴入呼吸道可产生大量痰液，需用吸痰器吸引排痰。②不宜与金属、橡皮、氧化剂、氧气接触，故喷雾器须用玻璃或塑料制作。③本品应临用前配制，用剩的溶液应严封贮于冰箱中，48 小时内用完。

药物相互作用：①本品可减弱青霉素、四环素、头孢菌素类的抗菌活性，故不宜同时应用；必要时间隔 4 小时交替使用。②与硝酸甘油合用可增加低血压和头痛的发生。③与金制剂合用，可增加金制剂的排泄。④与异丙肾上腺素合用或交替使用可提高药效，减少不良反应。⑤与碘化油、糜蛋白酶、胰蛋白酶有配伍禁忌。

制剂（片剂）：每片 200mg；500mg。喷雾剂：每瓶 0.5g；1g。颗粒剂：每袋 100mg。泡腾片：每片 600mg。

六、羧甲司坦（Carbocisteine）

$$CH_2-S-COOCH_3$$
$$CH-NH_2$$
$$COOH$$

其他名称：羧甲基半胱氨酸，贝莱，费立，卡立宁，康普利，强利灵，强利痰灵，美咳片，Carboxymethyl Cysteine，MUCODYNE，MUCOTAB，MUCOCIS，LOVISCOL，TRANSBRONCHIN。

ATC 编码：R05CB03

性状：为白色结晶性粉末；无臭。在热水中略溶，在水中极微溶解，在乙醇或丙酮中不溶，在酸或碱溶液中易溶。

药理学：为黏液稀释剂，主要在细胞水平影响支气管腺体的分泌，使低黏度的唾液黏蛋白（sialomucin）分泌增加，而高黏度的岩藻黏蛋白（fucomucin）产生减少，因而使痰液的黏滞性降低，易于咳出。本品口服有效，起效快，服后 4 小时即可见明显疗效。

适应证：用于慢性支气管炎、支气管哮喘等疾病引起的痰液黏稠、咳痰困难和痰阻气管等。亦可用于防治手术后咳痰困难和肺炎合并症。用于小儿非化脓性中耳炎，有预防耳聋效果。

用法和用量：口服，成人每次 0.25 ~ 0.5g，一日 3 次。儿童一日 30mg/kg。

不良反应：偶有轻头晕、恶心、胃部不适、腹泻、胃肠道出血、皮疹等不良反应。

注意：①本品与强效镇咳药合用，会导致稀化的痰液堵塞气道。②有消化道溃疡病史者慎用。③有慢性肝脏疾病的老年患者应减量。

制剂：口服液，每支 0.2g（10mL）；0.5g（10mL）。糖浆剂：2%（20mg/mL）。片剂：每片 0.25g。泡腾剂：每包 0.25g。

贮法：密闭，于阴凉干燥处保存。

七、沙雷肽酶（Serrapeptase）

其他名称：舍雷肽酶，达先，敦净，释炎达，DASEN。

性状：从沙雷杆菌提取的蛋白水解酶，系稍有特殊臭味的灰白色到淡褐色粉末。

药理学：本品具有很强的抗炎症、消肿胀作用和分解变性蛋白质、缓激肽、纤维蛋白凝块作用，故可加速痰、脓和血肿液化与排出，促进血管、淋巴管对分解物的吸收，改善炎症病灶的循环，从而起到消炎消肿作用，还能增加抗生素在感染灶和血中的浓度，从而增强抗生素的作用。

适应证：用于手术后和外伤后消炎及鼻窦炎、乳腺淤积、膀胱炎、附睾炎、牙周炎、牙槽肿胀等疾病的消炎，还可用于支气管炎、肺结核、支气管哮喘、麻醉后的排痰困难等。国外报道本品可用于治疗儿童耳炎。

用法和用量：口服，成人每次 5 ~ 10mg，每日 3 次，餐后服。

不良反应：①偶见黄疸、转氨酶（ALT、AST、γ - GTP）升高、厌食、恶心、呕吐、腹泻等。②偶见鼻出血、血痰等出血倾向。③偶见皮肤发红，瘙痒、药疹等过敏反应。

注意：①有严重肝肾功能障碍和血液凝固异常者慎用。②使用本品时应让患者及时咳出痰液，呼吸道插管患者应及时吸出痰液，以防止痰液阻塞呼吸道。

药物相互作用：①本品增加青霉素、氨苄西林、磺苄西林等抗生素在感染灶和血中的浓度，增强抗生素的作用；②与抗凝血药合用时，可增强抗凝血药的作用。③与促凝血药合用时可产生部分药理性拮抗作用。

制剂：肠溶片，每片 5mg（10 000 单位）；10mg（20 000 单位）。

八、脱氧核糖核酸酶（Deoxyrihonuclease）

其他名称：胰去氧核糖核酸酶，胰道酶，DNA 酶，Pancreatic，Dornase，DORNAVAC，DNAase。

ATC 编码：B06AA10

性状：为白色粉末，可溶于水。溶液 pH 为 6 ~ 7 时活性最大。在室温中或过度稀释可迅速灭活。

药理学：本品是从哺乳动物胰脏中提取的一种核酸内切酶，可使脓痰中的大分子脱氧核糖核酸（DNA）迅速水解成平均链长为 4 个单位的核苷酸，并使原来与 DNA 结合的蛋白质失去保护，进而产生继发性蛋白溶解作用，使痰液黏度降低，易于咳出。与抗生素合用，可使抗生素易于到达感染灶，充分发挥其抗菌作用。

适应证：用于有大量脓痰的呼吸系统感染患者。

用法和用量：气雾吸入，每次 5 万 ~10 万 U，溶于 2 ~3mL 的 10% 丙二醇或生理盐水中，一日 3 ~4 次，可连续用药 4 ~6 天。腔内注射：5 万 U/次。

不良反应：咽部疼痛，每次喷雾后应立即漱口。长期应用可见皮疹、发热等过敏反应。

禁忌证：急性化脓性蜂窝组织炎及有支气管胸腔瘘管的活动性结核患者禁用。

注意：本品应临用前新鲜配制。

制剂：注射用脱氧核糖核酸酶：每支 10 万 U。

九、稀化黏素（Gelomyrtol）

为桃金娘科植物蓝桉（Eucalyptus globules labill.）、樟科植物樟（Cinnamomum camphora L.）树叶提取物的复方制剂。每粒胶囊含桃金娘油 300mg，其中至少含 α – 松油萜（α – pinene）30mg、柠檬烯（limonene）75mg、桉油精（cineol）75mg。

其他名称：吉诺通，强力稀化黏素，标准桃金娘油，复方桃金娘油，Oleum Eucalypti，Myrtlol，MYRIENOL，GELOMYRTOL FORTE。

性状：本品为无色或微黄色的澄清液体，有特异的芳香气，微似樟脑，味辛，凉。贮存日久，色稍变深。在 70% 乙醇中易溶。

药理学：本品为脂溶性挥发油，口服给药经小肠吸收后，再经呼吸道排出。可在呼吸道黏膜发挥溶解黏液、促进腺体分泌的作用。亦可产生 β – 拟交感神经效应，刺激黏膜纤毛运动，增加黏液移动速度，有助于痰液排出。本品尚具有轻度抗炎作用，通过减轻支气管黏膜肿胀而舒张支气管，减轻气道阻塞所致呼吸困难。

适应证：用于急性和慢性支气管炎、鼻窦炎、支气管扩张、肺结核、矽肺及各种原因所致慢性阻塞性肺疾患。亦可用于支气管造影术后，以促进造影剂的排出。

用法和用量：口服。成人：每次 300mg，一日 2 ~3 次；4 ~10 岁儿童：每次 120mg，一日 2 次。

不良反应：偶见恶心、胃肠道不适。

禁忌证：妊娠期妇女禁用。

注意：胶囊不可打开或嚼破后服用。宜在餐前 30 分钟整粒吞服。

制剂：胶囊剂，每粒 120mg；300mg。

十、碘化钾（Potassiumlodide）

为刺激性祛痰剂，可使痰液变稀，易于咳出，并可增加支气管分泌。又配成含碘食盐（含本品 0.001% ~0.02%）供食用，可预防地方性甲状腺肿。合剂：每 100mL 中含碘化钾 5.0g，碳酸氢钠 2.5g，三氯甲烷适量。遇酸性药物能游离出碘。口服：每次 6 ~10mL，一日 3 次。

十一、愈创甘油醚（Guaifenesin）

其他名称：愈创木酚甘油醚，Guaiphenesin，Guaiacol Glycerol Ether。

ATC 编码：R05CA03

为恶心祛痰剂，并有轻度的镇咳、防腐作用，大剂量尚有平滑肌松弛作用。用于慢性气管炎的多痰咳嗽，多与其他镇咳平喘药合用或配成复方应用。可见头晕、嗜睡、恶心、胃肠不适及过敏等不良反应。片剂：每片 0.2g，每次 0.2g，一日 3 ~4 次。糖浆剂：2%（120mL），每次 10 ~20mL，一日 3 次。

十二、愈创木酚磺酸钾（Sulfoguaiacol）

其他名称：Potassium Guaiacolsulfonate。

为刺激性祛痰药，促进支气管分泌，使痰液变稀易于咳出。尚有微弱抗炎作用。用于慢性支气管炎、支气管扩张等。多与其他镇咳、平喘药配成复方应用。口服：每次 0.5 ~ 1g，一日 3 次。

十三、半胱甲酯（Mecysteine）

其他名称：半胱氨酸甲酯，美司坦，Methyl Cysteine，ACDRILE。

为黏痰溶解剂，用于大量黏痰引起的呼吸困难。不良反应参见乙酰半胱氨酸。雾化吸入：每次 10% 溶液 1 ~ 3mL，一日 2 ~ 3 次；气管滴入或注入：每次 5% 溶液 0.5 ~ 2mL，一日 2 次；口服：每次 0.1g，一日 2 ~ 3 次。片剂：0.1g。粉剂：0.5g；1g。

十四、厄多司坦（Erdosteine）

其他名称：Dithiosteine，DOSTEIN。

ATC 编码：R05CB15

为黏痰溶解剂，通过使支气管分泌液中糖蛋白二硫键断裂而降低黏液黏性，并保护 α_1 – 抗胰蛋白酶使之不被氧化失活。用于急性和慢性支气管炎、鼻窦炎、耳炎、咽炎和感冒等引起的呼吸道阻塞及痰液黏稠。偶见轻微的头痛和口干、腹隐痛、恶心、呕吐、腹泻等胃肠道反应。胶囊剂：100mg；300mg。口服：成人，每次 300mg，每日 2 次。儿童，每日 10mg/kg，分 2 次餐后服。

十五、美司钠（Mesna）

其他名称：巯乙磺酸，MISTABRON，MUCOFLUID。

ATC 编码：R05CB05，V03AF01

供局部吸入或滴入的速效、强效黏痰溶解剂。作用机制与乙酰半胱氨酸相似。疗效较乙酰半胱氨酸强 2 倍。用于慢性支气管炎、肺炎、肺癌患者痰液黏稠、术后肺不张等所致咳痰困难者。雾化吸入或气管内滴入，每次 20% 溶液 1 ~ 2mL。有局部刺激作用，可引起咳嗽及支气管痉挛。不宜与红霉素、四环素、氨茶碱合用。气雾剂：0.2g/1mL。溶液剂：10% 水溶液。

（吉 建）

第二节　镇咳药

咳嗽是呼吸道受到刺激时所产生的一种保护性反射活动，即呼吸道感受器（化学感受器、机械感受器和牵张感受器）受到刺激时，神经冲动沿迷走神经传到咳嗽中枢，咳嗽中枢被兴奋后，其神经冲动又沿迷走神经和运动神经传到效应器（呼吸道平滑肌、呼吸肌和喉头肌），并引发咳嗽。

轻度咳嗽有利于排痰，一般不需用镇咳药。但严重的咳嗽，特别是剧烈无痰的干咳可影响休息与睡眠，甚至使病情加重或引起其他并发症。此时须在对因治疗的同时，加用镇咳药。由于可能引起痰液增稠和潴留，止咳药应避免用于慢性肺部感染，由于可能增加呼吸抑制的风险也应避免用于哮喘。

一般说来，药物抑制咳嗽反射的任一环节均可产生镇咳作用。目前常用的镇咳药按其作用部位可分为两大类。①中枢性镇咳药：此类药直接抑制延脑咳嗽中枢而产生镇咳作用，其中吗啡类生物碱及其衍生物如可待因、福尔可定、羟蒂巴酚等因具有成瘾性而又称为依赖性或成瘾性止咳药，此类药物往往还具有较强的呼吸抑制作用；而右美沙芬、喷托维林、氯哌司汀、普罗吗酯等，则属于非成瘾性或非依赖性中枢镇咳药，且在治疗剂量条件下对呼吸中枢的抑制作用不明显。中枢性镇咳药多用于无痰的干咳。②外周性（末梢性）镇咳药：凡抑制咳嗽反射弧中感受器、传入神经、传出神经以及效应器中任何一环节而止咳者，均属此类。如甘草流浸膏、糖浆可保护呼吸道黏膜；祛痰药可减少痰液对呼吸道的刺激而止咳；平喘药可缓解支气管痉挛而止咳；那可丁、苯佐那酯的局麻作用可麻醉呼吸道黏膜上的牵张感受器而发挥止咳作用等。有些药如苯丙哌林兼具中枢性及外周性镇咳作用。

一、可待因（Codeine）

其他名称：甲基吗啡，Methylmorphine，PAVERAL。

ATC 编码：R05DA04

性状：常用其磷酸盐，为白色细微的针状结晶性粉末。无臭，有风化性，水溶液显酸性反应。在水中易溶，在乙醇中微溶，在三氯甲烷或乙醚中极微溶解。

药理学：能直接抑制延脑的咳嗽中枢，止咳作用迅速而强大，其作用强度约为吗啡的 1/4。也有镇痛作用，约为吗啡的 1/12～1/7，但强于一般解热镇痛药。其镇静、呼吸抑制、便秘、耐受性及成瘾性等作用均较吗啡弱。

口服吸收快而完全，其生物利用度为 40%～70%。一次口服后，约 1 小时血药浓度达高峰，$t_{1/2}$ 约为 3～4 小时。易于透过血脑屏障及胎盘，主要在肝脏与葡萄糖醛酸结合，约 15% 经脱甲基变为吗啡。其代谢产物主要经尿排泄。

适应证：①各种原因引起的剧烈干咳和刺激性咳嗽，尤适用于伴有胸痛的剧烈干咳。由于本品能抑制呼吸道腺体分泌和纤毛运动，故对有少量痰液的剧烈咳嗽，应与祛痰药并用。②可用于中等度疼痛的镇痛。③局部麻醉或全身麻醉时的辅助用药，具有镇静作用。

用法和用量：

（1）成人：①常用量：口服或皮下注射，一次 15～30mg，一日 30～90mg。缓释片剂一次 1 片（45mg），一日 2 次；②极量：一次 100mg，一日 250mg。

（2）儿童：镇痛，口服，每次 0.5～1.0mg/kg，一日 3 次，或一日 3mg/kg；镇咳，为镇痛剂量的 1/3～1/2。

不良反应：一次口服剂量超过 60mg 时，一些患者可出现兴奋、烦躁不安、瞳孔缩小、呼吸抑制、低血压、心率过缓。小儿过量可致惊厥，可用纳洛酮对抗。亦可见恶心、呕吐、便秘及眩晕。

禁忌证：多痰患者禁用，以防因抑制咳嗽反射，使大量痰液阻塞呼吸道，继发感染而加重病情。

注意：①长期应用亦可产生耐受性、成瘾性。②妊娠期应用本品可透过胎盘使胎儿成瘾，引起新生儿戒断症状，如腹泻、呕吐、打哈欠、过度啼哭等。分娩期应用可致新生儿呼吸抑制。③缓释片必须整片吞服，不可嚼碎或掰开。

药物相互作用：

（1）本品与抗胆碱药合用时，可加重便秘或尿潴留的不良反应。

（2）与美沙酮或其他吗啡类中枢抑制药合用时，可加重中枢性呼吸抑制作用。

（3）与肌肉松弛药合用时，呼吸抑制更为显著。

（4）本品抑制齐多夫定代谢，避免二者合用。

（5）与甲喹酮合用，可增强本品的镇咳和镇痛作用。

（6）本品可增强解热镇痛药的镇痛作用。

（7）与巴比妥类药物合用，可加重中枢抑制作用。

（8）与西咪替丁合用，可诱发精神错乱，定向力障碍及呼吸急促。

制剂：普通片剂，每片 15mg；30mg。缓释片剂，每片 45mg。注射液，每支 15mg（1mL）；30mg（1mL）。糖浆剂，0.5%，10mL，100mL。

含有可待因的复方制剂：

可愈糖浆[医保(乙)]（Codeine and Guaifenesin Syrup）：每 10mL 中含磷酸可待因 20mg，愈创木酚甘油醚 200mg。

菲迪克止咳糖浆（Pheticol Cold and Cough Syrup）：每 5mL 含磷酸可待因 5mg，盐酸麻黄碱（或伪麻黄碱）7mg，愈创木酚磺酸钾 70mg，盐酸曲普利定 0.7mg。

联邦止咳露糖浆（Amticol Syrup）：每 5mL 溶液中含磷酸可待因 5mg，盐酸麻黄碱 4mg，氯苯那敏 1mg，氯化铵 110mg。

联邦小儿止咳露（Isedyl Cough Syrup）：每 5mL 溶液中含磷酸可待因 5mg，盐酸异丙嗪 5mg，盐酸麻黄碱 4mg，愈创木酚磺酸钾 50mg。

二、福尔可定（Pholcodine）

其他名称：吗啉吗啡，福可定，吗啉乙基吗啡，Morpholinylethylmorphine，Homocodeine，PHOLCOD，ETHNINE，PHOLDINE，ADAPHOL，PHOLEVAN。

ATC 编码：R05DA08

性状：为白色或类白色的结晶性粉末；无臭，味苦；水溶液显碱性反应。在乙醇、丙酮或三氯甲烷中易溶，在水中略溶，在乙醚中微溶，在稀盐酸中溶解。

药理学：本品与磷酸可待因相似，具有中枢性镇咳作用，也有镇静和镇痛作用，但成瘾性较磷酸可待因弱。

适应证：用于剧烈干咳和中等度疼痛。

不良反应：偶见恶心、嗜睡等。可致依赖性。

禁忌证：禁用于痰多者。

用法和用量：口服，常用量，一次 5～10mg，一日 3～4 次；极量，一日 60mg。

注意：新生儿和儿童易于耐受此药，不致引起便秘和消化紊乱。

制剂（片剂）：每片 5mg；10mg；15mg；30mg。

贮法：本品有引湿性，遇光易变质。应密封，在干燥处避光保存。

复方福尔可定口服溶液（Compound Pholcodine Oral Solution）：每 1mL 含福尔可定 1mg，盐酸苯丙烯啶 0.12mg，盐酸伪麻黄碱 3mg，愈创木酚甘油醚 10mg，海葱流浸液 0.001mL，远志流浸液 0.001mL。

复方福尔可定口服液（Compound Pholcodine Oral Solution）：每支 10mL 含福尔可定 10mg，盐酸伪麻黄碱 30mg，马来酸氯苯那敏 4mg。

三、喷托维林（Pentoxyverine）

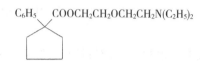

其他名称：维静宁，咳必清，托可拉斯，Carbetapentane，TOCLASE。

ATC 编码：R05DB05

性状：常用其枸橼酸盐，为白色或类白色的结晶性或颗粒性粉末；无臭，味苦。在水中易溶，在乙醇中溶解，在三氯甲烷中略溶，在乙醚中几乎不溶。熔点 88～93℃。

药理学：本品对咳嗽中枢有选择性抑制作用，尚有轻度的阿托品样作用和局麻作用，大剂量对支气管平滑肌有解痉作用，故它兼有中枢性和末梢性镇咳作用。其镇咳作用的强度约为可待因的 1/3。但无成瘾性。一次给药作用可持续 4～6 小时。

适应证：用于上呼吸道感染引起的无痰干咳和百日咳等，对小儿疗效优于成人。

用法和用量：口服，成人，每次 25mg，一日 3～4 次。

不良反应：偶有轻度头晕、口干、恶心、腹胀、便秘等不良反应，乃其阿托品样作用所致。注意：①青光眼及心功能不全伴有肺瘀血的患者慎用。②痰多者宜与祛痰药合用。

制剂（片剂）：每片 25mg。滴丸：每丸 25mg。冲剂：每袋 10g。糖浆剂：0.145%；0.2%；0.25%。

喷托维林氯化铵糖浆（Pentoxyverine Citrate and Ammonium Chloride Syrup）：每 100mL 内含喷托维林 0.2g，氯化铵 3g（含 25mg 喷托维林）。口服，一次 10mL，一日 3 或 4 次。

喷托维林愈创甘油醚片：含枸橼酸喷托维林 25mg，愈创甘油醚 0.15g。口服，一次 1 片，一日 3 次。

四、氯哌斯汀（Cloperastine）

其他名称：氯哌啶，氯苯息定，咳平，咳安宁，Chloperastine，HUSTAZOL，NITOSSIL，SEKISAN。

ATC 编码：R05DB21

性状：为白色或类白色结晶性粉末，无臭，味苦有麻木感。在水中易溶解。熔点 145～156℃。

药理学：为非成瘾性中枢性镇咳药，主要抑制咳嗽中枢，还具有 H_1 受体拮抗作用，能轻度缓解支气管平滑肌痉挛及支气管黏膜充血、水肿，这亦有助于其镇咳作用。本品镇咳作用较可待因弱，但无耐受性及成瘾性。服药后 20～30 分钟生效，作用可维持 3～4 小时。

适应证：用于急性上呼吸道炎症、慢性支气管炎、肺结核及肺癌所致的频繁咳嗽。

不良反应：偶有轻度口干、嗜睡等不良反应。

用法和用量：口服，成人，每次 10~30mg，一日 3 次；儿童，每次 0.5~1.0mg/kg，一日 3 次。

制剂（片剂）：每片 5mg；10mg。

贮法：遮光密封保存。

五、苯丙哌林（Benproperine）

其他名称：咳快好，咳哌宁，二苯哌丙烷，咳福乐，COFREL，PIREXYL，BLASCORID。

ATC 编码：R05DB02

性状：常用其磷酸盐，为白色或类白色粉末；微带特臭，味苦。在水中易溶，在乙醇、三氯甲烷或苯中略溶，在乙醚或丙酮中不溶。熔点 148~153℃。

药理学：本品为非麻醉性镇咳剂，具有较强镇咳作用。药理研究结果证明，狗口服或静注本品 2mg/kg 可完全抑制多种刺激引起的咳嗽，其作用较可待因强 2~4 倍。本品除抑制咳嗽中枢外，尚可阻断肺－胸膜的牵张感受器产生的肺－迷走神经反射，并具有罂粟碱样平滑肌解痉作用，故其镇咳作用兼具中枢性和末梢性双重机制。

本品口服易吸收，服后 15~20 分钟即生效，镇咳作用可持续 4~7 小时。本品不抑制呼吸，不引起胆道及十二指肠痉挛或收缩，不引起便秘，未发现耐受性及成瘾性。

适应证：用于治疗急性支气管炎及各种原因如感染、吸烟、刺激物、过敏等引起的咳嗽，对刺激性干咳效佳。有报道本品的镇咳疗效优于磷酸可待因。

不良反应：偶见口干、胃部烧灼感、食欲缺乏、乏力、头晕和药疹等不良反应。

用法和用量：成人，口服，一次 20~40mg，一日 3 次；缓释片一次 1 片，一日 2 次。儿童用量酌减。

禁忌证：对本品过敏者禁用。

注意：①服用时需整片吞服，切勿嚼碎，以免引起口腔麻木。②妊娠期妇女应在医师指导下应用。

制剂：片（胶囊）剂，每片（粒）20mg。泡腾片：每片 20mg。缓释片剂：每片 40mg。口服液：10mg/10mL；20mg/10mL。冲剂：每袋 20mg。

贮法：密闭、避光保存。

六、二氧丙嗪（Dioxopromethazine）

其他名称：双氧异丙嗪，克咳敏，Oxymeprazme，PROTHANON。

性状：其盐酸盐为白色至微黄色粉末或结晶性粉末；无臭，味苦。在水中溶解，在乙醇中极微溶解。

药理学：本品具有较强的镇咳作用，并具有抗组胺、解除平滑肌痉挛、抗炎和局部麻醉作用，还可增加免疫功能，尤其是细胞免疫。

适应证：用于慢性支气管炎，镇咳疗效显著。双盲法对照试验指出，本品 10mg 的镇咳作用约与可待因 15mg 相当。多于服药后 30 ~ 60 分钟显效，作用持续 4 ~ 6 小时或更长。尚可用于过敏性哮喘、荨麻疹、皮肤瘙痒症等。未见耐药性与成瘾性。

用法和用量：口服。常用量：每次 5mg，一日 2 次或 3 次；极量：一次 10mg，一日 30mg。

不良反应：常见困倦、乏力等不良反应。

禁忌证：高空作业及驾驶车辆、操纵机器者禁用。

注意：①治疗量与中毒量接近，不得超过极量。②癫痫、肝功能不全者慎用。

制剂（片剂）：每片 5mg。颗粒剂：每袋 3g（含 1.5mg 二氧丙嗪）。

复方二氧丙嗪茶碱片（Compound DioxopromethazineHydrochloride Tablets）：每片含盐酸二氧丙嗪 5mg，茶碱 55mg，盐酸克仑特罗 15μg。

七、右美沙芬（Dextromethorphan）

其他名称：美沙芬，右甲吗喃，Dexmetrorphen，ROMILAR，TUSSADE，SEDATUSS，Mothorphan。

ATC 编码：R05DA09

性状：本品氢溴酸盐为白色或类白色结晶性粉末，无味或微苦，溶于水、乙醇，不溶于乙醚。熔点 125℃左右。

药理学：本品为吗啡类左吗喃甲基醚的右旋异构体，通过抑制延髓咳嗽中枢而发挥中枢性镇咳作用。其镇咳强度与可待因相等或略强。无镇痛作用，长期应用未见耐受性和成瘾性。治疗剂量不抑制呼吸。

口服吸收好，15 ~ 30 分钟起效，作用可维持 3 ~ 6 小时。血浆中原形药物浓度很低。其主要活性代谢产物 3 - 甲氧吗啡烷在血浆中浓度高，$t_{1/2}$ 为 5 小时。

适应证：用于干咳，适用于感冒、急性或慢性支气管炎、支气管哮喘、咽喉炎、肺结核以及其他上呼吸道感染时的咳嗽。

用法和用量：口服，成人，每次 10 ~ 30mg，一日 3 次。一日最大剂量 120mg。

不良反应：偶有头晕、轻度嗜睡、口干、便秘等不良反应。

禁忌证：妊娠 3 个月内妇女及有精神病史者禁用。

注意：妊娠期妇女及痰多患者慎用。

药物相互作用：①与奎尼丁、胺碘酮合用，可增高本品的血药浓度，出现中毒反应。②与氟西汀、帕罗西汀合用，可加重本品的不良反应。③与单胺氧化酶抑制剂并用时，可致高烧、昏迷等症状。④与其他中枢抑制药合用可增强本品的中枢抑制作用。⑤酒精可增强本品的中枢抑制作用。

制剂：普通片剂，每片 10mg；15mg。分散片，每片 15mg。缓释片，每片 15mg；30mg。胶囊剂，每粒 15mg。颗粒剂，每袋 7.5mg；15mg。糖浆剂，每瓶 15mg（20mL）；150mg（100mL）。注射剂，每支 5mg。

复方美沙芬片：每片含对乙酰氨基酚 0.5g、氢溴酸右美沙芬 15mg、盐酸苯丙醇胺 12.5mg、氯苯那敏 2mg。用于流行性感冒、普通感冒及上呼吸道感染，可减轻发烧、咳嗽、咽痛、头痛、周身痛、流涕、打喷嚏、眼部发痒、流泪、鼻塞等症状。口服，每次 1 ~ 2 片，一日 3 ~ 4 次。12 岁以下儿童遵医嘱服。主要不良反应为嗜睡，偶有头晕、口干、胃不适及一过性转氨酶（ALT）升高。肝病患者慎用。

复方氢溴酸右美沙芬糖浆（Dextromethorphane HydrobromideCompound Syrupus）：每 10mL 内含氢溴

酸右美沙芬 30mg，愈创木酚甘油醚 0.2g。

贮法：遮光密闭保存。

八、福米诺苯（Fominoben）

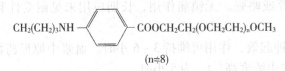

其他名称：胺酰苯吗啉，OLEPTAN，NOLEPTAN，FINATEN。

性状：白色或类白色粉末，无臭，味苦，具强烈刺激味。在酸中易溶，在乙醇中略溶，在三氯甲烷中微溶，在水中极微溶解。熔点 206 ~ 208℃（熔融时分解）。

药理学：本品镇咳特点是抑制咳嗽中枢的同时，具有呼吸中枢兴奋作用。其镇咳作用与可待因接近。呼吸道阻塞和呼吸功能不全者使用本品后，可改善换气功能，使动脉氧分压升高，二氧化碳分压降低。

适应证：用于各种原因引起的慢性咳嗽及呼吸困难，用于小儿顽固性百日咳，奏效较二氢可待因快，且无成瘾性。在某些病例本品还能促进支气管的分泌，降低痰液的黏滞性，有利于咳痰。

用法和用量：口服，每次 80 ~ 160mg，一日 2 ~ 3 次。静脉注射，40 ~ 80mg，加入 25% 葡萄糖溶液中缓慢注入。

注意：大剂量时可致血压降低。

制剂（片剂）：每片 80mg。注射剂：每支 40mg（1mL）。

九、苯佐那酯（Benzontate）

$$CH_2(CH_2)_3NH \quad\text{——}\quad COOCH_2CH_2(OCH_2CH_2)_nOCH_3$$

$$(n \approx 8)$$

其他名称：退嗽，退嗽露，TESSALONTE，VENTUSSIN。

ATC 编码：R05DB01

性状：为淡黄色黏稠液体，可溶于冷水，但不溶于热水。能溶于大多数有机溶剂内。

药理学：本品化学结构与丁卡因相似，故具有较强的局部麻醉作用。吸收后分布于呼吸道，对肺脏的牵张感受器及感觉神经末梢有明显抑制作用，抑制肺 – 迷走神经反射，从而阻断咳嗽反射的传入冲动，产生镇咳作用。本品镇咳作用强度略低于可待因，但不抑制呼吸，支气管哮喘患者用药后，反能使呼吸加深加快，每分通气量增加。口服后 10 ~ 20 分钟开始产生作用，持续 2 ~ 8 小时。

适应证：用于急性支气管炎、支气管哮喘、肺炎、肺癌所引起的刺激性干咳、阵咳等，也可用于支气管镜、喉镜或支气管造影前预防咳嗽。

用法和用量：口服，每次 50 ~ 100mg，一日 3 次。

不良反应：有时可引起嗜睡、恶心、眩晕、胸部紧迫感和麻木感、皮疹等不良反应。

禁忌证：多痰患者禁用。

注意：服用时勿嚼碎，以免引起口腔麻木。

制剂：糖衣丸或胶囊剂：每粒 25mg；50mg；100mg。

十、那可丁（Narcrotine）

其他名称：Noscapine。

ATC 编码：R05DA07

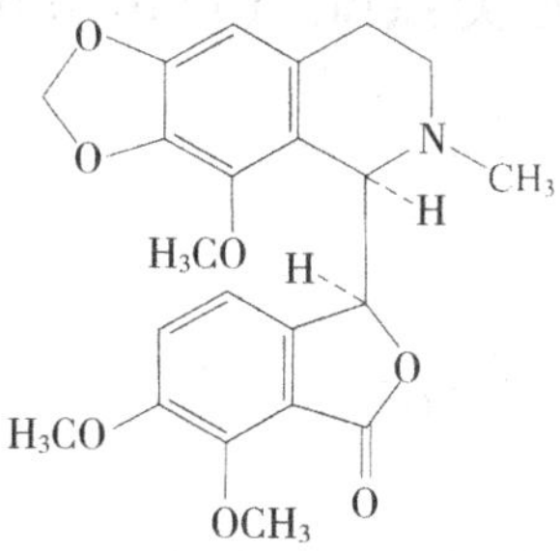

性状：为白色结晶性粉末或有光泽的棱柱状结晶，无臭。常用其盐酸盐。在三氯甲烷中易溶，苯中略溶，乙醇或乙醚中微溶，在水中几乎不溶。熔点 174～177℃。

药理学：本品通过抑制肺牵张反射、解除支气管平滑肌痉挛，而产生外周性镇咳作用。尚具有呼吸中枢兴奋作用。无成瘾性。

适应证：用于阵发性咳嗽。

用法和用量：口服，每次 15～30mg，一日 2～3 次，剧咳可用至每次 60mg。

不良反应：偶有恶心、头痛、嗜睡等反应。

注意：①大剂量可引起支气管痉挛。②不宜用于多痰患者。

制剂（片剂）：每片 10mg；15mg。糖浆剂：每瓶 1 000mL。

阿斯美胶囊（强力安喘通胶囊）：每粒胶囊含那可丁 7mg，盐酸甲氧那明 12.5mg，氨茶碱 25mg，氯苯那敏 2mg。口服，成人，一次 2 粒，一日 3 次；15 岁以下儿童减半。

十一、左丙氧芬（Levopropoxyphene）

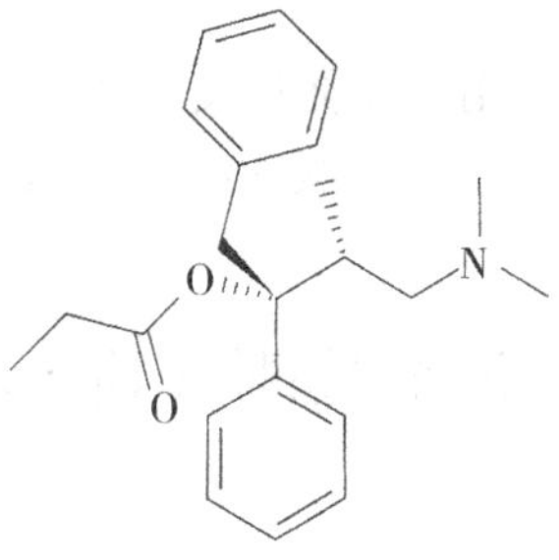

其他名称：左旋扑嗽芬，挪尔外，NOVRAD。

为非成瘾性中枢镇咳药，其作用约为可待因的 1/5，无镇痛和抑制呼吸作用。每次服 50～100g，一日 3 次。偶有头痛、头晕、恶心等反应。片剂（胶囊）：50mg。

十二、布他米酯（Butamirate）

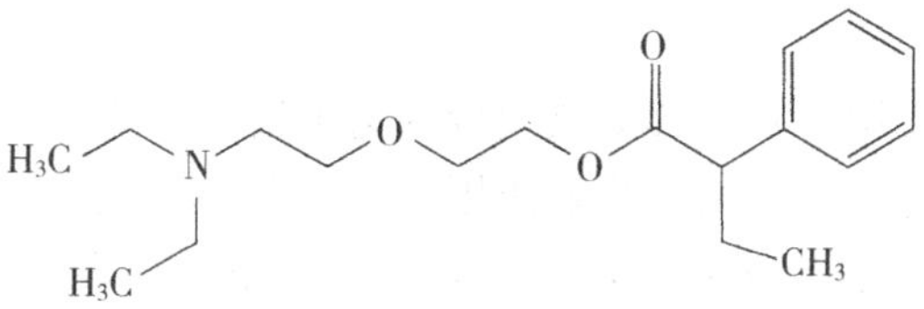

其他名称：咳息定，SINECOD。

ATC 编码：R05DB13

为中枢性镇咳药，镇咳效力强于可待因，适用于各种原因所致干咳。每次服 10mg，一日 3 次。偶有恶心、腹泻等反应。片剂：10mg。

十三、地美索酯（Dimethoxanate）

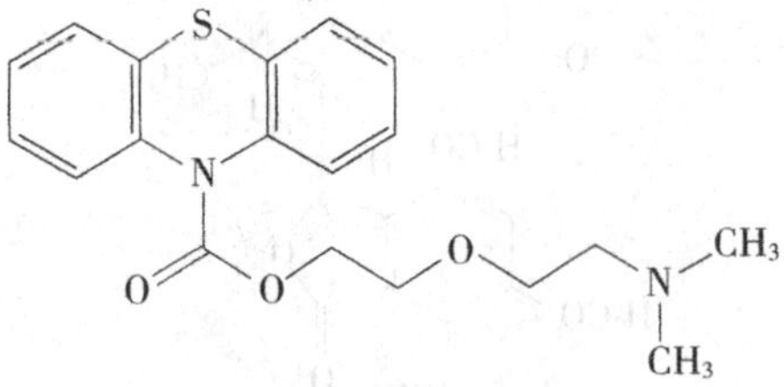

其他名称：咳散，咳舒，咳吩嗪，咳舒平，COTHERA。

ATC 编码：R05DB28

镇咳作用比可待因弱，兼有局麻及微弱的解痉作用，无成瘾性。口服 5 ~ 10 分钟即起效，维持 3 ~ 7 小时。对急性呼吸道炎症引起的咳嗽效果较好，亦可用于支气管镜检查时的剧咳。每次服 25 ~ 50mg，一日 3 次。有头晕、唇麻、嗜睡等不良反应；不宜用于多痰患者；肝功能减退者慎用。片剂：25mg。

十四、替培啶（Tipepidine）

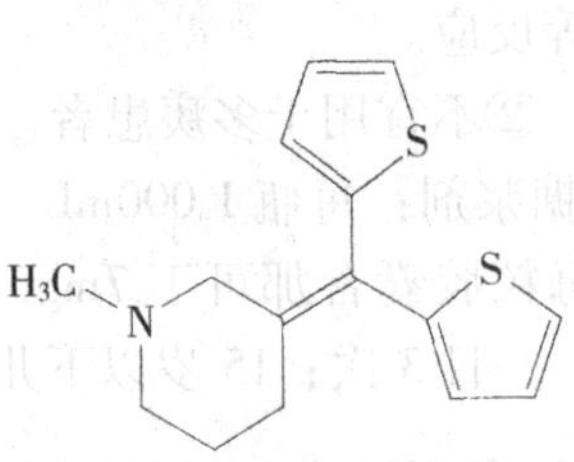

其他名称：安嗽灵，必嗽定，双噻哌啶，阿斯维林，压嗽灵，Tipedine，ASVERIN，ANTUPEX。

ATC 编码：R05DB24

有较强的镇咳作用，同时也有祛痰作用，能促进支气管分泌及气管纤毛的运动而使痰液变稀并易于咳出。适用于急慢性支气管炎引起的咳嗽。每次服 30mg（枸橼酸盐），一日 3 次。偶有头晕、胃不适、嗜睡、瘙痒等反应。片剂：15mg；30mg。

十五、依普拉酮（Eprazinone）

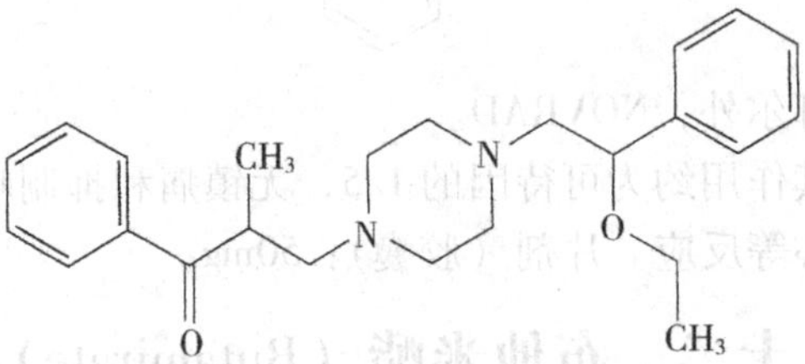

其他名称：双苯丙哌酮，易咳嗪，咳净酮，MUCITUX，RESPLENE。

ATC 编码：R05CB04

兼具中枢性和末梢性镇咳作用。其等效镇咳剂量约为可待因的 2 倍。尚具镇静作用、局麻作用、抗组胺和抗胆碱作用。此外，尚有较强的黏痰溶解作用。用于急慢性支气管炎、肺炎、肺结核等症。每次服 40 ~ 80mg，一日 3 次或 4 次。偶有头晕、口干、恶心、胃不适等不良反应。片剂：40mg。

十六、地布酸钠（Sodium Dibunate）

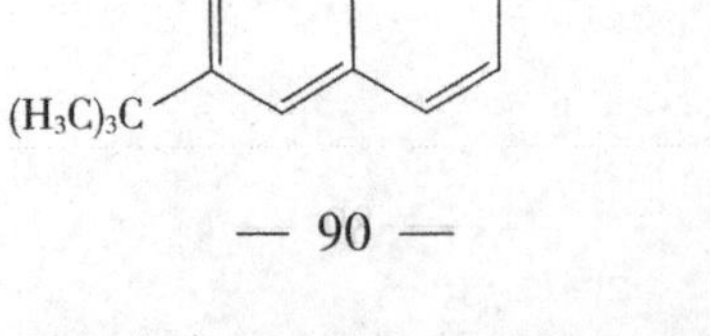

其他名称：咳宁，双丁萘磺钠，KEUTEN，BECANTEX。

除抑制咳嗽中枢外，本品还能抑制咳嗽冲动的传入途径，并有一定的祛痰作用，无成瘾性。适用于上呼吸道感染引起的咳嗽。每次 30 ~ 100mg，一日 3 次，餐后及睡前服，必要时可增至一日 6 次，最大剂量可用至每日 1 ~ 2g。大剂量能引起呕吐、腹泻、食欲缺乏等症状。片剂：30mg。

十七、氯苯达诺（Clofedanol）

其他名称：敌退咳，氯苯胺丙醇，Chlophedianol，TUSSIPLEGYL，DETIGON。
ATC 编码：R05DB10

除有中枢性镇咳作用外，还有抗组胺作用和阿托品样作用，能减轻支气管痉挛和黏膜充血性水肿，无成瘾性。适用于呼吸道急性感染引起的干咳或阵咳，常与祛痰药合用。每次服 25 ~ 50mg，一日 3 ~ 4 次。小儿酌减。偶有荨麻疹、头晕、恶心等反应。不宜单独用于多痰的患者。片剂：25mg。

十八、异米尼尔（Isoaminile）

其他名称：异丙苯戊腈，咳得平，PEROGAN，DIMYRIL，MUCALAN。
ATC 编码：R05DB04

其止咳作用主要通过抑制咳嗽中枢，其局麻作用和松弛支气管平滑肌作用亦与止咳作用有关。无成瘾性。用于各种原因引起的咳嗽。每次服 40mg，一日 3 次。偶有恶心，食欲缺乏、便秘等胃肠道反应及药疹。片剂：20mg；40mg。

十九、羟蒂巴酚（Drotebanol）

其他名称：羟甲吗喃醇，羟甲吗啡，Oxymethebanol，METEBANYL。

成瘾性中枢性镇咳药，其镇咳有效量仅为可待因的 1/10，作用迅速而持久，口服作用可持续 6 ~ 8 小时，皮下注射作用可持续 4 ~ 8 小时。其成瘾性、抑制呼吸等不良反应较可待因弱。对急慢性支气管炎、肺结核、肺癌引起的咳嗽有效，尤适用于干咳。口服，每次 2mg，一日 3 次。皮下或肌内注射，每次 2mg，一日 2 次。偶有口干、食欲缺乏、恶心、呕吐、便秘、眩晕、嗜睡、头痛等不良反应。片剂：2mg。注射剂：2mg。

二十、普诺地嗪（Prenoxdiazin）

其他名称：哌乙噁唑，LIBEXIN，TIBEXIN，VAROXIL。

ATC 编码：R05DB18

为末梢性镇咳药，镇咳作用可能与其局麻作用和解除支气管平滑肌痉挛作用有关。用于上呼吸道感染、慢性支气管炎、支气管肺炎、哮喘及肺气肿所致咳嗽。也可与阿托品并用于气管镜检查。成人每次100mg，儿童每次25～50mg，一日3次。服用时不可嚼碎，以免引起口腔黏膜麻木感。片剂：25mg；100mg。

二十一、普罗吗酯（Promolate）

其他名称：咳必定，咳吗宁，Morphethylbutyne，MEBUTUS。

为非成瘾性中枢性镇咳药，其镇咳作用强度较可待因弱。本品尚能缓解气管平滑肌痉挛，并有一定的镇静作用。用于治疗各种原因引起的咳嗽，对轻、中度咳嗽的疗效较重度者为好。口服，每次200～250mg，一日3次。偶有口干，恶心，胃部不适。片剂：250mg。胶囊剂：200mg。

二十二、奥昔拉定（Oxeladin）

其他名称：咳乃定，压咳定，NEOBEX，PECTAMOL，SILOPENTOL，PECTAMON。

ATC 编码：R05DB09

非成瘾性中枢性镇咳药，能选择性地抑制咳嗽中枢，而对呼吸中枢无抑制作用。尚有表面麻醉作用和罂粟碱样解痉作用。可用于各种原因引起的咳嗽，其镇咳疗效不如可待因。口服，每次10～20mg，一日4次。可引起恶心、嗜睡、头晕等不良反应，心功能不全及肺瘀血患者慎用。片剂10mg；20mg。

二十三、左羟丙哌嗪（Levodropropizine）

其他名称：LEVOTUSS，DANKA。

ATC 编码：R05DB27

为新型外周性镇咳药，兼有抗过敏和抑制支气管收缩作用，中枢及心血管不良反应较羟丙哌嗪少。用于各种原因所致咳嗽。口服，每次60mg，一日3次。胶囊：60mg。

二十四、齐培丙醇（Zipeprol）

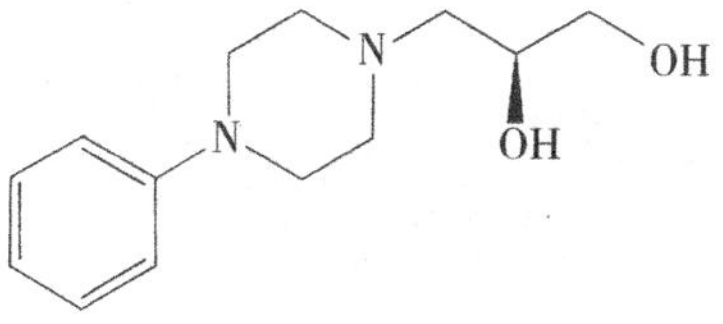

其他名称：镇咳嗪，双苯哌丙醇，MIRSOL，RESPILENE。

ATC 编码：R05DB27

为非麻醉性中枢性镇咳药，其镇咳作用不及可待因，但优于喷托维林。尚有局麻作用和松弛支气管平滑肌作用，并有较弱的抗胆碱、抗组胺作用。本品在体外尚有黏痰溶解作用。用于各种原因引起的咳嗽。口服，每次75mg，一日3次。片剂：75mg。

（吉　建）

第五章

循环系统药物

第一节　钙通道阻滞药

钙通道阻滞药（calcium channel blockers），又称钙拮抗药（calcium antagonist）或钙内流阻滞药（calcium entry blockers），是一类能选择性地减少慢通道的 Ca^{2+} 内流，因而干扰了细胞内 Ca^{2+} 的浓度而影响细胞功能的药物。

细胞内的 Ca^{2+} 对细胞功能有极重要的作用，它是重要的细胞内第二信使，调节许多细胞反应和活动，参与神经递质释放、肌肉收缩、腺体分泌、血小板激活等，特别是对心血管系统的功能起到重要的作用。钙通道阻滞药可阻滞 Ca^{2+} 进入细胞内，降低细胞内 Ca^{2+} 浓度，从而抑制了 Ca^{2+} 调节的细胞功能，故主要可对心血管方面产生影响，其中较重要的为对心脏的负性肌力、负性频率及负性传导作用和对血管平滑肌的舒张作用；对血小板聚集和释放也有一定的抑制作用；在大剂量时还能抑制兴奋 – 分泌耦联过程而影响一些激素（如胰岛素、促肾上腺皮质激素等）的分泌。

钙通道阻滞药的作用机制在于它可与 Ca^{2+} 通道的特异部位（受体或位点）相结合而影响 Ca^{2+} 经通道的内流。现已知 Ca^{2+} 通道有两类，一为受体调控的 Ca^{2+} 通道（receptor operated channel，简称为 ROC），另一类为电压调控的 Ca^{2+} 通道（voltage operated channel 或 potential dependentchannel，简称 VOC 或 PDC）。钙拮抗药对 VOC（或 PDC）的阻滞作用较强。各类钙通道阻滞药由于其化学结构不同，对不同组织和器官（如血管、心脏；心肌和传导系统）具有不同的选择作用。

1987 年世界卫生组织（WHO）专家委员会建议将钙通道阻滞药分为两大类、六小类。

1. 选择性 Ca^{2+} 通道阻滞药　具体如下。

（1）维拉帕米（苯烷基胺）类：如维拉帕米、噻帕米、阿尼帕米、法利帕米、戈洛帕米等。

（2）硝苯地平（二氢吡啶）类：如硝苯地平、尼卡地平、尼莫地平、尼群地平、尼索地平、尼伐地平、非洛地平、氨氯地平、伊拉地平、达罗地平、尼鲁地平、贝尼地平等。

（3）地尔硫䓬（苯噻氮䓬）类：地尔硫䓬。

2. 非选择性 Ca^{2+} 通道阻滞药　具体如下。

（1）哌嗪类：如桂利嗪、利多氟嗪、氟桂利嗪等。

（2）普尼拉明类：如普尼拉明、芬地林等。

（3）其他类：如哌克昔林、卡罗维林、苄普地尔、吗多明等。

国际药理学联合会则按药物的作用部位，将作用于电压调控的钙通道药物分为 3 类。

1 类——选择作用于 L 型钙通道的药物，按其结合点，又分为 3 个亚类，即 1a 类（硝苯地平类）、1b 类（地尔硫䓬类）和 1c 类（维拉帕米类）。

2 类——选择作用于其他型（T、N 及 P）钙通道的药物，如作用于 T 通道的米贝拉地尔（mibefradil）及粉防己碱。

3 类——非选择性钙通道调节剂，如桂利嗪等。

钙通道阻滞药在临床上多用于治疗心脏和血管系统疾病，如心律失常、高血压、心肌缺血性疾病

（冠心病、心绞痛）、脑血管性疾病、慢性心功能不全等。由于本类的各个药物的选择性作用不同而被用于不同的疾病。

一、维拉帕米（Verapamil）

其他名称：异搏定，戊脉安，凡拉帕米，异搏停，IPROVERATRIL，ISOPTIN。

ATC 编码：C08DA01

性状：常用其盐酸盐，为白色粉末；无臭。在甲醇、乙醇或氯仿中易溶，在水中溶解。熔点 140～145℃。

药理学：为钙通道阻滞药。由于抑制钙内流可降低心脏舒张期自动去极化速率，而使窦房结的发放冲动减慢，也可减慢传导。可减慢前向传导，因而可以消除房室结折返。对外周血管有扩张作用，使血压下降，但较弱，一般可引起心率减慢，但也可因血压下降而反射性心率加快。对冠状动脉有舒张作用，可增加冠脉流量，改善心肌供氧，此外，它尚有抑制血小板聚集作用。

口服吸收完全，t_{max} 为 30～45 分钟，30 分钟起效，维持 5～6 小时。口服的 85% 经肝灭活，故口服剂量较静脉注射者大 10 倍。在血浆中 90% 与血浆蛋白结合。静脉注射后 1～2 分钟开始作用，10 分钟达最大效应，作用持续 15 分钟。

适应证：用于抗心律失常及抗心绞痛。对于阵发性室上性心动过速最有效；对房室交界区心动过速疗效也很好；也可用于心房颤动、心房扑动、房性期前收缩。

用法和用量：一次 40～120mg，一日 3～4 次。维持剂量为一次 40mg，一日 3 次。稀释后缓慢静脉注射或静脉滴注，0.075～0.15mg/kg，症状控制后改用片剂口服维持。

不良反应：可有眩晕、恶心、呕吐、便秘、心悸等不良反应。

禁忌证：低血压、传导阻滞及心源性休克患者禁用。

注意：支气管哮喘患者慎用。心力衰竭者慎用或禁用。

药物相互作用：①若与 β 受体拮抗药合用，易引起低血压、心动过缓、传导阻滞，甚至停搏。②与地高辛合用可使后者的血药浓度升高，如需合用时应调整地高辛剂量。

制剂（片剂）：每片 40mg。注射液：每支 5mg（2mL）。

贮法：遮光，密闭保存。

二、加洛帕米（Gallopamil）

为维拉帕米类的钙拮抗药，化学结构与维拉帕米极为相似，多一甲氧基。常用其盐酸盐。

其他名称：梧帕米，帕米，甲氧戊脉安，甲氧异搏定，心钙灵，D600，PROCORUM，ALGOCOR，CORGAL，WINGOM。

ATC 编码：C08DA02

药理学：其药理作用与维拉帕米相似，但较之强 3～4 倍。可舒张血管，使血压下降；抑制心脏窦房结自动节律，使心率减慢。口服吸收 90%，0.5～1 小时后起效。生物利用度约 25%。与血浆蛋白结合率 90%。在肝中代谢。

适应证：可用于心绞痛、心律失常（参见维拉帕米）。

用法和用量：口服，一般情况下一次 25~50mg，一日 3 次。一日剂量不超过 400mg。肝病患者适当减量。

不良反应：其不良反应似维拉帕米，但较轻。

禁忌证：严重肝、肾功能不全患者禁用。2~3 度房室传导阻滞者禁用。

制剂（片剂）：每片 25mg；50mg。

三、噻帕米

其他名称：RO-11-1781。

本品为维拉帕米类钙拮抗药，对心肌缺血有保护作用，能减少室性早搏的发生率，可缩小心肌梗死面积。可用于心律失常（阵发性室上性心动过速、室上性或室性早搏），也可用于心绞痛和高血压。口服，一日 200~600mg，分次服，可根据降压情况于 4 周内递增剂量至一日 900mg。用于心律失常时可静脉注射，1~1.5mg/kg；用于急性心肌梗死时可静脉滴注，每分钟滴注 25~50μg/kg。不良反应较少，有时可发生头痛、头晕、疲劳、恶心、上腹部不适、颜面潮红、心悸等。

四、法利帕米（Falipamil）

其他名称：AQ-A39。

为维拉帕米类钙拮抗药。对心脏有选择性作用，特别是对窦房结的抑制作用可产生明显的抗心动过速，降低心肌氧耗量，对心肌局部缺血有保护作用。试用于心绞痛及窦性心动过速。口服，1 次 100~200mg。

五、阿尼帕米（Anipamil）[1]

其他名称：安尼帕米，LU-42668。

为维拉帕米类钙拮抗药，作用类似维拉帕米，但首关效应低，$t_{1/2}$ 较长。具有保护心肌缺血性损伤作用，也有降压作用。用途同维拉帕米。口服，一日 1 次 40~120mg。不良反应较少。

六、硝苯地平（Nifedipine）

其他名称：硝苯吡啶，心痛定，利心平，欣乐平，益心平，拜心同，ADALAT，Bay a 1040，UNI-DIPINE，NIFELAT。

ATC 编码：C08CA05

性状：为黄色结晶性粉末；无臭，无味，遇光不稳定。在丙酮或氯仿中易溶，在乙醇中略溶，在水中几乎不溶。熔点 171～175℃。

药理学：具有抑制 Ca^{2+} 内流作用，能松弛血管平滑肌，扩张冠状动脉，增加冠脉血流量，提高心肌对缺血的耐受性，同时能扩张周围小动脉，降低外周血管阻力，从而使血压下降。小剂量扩张冠状动脉时并不影响血压，为较好的抗心绞痛药。用作抗高血压药，没有一般血管扩张剂常有的水钠潴留和水肿等不良反应。口服吸收良好，经 10 分钟生效，1～2 小时达最大效应，作用维持 6～7 小时。舌下含服作用较口服迅速。喷雾给药 10 分钟即出现降压作用，经 1 小时疗效最显著，约 3 小时后血压回升（个别可持续 11 小时）。静脉注射 10 分钟内可降低血压 21%～26%。

适应证：用于预防和治疗冠心病心绞痛，特别是变异型心绞痛和冠状动脉痉挛所致心绞痛。对呼吸功能没有不良影响，故适用于患有呼吸道阻塞性疾病的心绞痛患者，其疗效优于 β 受体拮抗药。还适用于各种类型的高血压，对顽固性、重度高血压也有较好疗效。由于能降低后负荷，对顽固性充血性心力衰竭亦有良好疗效，宜于长期服用。

用法和用量：口服：一次 5～10mg，一日 15～30mg。急用时可舌下含服。对慢性心力衰竭，每 6 小时 20mg。咽部喷药：每次 1.5～2mg（约喷 3～4 次）。

不良反应：不良反应一般较轻，初服者常见面部潮红，其次有心悸、窦性心动过速。个别有舌根麻木、口干、发汗、头痛、恶心、食欲缺乏等。

禁忌证：妊娠期妇女禁用。

注意：低血压患者慎用。

药物相互作用：①与其他降压药同用可致血压过低。②与 β 受体拮抗药同用可导致血压过低、心功能抑制，心力衰竭。③突然停用 β 受体拮抗药治疗而启用本品，偶可发生心绞痛，须逐步递减前者用量。④与蛋白结合率高的药物如双香豆素、洋地黄、苯妥英钠、奎尼丁、奎宁、华法林等合用时，这些药的游离浓度常发生改变。⑤与硝酸酯类合用，治疗心绞痛作用可增强。⑥与西咪替丁等合用时本品的血药浓度峰值增高，须注意调节剂量。

制剂（片剂）：普通片每片 5mg；10mg。控释片：每片 20mg。胶丸剂：每丸 5mg。胶囊剂：每粒 5mg；10mg。喷雾剂：每瓶 100mg。

贮法：遮光，密封保存。

七、尼卡地平（Nicardipine）

其他名称：硝苯苄胺啶，PERDIPINE。

ATC 编码：C08CA04

性状：常用其盐酸盐，为淡黄色粉末或黄色结晶性粉末；无臭，几乎无味。在甲醇中溶解，在乙醇、氯仿中略溶，在水中或乙醚中几乎不溶，在冰醋酸中溶解。

药理学：作用与硝苯地平相似，能松弛血管平滑肌，产生明显的血管扩张作用。其降压作用迅速。对脑血管也有扩张作用。

适应证：用于治疗高血压、脑血管疾病、脑血栓形成或脑出血后遗症及脑动脉硬化症等。

用法和用量：口服，每次 20mg，一日 60mg。静脉滴注：高血压急症时以每分钟 $0.5\mu g/kg$ 速度开始，根据血压监测调节滴速。

不良反应：①较常见者有脚肿、头晕、头痛、脸红，均为血管扩张的结果。②较少见者有心悸、心动过速、心绞痛加重，常为反射性心动过速的结果，减小剂量或加用 β 受体拮抗药可以纠正。③少见者有恶心、口干、便秘、乏力、皮疹等。

禁忌证：颅内出血、颅内压增高的患者及妊娠期妇女、哺乳期妇女禁用。

注意：低血压、青光眼和肝、肾功能不全患者慎用。

药物相互作用：①与西咪替丁合用，本品血药浓度增高。②与地高辛合用未见地高辛血药浓度增高，但须测定地高辛血药浓度。③与环孢素合用时环孢素血浓度增高。

制剂（片剂）：普通片每片 10mg；20mg；40mg。缓释片：每片 10mg。盐酸尼卡地平注射液：5mL：5mg（以尼卡地平计算）。

贮法：遮光，密封保存。

八、尼鲁地平（Niludipine）

其他名称：硝苯丙氧乙啶。

其作用与硝苯地平相似，扩张冠状动脉的作用比之强 3～10 倍，持续时间较之长 1 倍。心率及血压下降时冠脉流量仍有增加，可能是由于静脉回流增加所致。对心肌耗氧量无影响。具有较强的降压作用，且持久。具有负性肌力作用和负性频率作用。用于治疗心绞痛。口服，日剂量 60～120mg。不良反应较少，可见轻度腹胀、便秘、皮疹等。

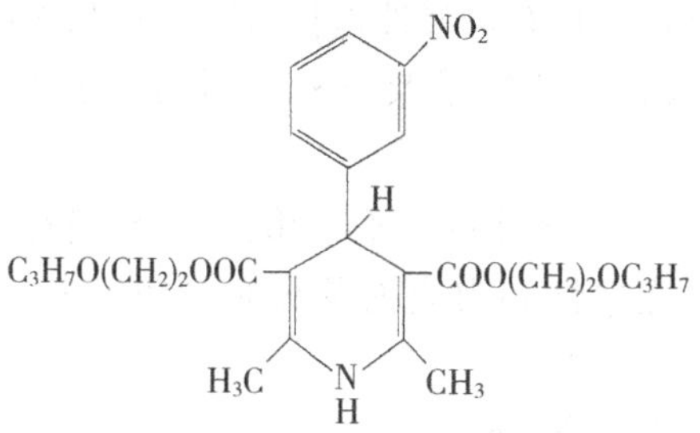

九、尼群地平（Nitrendipine）

其他名称：硝苯甲乙吡啶。

ATC 编码：C08CA08

性状：为黄色结晶或结晶性粉末；无臭，无味；遇光易变质。在丙酮或氯仿中易溶，在甲醇或乙醇中略溶，在水中几乎不溶。

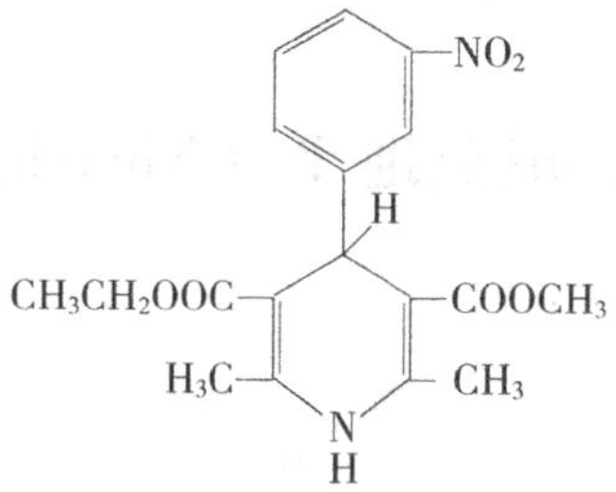

药理学：为选择作用于血管平滑肌的钙拮抗药，它对血管的亲和力比对心肌者大。对冠状动脉的选择作用更佳。能降低心肌耗氧量，对缺血性心肌有保护作用。可降低总外周阻力，使血压下降。

口服后可吸收，口服 30mg 后，t_{max} 为 30 分钟。在血浆中与血浆蛋白结合率约 98%。$t_{1/2}$ 为 2～4 小时。

适应证：用于冠心病及高血压，尤其是患有这两种疾病的患者，也可用于充血性心力衰竭。

用法和用量：口服，一次 10mg，一日 30mg。

禁忌证：严重主动脉瓣狭窄者禁用。

注意：①少数患者可产生头痛、眩晕和心悸等不良反应，停药后即可消失。②用于心力衰竭时，如与地高辛合用可使后者血药浓度增高几乎达一倍，宜减少后者的剂量。

药物相互作用：①与其他降压药如 β 受体拮抗药、血管紧张素转换酶抑制剂合用可加强降压作用。②与 β 受体拮抗药合用可减轻本品降压后发生的心动过速。③本品与地高辛合用，地高辛血药浓度可能增高。

制剂（片剂）：每片 10mg。

十、尼索地平（Nisoldipine）

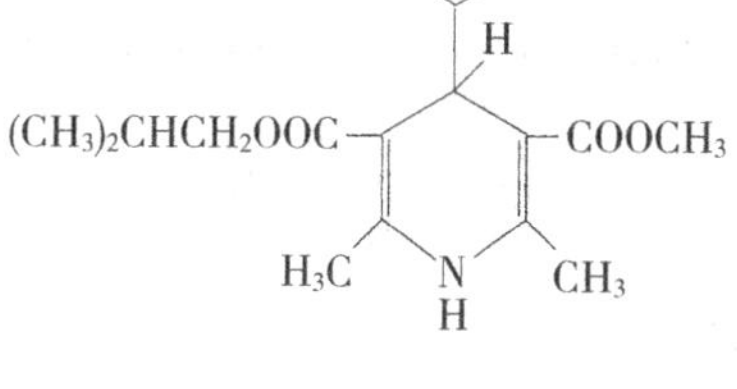

其他名称：硝苯异丙啶。

ATC 编码：C08CA07

药理学：为当前最强的钙拮抗药，具有选择性地扩张冠状动脉作用，比硝苯地平强 4～10 倍。对心率及心收缩力的影响极小。能降低心肌耗氧量及总外周阻力，也可增加冠脉侧支循环，使冠脉流量增加。

口服易吸收，t_{max} 为 1.5 小时、$t_{1/2}$ 约 3 小时。血浆蛋白结合率较高。

适应证：用于缺血性心脏病、充血性心力衰竭及高血压病患者，对冠心病合并高血压的患者尤为适宜。

用法和用量：口服，一日剂量 10～30mg。

不良反应：常见的不良反应有脸红、头痛、心悸、倦怠等，但较硝苯地平为低。与地高辛合用时也可增高后者的血药浓度。

药物相互作用：①与 β 受体拮抗药或其他降压药合用有协同降压作用，应注意体位性低血压。②与西咪替丁合用可使本品血药浓度增高，作用加强。③奎尼丁可能使本品药－时曲线下面积（AUC）轻度减少，可能需要调整本品剂量。④利福平由于诱导本品代谢酶的活力而加速本品代谢而减弱降压作用，需调整本品剂量。

制剂（片剂）：5mg；10mg。

十一、尼莫地平（Nimodipine）

其他名称：硝苯甲氧乙基异丙啶。

ATC 编码：C08CA06

药理学：为选择性地作用于脑血管平滑肌的钙拮抗药，对外周血管的作用较小，故降压作用较小。对缺血性脑损伤有保护作用，尤其对缺血性脑血管痉挛的作用更明显。近来有资料表明它有保护或促进记忆作用。

口服可吸收，血浆蛋白结合率约 98%，$t_{1/2}$ 约 2～7 小时。脑脊液中的药物浓度为血浆中的 10%。

适应证：用于脑血管疾患，如脑血管灌注不足，脑血管痉挛，蛛网膜下出血，脑卒中和偏头痛等。对突发性耳聋也有一定疗效。

用法和用量：口服，一日剂量 40～60mg，分 2～3 次服。

十二、非洛地平（Felodipine）

其他名称：费乐地平，二氯苯吡啶。

ATC 编码：C08CA02

药理学：作用与硝苯地平相似，对冠脉及外周血管均有扩张作用；高浓度时兼有抑制钙调素从而干扰细胞内钙的利用。可增加冠状窦血流量，降低全身及冠脉血管阻力，使血压下降。

口服后吸收完全，血浆蛋白的结合率为99%，在体内由肝灭活。$t_{1/2}$约25小时。

适应证：用于高血压病、缺血性心脏病和心力衰竭患者。

用法和用量：一日剂量20mg，分次服。

不良反应：常用量时不良反应较轻。大剂量时可出现头晕、头痛、心悸、疲乏等不良反应。也可发生齿龈增生或踝关节肿胀。

注意：①动物研究表明可损伤胚胎，妊娠期妇女慎用。②老年或有肝功能受损患者须调整剂量。

药物相互作用：①与地高辛合用时可增加后者的血药浓度，应注意减量。②与肝药酶抑制剂合用时可使非洛地平血药浓度增加；反之与肝药酶诱导剂合用时则其血浓度降低。

制剂（片剂）：每片5mg；10mg。

十三、氨氯地平（Amlodipine）

其他名称：阿莫洛地平，安洛地平，络活喜，ISTIN，NORVASC。

ATC编码：C08CA01

药理学：为二氢吡啶类钙拮抗药，其作用与硝苯地平相似，但对血管的选择性更强，可舒张冠状血管和全身血管，增加冠脉血流量，降低血压，产生作用缓慢，但持续时间长。故一日口服1次即可。口服后吸收迅速，生物利用度也较高（52%~88%）。大部分经肝代谢。$t_{1/2}$约30小时。

适应证：用于治疗高血压，单独应用或与其他抗高血压药合用均可；也可用于稳定型心绞痛患者，尤其是对硝酸盐和β受体拮抗药无效者。

用法和用量：口服，开始时1次5mg，每日1次，以后可根据情况增加剂量，最大剂量为每日10mg。

不良反应：不良反应与硝苯地平相似，但较其发生率较低。

禁忌证：低血压、重度主动脉瓣狭窄、肝功能不全者禁用。

药物相互作用：①麻醉药：吸入烃类与本品同时应用可引起低血压。②非甾体类抗炎药（尤其吲哚美辛）与本品同用可减弱降压作用，可能由于抑制前列腺素合成和（或）引起水、钠潴留。③β受体拮抗药与本品同用耐受良好，但可引起低血压，罕见病例可增加充血性心力衰竭发生。④与雌激素合用可增加液体潴留而增高血压。⑤与锂制剂同用，可引起神经中毒，有恶心、呕吐、腹泻、共济失调、震颤和（或）麻木，须慎用。⑥拟交感胺可减弱本品的降压作用。

制剂（片剂）：每片2.5mg；5mg；10mg。

缬沙坦氨氯地平片：缬沙坦80mg和苯磺酸氨氯地平5mg。

阿替洛尔氨氯地平片：阿替洛尔12.5mg和苯磺酸氨氯地平5mg。

氨氯地平阿托伐他汀钙片：苯磺酸氨氯地平5mg和阿托伐他汀钙10mg。

十四、左氨氯地平（Levamlodipine）

其他名称：施慧达。

本品为氨氯地平的左旋光学异构体。作用和适应证同氨氯地平。口服后6~12小时达血药峰浓度。与血浆蛋白的结合率为97%。经肝代谢后失活。有少量以原形由尿排出，$t_{1/2}$约50小时。

初剂量为 2.5mg，每日 1 次；根据病情可增加剂量至每次不超过 5mg，一日 1 次。不良反应较轻。常用其苯磺酸盐片剂：每片 2.5mg。

十五、西尼地平（Cilnidipine）

ATC 编码：C08CA14

药理学：为亲脂性的二氢吡啶类钙通道阻滞剂，与血管平滑肌细胞膜上 L 型钙通道的二氢吡啶位点结合，抑制钙通过 L 型钙通道的跨膜内流，从而松弛、扩张血管平滑肌，起到降压作用。它还可通过抑制钙通过交感神经细胞膜上 N 型钙通道的跨膜内流而抑制交感神经末梢去甲肾上腺素的释放和交感神经活动。

口服吸收良好。血药峰浓度呈剂量依赖性增加。未发现药物蓄积。主要在肝脏经 CYP3A4 和 CYP2C19 代谢；尿中未检测出原形药物。

适应证：用于治疗高血压，可单独应用或与其他降压药合用。

用法和用量：口服，一次 5 ~ 10mg，每日 1 次。必要时可增至 20mg，每日 1 次。早餐后服用。根据患者的临床反应，可将剂量增加，最大可增至每次 10mg。

不良反应：不良反应有尿频、头痛、头晕、发困、胸痛、心悸、心电图异常、低血压、性功能障碍、便秘、腹胀、肝功能异常等。

禁忌证：妊娠期妇女禁用。由于会引起血压过低等症状，故高空作业、驾驶机动车及操作机器工作时应禁用。

注意：

（1）肝功能不全、慢性肾功能不全、充血性心力衰竭患者慎用。

（2）育龄妇女治疗期间应采取避孕措施。

（3）对下述情况时不推荐使用本品：①不稳定型心绞痛；②1 个月内曾发生过心肌梗死；③左室流出道梗阻。

药物相互作用：①不能与药酶抑制剂或诱导剂合用。②与其他降压药合用可能有叠加降压作用。③与地高辛合用可能使地高辛血药浓度上升。④与西咪替丁合用有作用增强的报道。⑤与利福平合用有作用减弱的报道。⑥与偶氮类抗真菌药（如酮康唑和伊曲康唑）合用时血药浓度会增加。⑦哺乳期妇女应避免使用。

制剂（片剂）：每片 5mg。

十六、乐卡地平（Lercanidipine）

其他名称：再宁平, Masnidipine, ZANEDIP。

ATC 编码：C08CA13

脂溶性高，可以长时间地贮存于细胞膜的脂质层中，故起效慢、作用持久。对血管舒张的选择性高，对心脏抑制作用少。口服吸收完全，1.5～3 小时后达血药峰浓度。经肝代谢，经肾以原形排出50%。$t_{1/2}$ 为 2～5 小时。

用于中度及轻度高血压和老年收缩期高血压。不引起反射性心率加快。常用量为每次 10～20mg，每日 1 次，餐前服，开始时每日 10mg，2 周后可增至每日 20mg。不良反应与硝苯地平类者相似。片剂：每片 10mg。

十七、伊拉地平（Isradipine）

其他名称：易拉地平，导脉顺，PN－200－110，COMIR，PRESCAL，DYNACIRC。

ATC 编码：C08CA03

药理学：为二氢吡啶类钙拮抗药，对血管的选择性高，能舒张外周血管、冠状血管和脑血管，对心脏的作用较小，仅抑制窦房结的自发活动。可使血压下降，生效较慢（2～4 周），持续时间较久。口服后吸收良好，由于首关效应明显，生物利用率仅 17%。口服 t_{max} 为 2 小时，在血浆中与蛋白的结合率为95%。在肝中代谢。$t_{1/2}$ 约为 9 小时。

适应证：用于高血压、冠心病、心绞痛和充血性心力衰竭。

用法和用量：口服，1 次 2.5mg，1 日 2 次；必要时可将剂量递增至 1 次 5mg，1 日 2 次。

不良反应：其不良反应主要是由于血管舒张所致的头痛、眩晕、心悸、面部潮红等。偶见肝功能异常，且为时短暂。有时出现胃肠道不适等。

注意：①主动脉狭窄、窦房结病综合征及低收缩压患者慎用。②用于心绞痛时，勿突然停药。

制剂（片剂）：每片 2.5mg。缓释胶囊剂：每粒 2.5mg；5mg。

十八、尼伐地平（Nivaldipine）

其他名称：NIVADIL。

ATC 编码：C08CA10

性状：为黄色结晶性粉末；无臭。易溶于丙酮、氯仿、甲醇，不溶于水。

药理学：为二氢吡啶类钙拮抗药，其与 Ca^{2+} 通道特异部位的结合力比硝苯地平强 10 倍，作用持续时间亦较之长 2～3 倍。血管扩张作用选择性强，对心脏的作用较小，故降低血压作用明显。此外，尚有抗心绞痛及抗动脉粥样硬化作用。口服可吸收，t_{max} 为 2 小时，$t_{1/2}$ 约为 10 小时。

适应证：用于防治心绞痛、高血压、脑血管痉挛及缺血性心脏病。

用法和用量：口服，1 次 2 ~ 4mg，一日 2 次。

不良反应：常见的不良反应有面部潮红及发热感，心悸。偶见氨基转移酶升高、头痛、眩晕、腹部不适及过敏反应。

制剂（片剂）：每片 2mg；4mg。

十九、马尼地平（Manidipine）

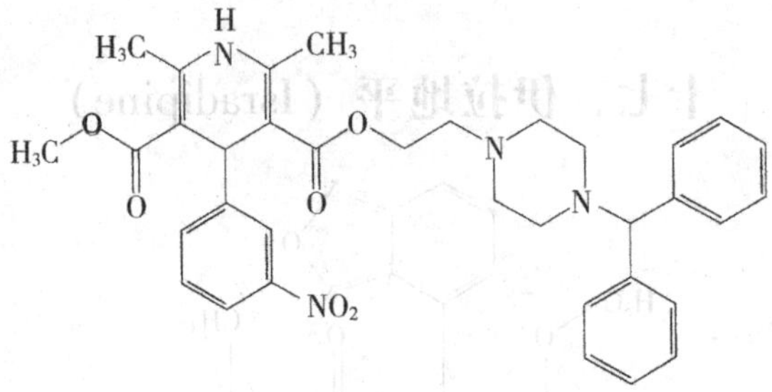

其他名称：Calslot。

ATC 编码：C08CA11

为二氢吡啶类钙拮抗药，对血管的选择性高，降压作用强而持久，能增加肾血流量，对心脏的作用较弱。口服易吸收，血药浓度达峰时间 1 ~ 2 小时。在血浆中与蛋白结合率为 97%。$t_{1/2}$ 约 5 小时。用于高血压。口服，开始时一日 1 次 5mg，然后根据需要递增至每日 1 次 10 ~ 20mg。其不良反应类似硝苯地平，偶见有肝功能或肾功能异常、白细胞减少等。片剂：每片 5mg。

二十、拉西地平（Lacidipine）

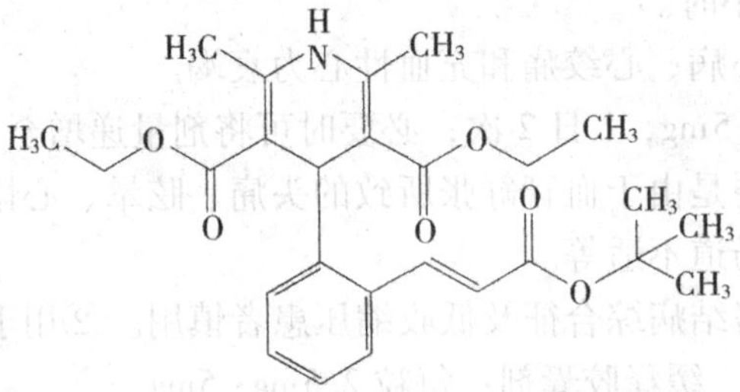

其他名称：Lacidil。

ATC 编码：C08CA09

为二氢吡啶类钙拮抗药，对血管舒张作用选择性强，降压作用强而持久。口服后起效慢，5 小时达峰效。生物利用度很高，仅 10% 左右经肝代谢。

用于治疗高血压。开始时可每日 1 次，每次 4mg，如效不佳可增至每日 1 次，每次 6mg。肝功能不全患者开始时需减半量。其不良反应似硝苯地平。片剂：每片 2mg；4mg。

二十一、贝尼地平（Benidipine）

其他名称：CONIEL。

ATC 编码：C08CA15

为二氢吡啶类钙拮抗药。可舒张血管，能降低血压和增加冠脉流量，作用比硝苯地平强。口服后吸收迅速，但生物利用度较低，仅 10% 左右在肝代谢，$t_{1/2}$ 约 2 小时。

用于治疗高血压和心绞痛。口服，1 日 1 次，每次 2 ~ 4mg，早餐后服。可按需要增量至每日 1 次 8mg。不良反应与马尼地平相似，严重肝功能不全者慎用，心源性休克者禁用，妊娠期妇女禁用。片剂：每片 2mg；4mg；8mg。

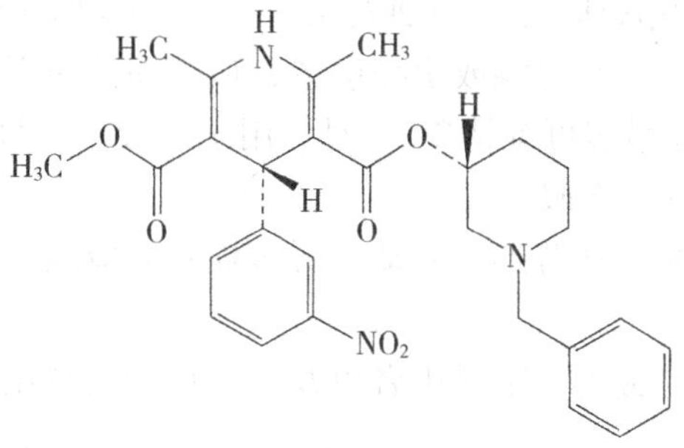

二十二、巴尼地平（Barnidipine）

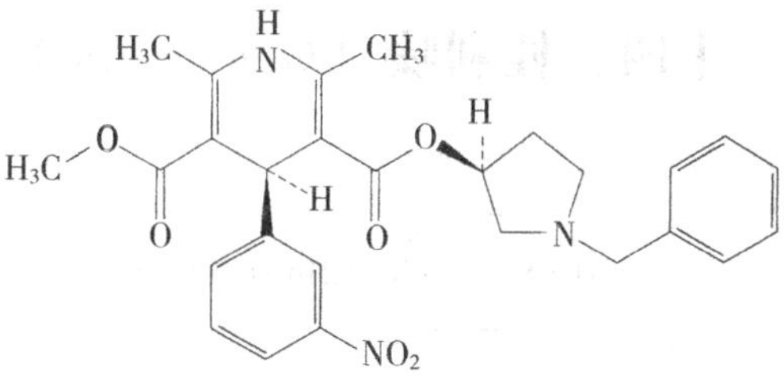

其他名称：Hypoca。

ATC 编码：C08CA12

为二氢吡啶类钙拮抗药。可舒张血管，增加冠脉流量，使血压下降，作用强而持久，可持续 24 小时。口服后吸收良好，1~6 小时后血药浓度达峰值。$t_{1/2}$ 约 10 小时。用于治疗高血压。口服，一般每日 1 次，每次 10~15mg，从小剂量开始，逐渐增量。不良反应及注意事项同贝尼地平。胶囊剂：每粒 5mg；10mg；15mg。

二十三、地尔硫䓬（Diltiazem）

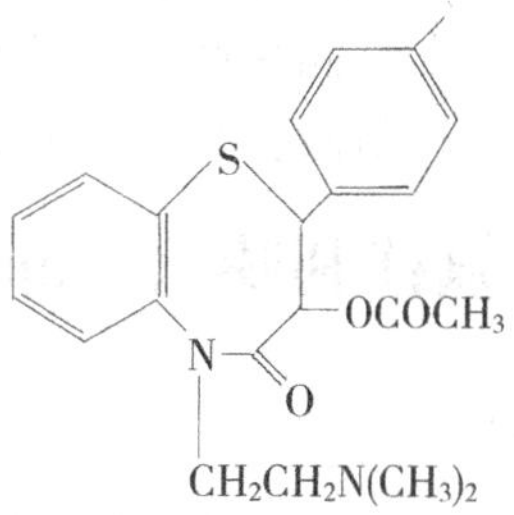

其他名称：硫氮䓬酮，哈氮䓬，合心爽，恬尔心，奥的镇，蒂尔丁，CRD401，Dilthiazem，ODIZEM，HERBESSER。

ATC 编码：C08DB01

性状：常用其盐酸盐，为白色或类白色的结晶或结晶性粉末；无臭、味苦。在水、甲醇或氯仿中易溶，在乙醇或苯中不溶。熔点：210~215℃（分解）。

药理学：为苯噻氮䓬类钙拮抗药。它对心脏的电生理效应与维拉帕米类似，能阻断去极化的蒲氏纤维放电，并消除电去极的心室肌的自动节律性，抑制房室结传导及延长其不应期。其直接减慢心率的作用较强。可扩张冠状动脉及外周血管，使冠脉流量增加和血压下降。可减轻心脏工作负荷及减少心肌耗氧量，解除冠脉痉挛。

口服后吸收迅速完全，t_{max} 为 30 分钟，$t_{1/2}$ 约 4 小时。在血浆中与蛋白结合率为 80%。由肝灭活约 65%。

适应证：用于室上性心律失常、典型心绞痛、变异型心绞痛、老年人高血压等。

用法和用量：口服，常用量，一次 30~60mg，一日 90~180mg。用于心律失常：口服，一次 30~

60mg，一日 4 次；起始剂量为 250μg/kg 于 2 分钟静脉注射；必要时 15 分钟后再给 350μg/kg。以后的剂量应根据患者的情况个体化制定。在房颤或房扑患者，最初输注速率 5～10mg/h，必要时可增至最大 15mg/h（增幅 5mg/h）。静脉输注最多可维持 24 小时。用于心绞痛：每 6～8 小时 30～60mg。用于高血压：一日剂量 120～240mg，分 3～4 次服。

不良反应：如出现头痛、头晕、疲劳感、心动过缓等症状时应减少剂量或停用。有时还会出现胃部不适、食欲不振、便秘或腹泻等。

禁忌证：有 II 度以上房室阻滞或窦房阻滞患者以及妊娠期妇女禁用。

注意：服缓释片时不能嚼碎。

制剂（片剂）：普通片每片 30mg；60mg；90mg；缓释片：每片 30mg；60mg；90mg。缓释胶囊：90mg。注射用盐酸地尔硫䓬：①10mg；②50mg。

二十四、桂利嗪（Cinnarizine）

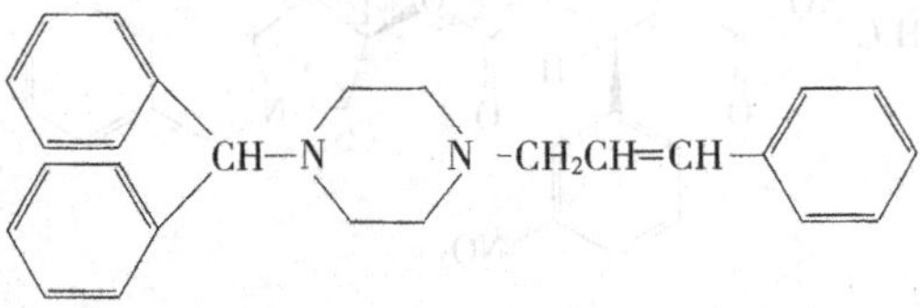

其他名称：肉桂苯哌嗪，桂益嗪，脑益嗪，MIDRONA。

ATC 编码：N07CA02

性状：白色或类白色结晶或结晶性粉末；无臭，无味。在氯仿或苯中易溶，在沸乙醇中溶解，在水中几乎不溶。

为哌嗪类钙拮抗药。对血管平滑肌有扩张作用，能显著地改善脑循环及冠脉循环，据报告还有防止血管脆化的作用。

用于脑血栓形成、脑栓塞、脑动脉硬化、脑出血恢复期、蛛网膜下隙出血恢复期、脑外伤后遗症、内耳眩晕症、冠状动脉粥样硬化、由于末梢循环不良引起的疾患等。口服：每次 25～50mg，一日 3 次，餐后服。静脉注射：1 次 20～40mg，缓慢注入。偶见嗜睡、皮疹、胃肠道反应。静脉注射可使血压短暂下降。片剂及胶囊剂：每片（粒）25mg。注射液：每支 20mg（20mL）。

二十五、氟桂利嗪（Flunarizine）

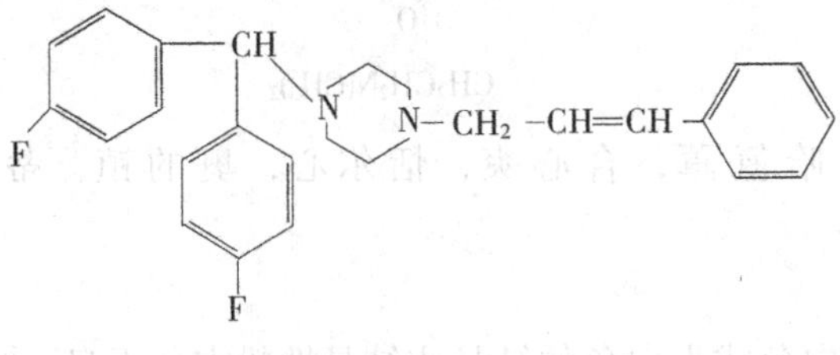

其他名称：氟脑嗪，脑灵，SIBELIUM，R14950。

ATC 编码：N07CA03

常用其二盐酸盐，为白色或类白色结晶或结晶性粉末；无臭，无味。在甲醇或乙醇中略溶，在氯仿中微溶，在水中极微溶解，在苯中几乎不溶。

为哌嗪类钙拮抗药。其药理及应用与桂利嗪相似，有扩张血管作用。此外它对注意力减弱、记忆力障碍、易激动以及平衡功能障碍、眩晕等均有一定疗效。用于老年患者。剂量：一次 5～10mg，一日 10mg（以氟桂利嗪计），在一般情况下，可于晚上顿服。胶囊剂：每粒 5mg（以氟桂利嗪计）。

二十六、利多氟嗪（Lidoflazine）

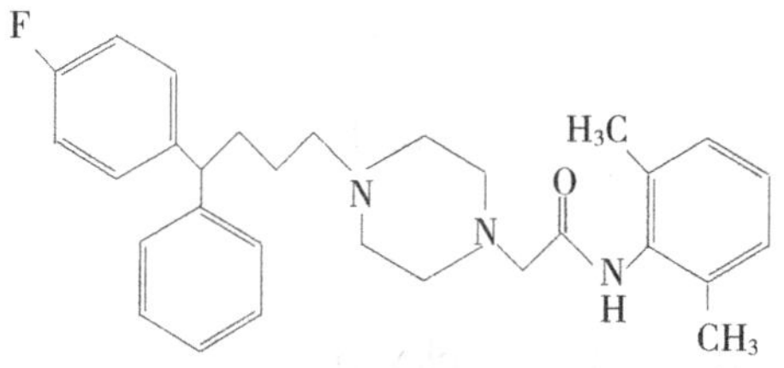

其他名称：利多福心，立得安，CALNIUM，CORFLAZINE，ORDIFLAZINE。

ATC 编码：C08EX01

为哌嗪类钙拮抗药。选择性地扩张冠状动脉，且有增强腺苷扩张冠状动脉的作用，可明显增加冠脉流量，并能促进侧支循环。能降低心脏前、后负荷，减慢心率。口服 t_{max} 为 2~4 小时，作用持续 12~24 小时。用于心绞痛。口服，一次 60mg，一日 3 次。耐受良好，不良反应少，偶有头痛、耳鸣、胃肠道反应等。急性心肌梗死、传导阻滞者及妊娠期妇女禁用。片剂：每片 60mg。

二十七、普尼拉明（Prenylamine）

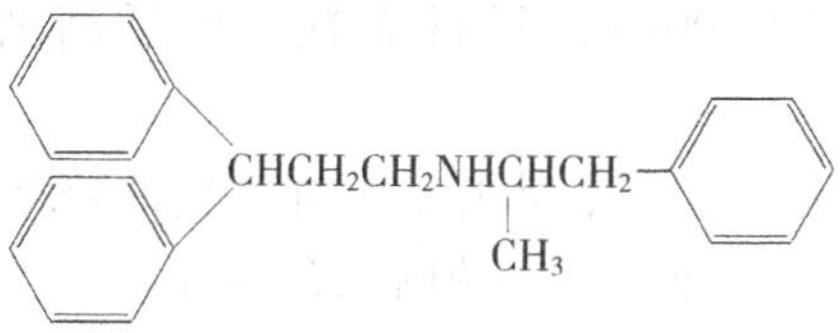

其他名称：心可定，双苯丙胺，SEGONTIN。

ATC 编码：C01DX02

性状：常用其乳酸盐，为白色结晶性粉末，无臭，味苦麻。易溶于水。熔点 140~142℃。

药理学：为普尼拉明类钙拮抗药的代表药物。除具有阻滞 Ca^{2+} 内流作用外，尚具有抑制磷酸二酯酶和抗交感神经作用。降低心肌收缩力和松弛血管平滑肌，增加冠脉流量，同时能降低心肌氧耗量。另据报告尚有促进侧支循环的作用。

适应证：用于心绞痛的防治。又能抑制心室的传导和减弱心肌收缩力，对早搏和室性心动过速有一定效果。

用法和用量：一次 15~30mg，每日 3 次。症状减轻后，每次 15mg，每日 2~3 次。

不良反应：服后有的患者产生食欲缺乏、皮疹、疲劳感等，减量后可逐渐消失。

禁忌证：肝功能异常、心力衰竭、高度房室传导阻滞患者禁用。

制剂（片剂）：每片 15mg。

贮法：须避光密闭，置干燥处保存。

二十八、芬地林（Fendiline）

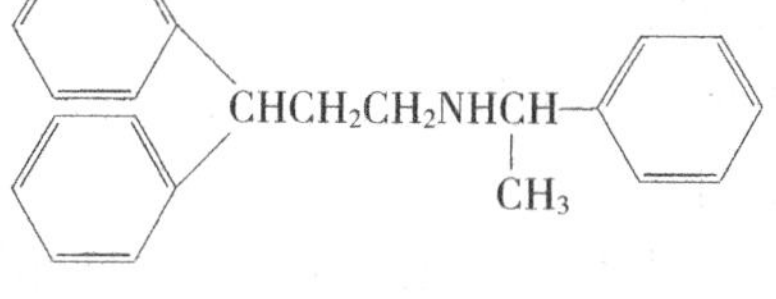

其他名称：苯乙二苯丙胺。

ATC 编码：C08EA01

为普尼拉明类钙拮抗药，化学结构及作用与普尼拉明极相似。用于劳力型心绞痛。口服，一次 0.1g，一日 2 次。

二十九、哌克昔林（Perhexiline）

其他名称：双环己哌啶，沛心达，心舒宁，PEXID。

ATC 编码：08EX02

性状：常用其马来酸盐，为白色结晶性粉末，无臭，无味，熔点 192～195℃。不溶于水、乙醇、丙酮，略溶于苯，溶于氯仿。

药理学：为钙拮抗药，具有抑制 Ca^{2+} 内流作用，能舒张血管平滑肌，明显扩张冠状动脉，增加冠脉血流量，对心绞痛效果较好。但由于其不良反应较多（周围神经炎、颅内压升高、肝功能障碍），限制了它作为首选抗心绞痛药。同时本品能减慢心率，减轻左心室负荷，从而可降低心肌氧耗量。

适应证：用于治疗心绞痛有较好疗效。用于室性心律失常亦有效，对室上性心律失常疗效较差；对其他抗心律失常药无效的患者，本品往往能奏效。

用法和用量：口服，开始 1 次 100mg，每日 2 次，以后渐增至每日 300～400mg，最大量每日 600mg。

不良反应：常见不良反应有眩晕、头痛、恶心、呕吐、食欲缺乏等。少数有无力、步态不稳、精神错乱、嗜睡或失眠、肝功能障碍、周围神经炎、颅内压升高等。

制剂：每片（粒）50mg，片（胶囊）剂。

三十、吗多明（Molsidomin）

其他名称：脉导敏，吗导敏，脉心导敏，吗斯酮胺，Molsydomine，Motazomin，MOLSIDOLAT，DILATCOR。

ATC 编码：C01DX12

性状：为白色或带微黄色结晶性粉末，无臭，无味。熔点 138～142℃。稍难溶于水，易溶于氯仿、乙醇。

药理学：可扩张血管平滑肌（特别是静脉和小静脉的平滑肌），使血压轻度下降，回心血量减少，心排血量降低，心脏工作负荷减轻，心肌氧耗减少。此外尚能扩张冠状动脉，促进侧支循环，改善缺血心肌部位的血液分布，作用迅速而持久。

适应证：可用于防治心绞痛的发作。

用法和用量：口服，一次 1～2mg，一日 2～3 次。舌下：一次 2mg。喷雾吸入：每次揿吸 1～2 次（相当于本品 0.2～0.4mg），每日次数酌定。

不良反应：一般不良反应可有头痛、面部潮红、眩晕等，停药后可自行消失。

禁忌证：低血压、青光眼患者禁用。

制剂（片剂）：每片 1mg；2mg。气雾剂：每瓶含 42mg（可揿吸 200 次左右）。

三十一、苄普地尔（Bepridil）

其他名称：苄丙洛，双苯吡乙胺，CORDIUM，ANGOPRIL。

ATC 编码：C08EA02

$$(CH_3)_2CHCH_2 - OCH_2 - CHCH_2N$$

药理学：苄普地尔是一种新型、长效钙拮抗药。它具有阻滞 Ca^{2+}、Na^+ 及 K^+ 通道的作用，还具有抑制钙调蛋白的作用。其 Ca^{2+} 通道阻滞作用，可降低窦房结自律性，减慢心率及延缓房室传导，能舒张血管平滑肌，能使血压下降，但作用温和，不致引起反射性交感神经兴奋。它还可使冠脉流量增加。其 Na^+ 通道阻滞作用，可抑制心室自律组织的异常自律性，可阻滞心肌缺血诱发的心律失常。其 K^+ 外流阻滞作用可使动作电位时间延长、QT 间期延长，心室有效不应期/动作电位时间比值延长，这一作用同第Ⅲ类抗心律失常药物相似，故可发挥Ⅰ、Ⅲ、Ⅳ类抗心律失常药物的作用。其抑制钙调蛋白的作用也与血管舒张及抗心律失常有关。此外，本品尚具良好的抗心肌缺血作用，这与它可增加心肌氧供和减少心肌氧耗有关。

口服后吸收良好，t_{max} 为 1~6 小时。与血浆蛋白结合率约 99%。有首关效应，生物利用度约 60%。$t_{1/2}$ 约 50 小时，经肝代谢，部分代谢产物具有药理活性。

适应证：用于治疗心绞痛、各种心律失常、高血压。

用法和用量：口服，一日 1 次 150~450mg。静脉注射：1 次 2~4mg/kg。

不良反应：不良反应较轻，常见的有胃肠道症状（恶心、腹泻）及神经系统症状（虚弱、紧张、眩晕等）。

制剂（片剂）：每片 50mg；100mg。注射液：每支 100mg（2mL）。

三十二、粉防己碱（Tetrandrine）

粉防己碱为防己科植物粉防己（Stephania tetrandraS. Moore）的主要生物碱，属双苄基异喹啉类。

其他名称：汉防己碱，汉防己甲素，金艾康。

药理学：对心脏有负性肌力作用，负性频率作用及负性传导作用，并降低心肌耗氧量。可延长心肌的不应期和房室传导，可增加心肌血流量。可降低总外周血管阻力，使血压下降，降压时无反射性心率增快，由于后负荷降低，心输出量可增加。其作用机制与地尔硫䓬相似。

适应证：主要用于治疗早期轻度高血压。

用法和用量：口服，用于治疗早期轻度高血压，每次 100mg，一日 3 次。亦可用于重症高血压及高血压危象，静脉注射，一次 120~180mg，一日 2 次。

不良反应：①不良反应较轻、较少。少数患者服药后出现轻度嗜睡、乏力、恶心、腹部不适，个别患者服后大便次数增加。停药后症状可缓解。②静脉注射部位可能发生疼痛或静脉炎。

制剂（片剂）：每片 20mg；50mg。注射液：每支 30mg（2mL）。

（黄晓巍）

第二节　治疗慢性心功能不全的药物

治疗慢性心功能不全的药物有四大类：

1. 强心苷　以洋地黄类为代表，能增强心肌收缩力，增加心搏出量。各种强心苷的作用基本相似，但有强弱、快慢、久暂的不同（见表 5-1）。

表 5-1 强心苷类的作用时间及剂量

分类	药名	给药方法	作用时间			全效量（饱和量）（mg）	每日维持量（mg）
			开始	高峰	作用完全消失		
慢效	洋地黄毒苷	口服	2~4 小时	8~12 小时	2~3 周	0.7~1.2	0.05~0.1
		静脉注射	30 分钟	4~8 小时	12~20 天	0.5~1.2	
中效	地高辛	口服	1~2 小时	3~6 小时	4~7 天	1~1.5	0.125~0.5
		静脉注射	10~30 分钟	2~4 小时	3~6 天	0.75~1.25	
	甲地高辛	口服	10~20 分钟	1 小时	6 天	0.8~1.2	0.2~0.3
		静脉注射	1~2 分钟	0.5 小时		0.2~0.4	
速效	去乙酰毛花苷	静脉注射	5~30 分钟	1~2 小时	3~6 天	1.0~1.6	
	毒毛花苷 K	静脉注射	5~15 分钟	1~2 小时	1~4 天	0.25~0.5	0.25
	铃兰毒苷	静脉注射	20~25 分钟	2 小时	5 天	0.2~0.3	0.05~0.1
	黄夹苷	静脉注射	5~10 分钟	0.5~2 小时	1 天	0.25~0.5	
		口服		2~4 小时	6~8 小时	1.5~2	0.25~0.5

　　强心苷的体内过程较特殊，故应用时一般分为两个步骤：先用全效量（或称饱和量或洋地黄化量，即在短期内给予最适当的治疗剂量，使其发挥全部效应，同时机体也能耐受），然后继续给予维持量（即每日补充被排泄和代谢的量）。近年研究发现，某些中效强心苷可不先给全效量，只要每日按一定剂量给予，经过一段时间，也能在血中达到稳定浓度而奏效，如地高辛，对病情不急的患者，逐日给一定剂量即可。强心苷在患者的个体差异较大，故用量要注意因人而异，且需在用药期间严密观察病情变化，灵活调整剂量。必要时尚需检测血药浓度。

　　2. 非苷类强心药　主要为磷酸二酯酶抑制剂，如氨力农、米力农、匹莫苯（pimobendan）、维司力农（versnarinone）、依诺苷酮等，它们兼有正性肌力作用和血管扩张作用，能降低心脏前、后负荷，改善心功能。此外，还有增加收缩成分对钙敏感的药物，它能在不增加细胞内钙浓度的条件下增强心肌收缩力，可以避免因细胞内钙浓度增高而引起的心律失常和细胞损伤。目前尚缺乏选择性钙增敏药。匹莫苯及维司力农兼有此作用。现正在进行临床研究中。

　　3. 血管扩张剂　主要有血管紧张素转换酶抑制药（如卡托普利、依那普利等）、钙拮抗药（如硝苯地平等）、α 受体拮抗药（如酚妥拉明、哌唑嗪等）和直接松弛血管平滑肌的药物（如硝普钠、硝酸盐类、肼屈嗪等），它们通过舒张容量血管和阻力血管，降低心脏前、后负荷，使心搏出量增加。

　　4. 利尿药　各种利尿药通过利尿而减少血容量，从而降低心脏前负荷，改善心功能。

　　尽管心力衰竭的药物治疗目前仍以强心苷和利尿药为主，但磷酸二酯酶抑制药、血管紧张素转换酶抑制药等新型药物的开发与应用，使心功能不全的临床前景发生了改观。

一、洋地黄毒苷（Digitoxin）

　　其他名称：狄吉妥辛，洋地黄毒苷，DIGOTIN。

　　ATC 编码：C01AA04

　　性状：为白色或类白色的结晶粉末；无臭。熔点 256~257℃。在氯仿中略溶，在乙醇或乙醚中微溶，在水中不溶。

　　药理学：为洋地黄的提纯制剂。洋地黄及所含苷类能选择地直接作用于心脏，治疗剂量时可增强心肌收缩力、减慢心率、抑制心脏传导系统，使心搏出量和心输出量增加，改善肺循环及体循环，从而慢性心功能不全时的各种临床表现（如呼吸困难及水肿等）得以减轻或消失。中毒剂量时则因抑制心脏的传导系统和兴奋异位节律点而发生各种心律失常的中毒症状。

　　口服几乎能完全吸收，经 2~4 小时起效，8~12 小时达最大效应，作用维持 2~3 周。静脉注射经 0.5 小时见效，4~8 小时达最大效应。由于有较大蓄积作用，可能引起洋地黄中毒。

适应证：用于维持治疗慢性心功能不全。

用法和用量：主要采用口服，不宜口服者可以肌内注射，必要时静脉注射。全效量：成人 0.7 ~ 1.2mg；于 48 ~ 72 小时内分次服用。小儿 2 岁以下 0.03 ~ 0.04mg/kg，2 岁以上 0.02 ~ 0.03mg/kg。维持量：成人每日 0.05 ~ 0.1mg；小儿为全效量的 1/10，每日 1 次。

不良反应：

（1）常见的反应包括：出现新的心律失常、胃纳不佳或恶心、呕吐（刺激延髓中枢）、下腹痛、异常的无力软弱（电解质失调）。

（2）少见的反应包括：视力模糊或"黄视"（中毒症状）、腹泻（电解质平衡失调）、中枢神经系统反应如精神抑郁或错乱。

（3）罕见的反应包括：嗜睡、头痛、皮疹、荨麻疹（过敏反应）。

（4）洋地黄中毒表现中促心律失常最重要，最常见者为室性期前收缩，约占心脏反应的 33%。其次为房室传导阻滞，阵发性或非阵发性交界性心动过速，阵发性房性心动过速伴房室传导阻滞，室性心动过速、窦性停搏、心室颤动等。儿童心律失常比其他反应多见，但室性心律失常比成人少见。新生儿可有 P - R 间期延长。

禁忌证：禁用于①对任何强心苷制剂中毒者；②室性心动过速、心室颤动患者；③梗阻型肥厚型心肌病（若伴收缩功能不全或心房颤动仍可考虑）患者；④预激综合征伴心房颤动或扑动者。

注意：

（1）洋地黄苷类排泄缓慢，易于蓄积中毒，故用药前应详细询问服药史，原则上两周内未用过慢效洋地黄苷者，才能按常规给予，否则应按具体情况调整用量。

（2）强心苷治疗量和中毒量之间相差很小，每个患者对其耐受性和消除速度又有很大差异，而所列各种剂量大都是平均剂量，故需根据病情、制剂、疗效及其他因素来摸索不同患者的最佳剂量。

（3）强心苷中毒，一般有恶心、呕吐、厌食、头痛、眩晕等，首先应鉴别是由于心功能不全加重，还是强心苷过量所致，因前者需加量，后者则宜停药。如中毒一旦确诊，必须立即停药，并根据具体情况应用下列药物：①轻者，口服氯化钾，每次 1g，一日 3 次；若病情紧急，如出现精神失常及严重心律失常，则用 1.5 ~ 3g 氯化钾，溶于 5% 葡萄糖 500mL 中，缓慢静脉滴注；同时也需补充镁盐，可使用硫酸镁或 L - 天门冬氨酸钾镁。但肾功能不全、高钾血症或重症房室传导阻滞者不宜用钾盐。②强心苷引起的房室传导阻滞、窦性心动过缓、窦性停搏等，可静脉注射阿托品 1 ~ 5mg，2 ~ 3 小时重复 1 次。③洋地黄苷引起的室性心律失常，以用苯妥英钠效果较好。对紧急病例，一般先静脉滴注 250mg，然后再根据病情继续静脉滴注 100mg 或肌内注射 100mg，此后可改口服，每日 400mg 分次服用。对非紧急病例，仅口服给药即可。利多卡因亦可用于洋地黄苷引起的室性心律失常和心室颤动。④用药期间忌用钙注射剂。

药物相互作用：

（1）与两性霉素 B、皮质激素或失钾利尿剂如布美他尼、依他尼酸等同用时，可引起低血钾而致洋地黄中毒。

（2）与制酸药（尤其三硅酸镁）或止泻吸附药如白陶土与果胶、考来烯胺和其他阴离子交换树脂、柳氮磺吡啶或新霉素同用时，可抑制洋地黄强心苷吸收而导致强心苷作用减弱。

（3）与抗心律失常药、钙盐注射剂、可卡因、泮库溴铵、萝芙木碱、琥珀胆碱或拟肾上腺素类药同用时，可因作用相加而导致心律失常。

（4）β受体拮抗药与本品同用可导致房室传导阻滞而发生严重心动过缓，但并不排除用于单用洋地黄不能控制心室率的室上性快速心律。

（5）与奎尼丁同用，可使本品血药浓度提高一倍，甚至达到中毒浓度，提高程度与奎尼丁用量相关，合用后即使停用地高辛，其血药浓度仍继续上升，这是奎尼丁从组织结合处置换出地高辛，减少其分布容积之故，一般两药合用时应酌减地高辛用量。

（6）与维拉帕米、地尔硫草或胺碘酮同用，由于降低肾及全身对地高辛的清除率而提高其血药浓度，可引起严重心动过缓。

（7）依酚氯铵与本品同用可致明显心动过缓。

（8）血管紧张素转换酶抑制剂及其受体拮抗药、螺内酯，均可使本品血药浓度增高。

（9）吲哚美辛可减少本品的肾清除，使本品半衰期延长，有洋地黄中毒危险，需监测血药浓度及心电图。

（10）与肝素同用时，由于本品可能部分抵消肝素的抗凝作用，需调整肝素用量。

（11）洋地黄化时静脉用硫酸镁应极端谨慎，尤其是也静脉注射钙盐时，可发生心脏传导变化和阻滞。

（12）红霉素由于改变胃肠道菌群，可增加本品在胃肠道吸收。

（13）甲氧氯普胺因促进肠运动而减少地高辛的生物利用度约25%。普鲁本辛因抑制肠蠕动而提高地高辛生物利用度约25%。

制剂（片剂）：每片 0.1mg。注射液：每支 0.2mg（1mL）。

贮法：避光密闭保存。

二、地高辛（Digoxin）

其他名称：狄戈辛，LANOXIN。

ATC 编码：C01AA05

性状：为白色结晶或结晶性粉末；无臭，味苦。熔点 235～245℃（分解）。在吡啶中易溶，在稀醇中微溶，在氯仿中极微溶解，在水或乙醚中不溶。

药理学：为由毛花洋地黄中提纯制得的中效强心苷，作用可参阅洋地黄毒苷，其特点是排泄较快而蓄积性较小，临床使用比洋地黄毒苷安全。口服吸收不完全，也不规则，生物利用度约为75%～88%。吸收率约50%～70%，起效时间为1～2小时，最大作用3～6小时，作用维持的时间4～7天。静脉注射经10～30分钟生效，2～4小时达最大效应，3～6天后作用消失。地高辛从尿中排出主要为原形物，少量为代谢物。

适应证：用于各种急性和慢性心功能不全以及室上性心动过速、心房颤动和扑动等。通常口服，对严重心力衰竭患者则采用静脉注射。

用法和用量：全效量：成人口服 1～1.5mg；于 24 小时内分次服用。小儿 2 岁以下 0.06～0.08mg/kg，2 岁以上 0.04～0.06mg/kg。不宜口服者亦可静脉注射，临用前，以 10% 或 25% 葡萄糖注射液稀释后应用，常用量静脉注射一次 0.25～0.5mg；极量，一次 1mg。维持量：成人每日 0.125～0.5mg，分 1～2 次服用；小儿为全效量的 1/4。有通过研究证明，地高辛逐日给予一定剂量，经 6～7 天也能在体内达到稳定的浓度而发挥全效作用，因此，病情不急而又易中毒者，开始不必给予全效量，可逐日按

5.5μg/kg 给药，也能获得满意的疗效，并能减少中毒发生率。

不良反应、禁忌证、注意、药物相互作用参阅洋地黄毒苷。

制剂（片剂）：每片 0.25mg。注射液：0.5mg（2mL）。

贮法：避光避潮，贮于干燥阴凉处。

三、甲地高辛（Metildigoxin）

其他名称：甲基狄戈辛，Medigoxin，β-Methyldigoxin，DIGICOR，LANITOP。

ATC 编码：C01AA08

性状：为白色或类白色结晶性粉末；无臭，味苦。在氯仿中略溶，在甲醇、乙醇中极微溶解，在水中几乎不溶。

药理学：作用同地高辛但较强，其 0.3mg 的效应与 0.5mg 地高辛者同，并具有口服吸收好、起效迅速和安全性高等优点。口服从胃肠道吸收迅速而完全，吸收率高达 91%～95%，且吸收规则。服后 10～20 分钟生效，t_{max} 为 30～40 分钟，约 1 小时达最大效应；静脉注射经 1～2 分钟生效。作用完全消失时间为 6 天。其排泄速度也较地高辛快，大部分以原形和代谢物于 7 天内从尿中排出。

适应证：用于急性和慢性心力衰竭。

用法和用量：口服或静脉注射：一次 0.1～0.2mg，一日 2～3 次，2～3 天后改用维持量。维持量：口服，一次 0.05～0.1mg，一日 2 次；静脉注射每日 0.2～0.3mg。

不良反应：一般无明显不良反应，个别有恶心、呕吐、头昏等。肝、肾功能不全者慎用。

禁忌证、药物相互作用参阅洋地黄毒苷。

制剂（片剂）：每片 0.1mg。注射液：每支 0.2mg（2mL）。

四、毛花苷 C（Lanatoside C）

其他名称：毛花洋地黄苷，西地兰，CEDILANID，DIGILANIDC。

ATC 编码：C01AA06

性状：为白色结晶性粉末，有吸湿性，无臭，熔点 240℃（分解）。不溶于水，略溶于乙醇，易溶于甲醇、二氧六环、吡啶。

药理学：由毛花洋地黄中提出的一种速效强心苷，作用同地高辛，但其较地高辛快，但比毒毛花苷 K 稍慢。口服经 2 小时见效，作用维持 3～6 天；静脉注射开始作用为 5～30 分钟，作用维持 2～4 天。由于排泄较快，蓄积性较小。

适应证：用于急性和慢性心力衰竭。

用法和用量：缓慢全效量：口服，1 次 0.5mg，1 日 4 次。维持量：一般为 1 日 1mg，2 次分服。静脉注射：成人常用量，全效量 1～1.2mg，首次剂量 0.4～0.6mg；2～4 小时后可再给予 0.2～0.4mg，用葡萄糖注射液稀释后缓慢注射。

不良反应、注意、禁忌证、药物相互作用参阅洋地黄毒苷。

制剂（片剂）：每片 0.5mg。注射液：每支 0.4mg（2mL）。

贮法：避光、密闭保存。

五、去乙酰毛花苷（Deslanoside）

其他名称：毛花强心丙，西地兰 D，CEDILANID D，DEACETYLDIGILANID C。

ATC 编码：C01AA07

性状：为白色结晶性粉末；无臭，味苦；有引湿性。在甲醇中微溶，在乙醇中极微溶解，在水或氯仿中几乎不溶。

药理学：为毛花苷 C 的脱乙酰基衍生物，其药理性质与毛花苷 C 相同，但比较稳定，作用迅速，常以注射给药用于快速饱和，继后用其他慢速、中速类强心苷作维持治疗。静脉注射经 5～30 分钟生效，1～2 小时达最大效应，$t_{1/2}$ 33 小时。3～6 日作用完全消失。

适应证：用于急性心力衰竭及心房颤动、扑动等。

用法和用量：静脉注射 1 次 0.4～0.8mg，用葡萄糖注射液稀释后缓慢注射。全效量 1～1.6mg，于 24 小时内分次注射。儿童每日 20～40μg/kg，分 1～2 次给药。然后改用口服毛花苷 C 维持治疗。

不良反应：可有恶心、呕吐、食欲缺乏、头痛、心动过缓等。

注意：①禁与钙注射剂合用。②严重心肌损害及肾功能不全者慎用。

制剂：注射液：每支 0.2mg（1mL）；0.4mg（2mL）。

贮法：避光保存。

六、毒毛花苷 K（Strophanthin K）

本品系由夹竹桃科植物绿毒毛旋花（StrophanthusKombe）的种子中提取出的各种苷的混合物。

其他名称：毒毛旋花子苷 K，毒毛苷 K，Strophantin K，STROFAN‐K。

ATC 编码：C01AC01

性状：为白色或淡黄色粉末，溶于水、乙醇，微溶于氯仿，不溶于乙醚。在碱性溶液中易分解。

药理学：为常用的速效强心苷。其口服不易吸收，且吸收不规则；静脉注射作用较毛花苷 C、地高辛快，排泄亦快，蓄积作用小。静脉注射经 5～15 分钟生效，1～2 小时达最大效应，作用维持 1～4 天。

适应证：用于急性心力衰竭。动脉硬化性心脏病患者发生心力衰竭时，如心率不快，可选用本品。

用法和用量：静脉注射：首剂 0.125～0.25mg，加入等渗葡萄糖液 20～40mL 内缓慢注入（时间不少于 5 分钟），1～2 小时后重复 1 次，总量每天 0.25～0.5mg。病情转好后，可改用洋地黄苷口服制剂，给予适当的全效量。

注意：①近 1～2 周内用过洋地黄制剂者，不宜应用，以免中毒危险。②不宜与碱性溶液配伍。其余见洋地黄。

制剂：注射液：每支 0.25mg（1mL）。

七、氨力农（Amrinone）

其他名称：氨双吡酮，氨吡酮，氨利酮，INOCOR，WINCORAM。

ATC 编码：C01CE01

性状：结晶，熔点 294～297℃（分解）。

药理学：是一种新型的非苷、非儿茶酚胺类强心药，口服和静脉注射均有效，兼有正性肌力作用和血管扩张作用，能增加心肌收缩力，增加心排血量，降低心脏前、后负荷，降低左心室充盈压，改善左心室功能，增加心脏指数，但对平均动脉压和心率无明显影响，一般不引起心律失常。尚可使房室结传导功能增强，故对伴有室内传导阻滞的患者较安全。其作用机制不同于洋地黄类和儿茶酚胺类，主要是通过抑制磷酸二酯酶Ⅲ和增加环磷酸腺苷（cAMP）的浓度，使细胞内钙浓度增高，从而增强心肌的收缩力；血管舒张作用可能是直接松弛血管平滑肌的结果。口服后 1 小时起效，1～3 小时达最大效应，作用维持 4～6 小时。静脉注射 2 分钟内生效，10 分钟作用达高峰，$t_{1/2}$ 为 5～30 分钟，作用持续 1～1.5 小时。口服量的 10%～40% 在 24 小时内以原形从尿中排泄。

适应证：用于对洋地黄、利尿药、血管舒张药治疗无效或效果欠佳的各种原因引起的急性、慢性顽固性充血性心力衰竭的短期治疗。

用法和用量：静脉注射负荷量 0.75mg/kg，2～3 分钟缓慢静注，继之以每千克 5～10μg/min 维持静滴，单次剂量最大不超过 2.5mg/kg。每日最大量 <10mg/kg。疗程不超过 2 周。应用期间不增加洋地黄的毒性，不增加心肌耗氧量，未见对缺血性心脏病增加心肌缺血的征象，故不必停用洋地黄、利尿药及血管舒张药。

不良反应：少数有轻微胃肠道反应，如食欲减退、恶心、呕吐等。亦可有心律失常，低血压等心血管反应。大剂量长期应用时可有血小板减少，常于用药后 2～4 周出现，但减量或停药后即好转。亦可有肝损害等。其他包括头痛、发热、胸痛、过敏反应等。长期口服由于不良反应大，甚至可导致死亡率增加，已不再应用。现只限用于对其他治疗无效的心力衰竭短期静脉制剂应用。

禁忌证：严重低血压、室性心律失常及室上性心动过速、严重肾功能不全者禁用。

注意：①严重的主动脉瓣或肺动脉瓣狭窄患者、急性心肌梗死或其他急性缺血性心脏病者、妊娠期妇女、哺乳期妇女慎用。②用药期间应监测血压、心率、心律、血小板计数和肝肾功能。保持水、电解质平衡。③本品不能用含右旋糖酐或葡萄糖的溶液稀释；静脉注射液用生理盐水稀释成 1～3mg/mL；不能与呋塞米合并输注。

药物相互作用：①与丙吡胺同用可导致血压过低。②与硝酸异山梨酯合用有相加效应。

制剂：注射液：每支 50mg（2mL）；100mg（2mL）。

八、米力农（Milrinone）

其他名称：甲氰吡酮，米利酮，COROTROPE，PRIMACOR，WIN47203。

ATC 编码：C01CE02

性状：结晶，熔点 >300℃。

药理学：为氨力农的同系物，兼有正性肌力作用和血管扩张作用，但其作用较强，为氨力农的 10～

30 倍，且无减少血小板的不良反应，耐受性较好。静脉注射给药 5 ~ 15 分钟生效，$t_{1/2}$ 为 2 ~ 3 小时。

静脉滴注对急、慢性充血性心力衰竭疗效满意，其增加心脏指数优于氨力农，对动脉压和心率无明显影响。

适应证：同氨力农。

用法和用量：静脉滴注：每分钟 12.5 ~ 75μg/kg。一般开始 10 分钟以 50μg/kg，然后以每分钟 0.375 ~ 0.75μg/kg 维持。每天最大剂量不超过 1.13mg/kg。

不良反应、禁忌证、注意、药物相互作用参阅氨力农。

制剂：注射液：每支 10mg（10mL）。

九、奈西利肽（Nesiritide）

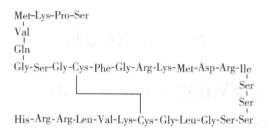

ATC 编码：C01DX19

药理学：奈西立肽通过与利钠肽 A 型和 B 型受体结合，触发细胞内第二信使环鸟苷酸激活，导致细胞内 Ca^{2+} 浓度降低，使平滑肌松弛，血管扩张，可使肺嵌压下降，改善血流动力学，减少水钠潴留，改善心力衰竭的临床症状和预后。

奈西立肽静脉滴注或静脉推后 3 ~ 6 小时即可达到最大的血流动力学效应。在体内被代谢，从肾脏排出，$t_{1/2}$ 为 18min。

适应证：适用于急、慢性心力衰竭。由于静脉使用起效快，更适用于急性心力衰竭。

用法和用量：首剂 1.5 ~ 2μg/kg，一次静脉推注，再以 0.007 5 ~ 0.01μg/（kg·min）速度静脉滴注。可每 3 小时每千克体重增加 0.005μg/min，每千克体重增加最多不超过 0.03μg/min。一般静脉滴注时间不超过 48 小时。

不良反应：不良反应少而轻微。常见不良反应为胸痛、低血压、恶心、腹痛、头痛。最明显的不良反应是剂量依赖性的低血压（11% ~ 35%）。应用奈西立肽治疗后血浆肌酐会稍增高。

禁忌证：低血压、瓣膜狭窄、肥厚梗阻型心肌病、限制型心肌病、缩窄性心包炎、心脏压塞等禁用。

注意：①用药期间须密切监测血压。②妊娠和哺乳期妇女慎用。③不能与肝素、胰岛素、依他尼酸钠、布美他尼、依那普利拉、肼屈嗪和呋塞米使用同一个静脉通道。

制剂：注射液：0.5mg（2mL）。

其他强心药：如羊角拗苷、万年青总苷、残余蟾蜍配基、黄夹苷、铃兰毒苷、依诺昔酮，本章不做介绍。

（黄晓巍）

（略）

第六章

消化系统药物

第一节 抗酸药

一、氢氧化铝（Aluminium Hydroxide）

1. 其他名称 水合氢氧化铝。

2. 药理作用 对胃酸的分泌无直接影响，对胃内已存在的胃酸起中和或缓冲的化学反应，可导致胃内 pH 升高，从而使胃酸过多的症状得以缓解。其中和酸的能力比含镁制剂和碳酸钙为低，而比碳酸铝、碳酸双羟铝钠为高。另外，铝离子在肠内与磷酸盐结合成不溶解的磷酸铝自粪便排出。

3. 适应证 具体如下。

（1）能缓解胃酸过多而合并的反酸等症状，适用于胃及十二指肠溃疡病、反流性食管炎、上消化道出血等的治疗。

（2）与钙剂和维生素 D 合用时可治疗新生儿低钙血症。

（3）大剂量可用于尿毒症患者，以减少磷酸盐的吸收，减轻酸血症。

4. 用法用量 口服给药。

（1）凝胶剂：一次 0.2～0.32g，一日 3 次，一般于餐前 1 小时服。病情严重时剂量可加倍。

（2）片剂：一次 0.6～0.9g，一日 3 次，一般于餐前 1 小时服用。

5. 不良反应 具体如下。

（1）可引起恶心、呕吐、便秘等症状，长期大剂量服用，可致严重便秘，甚至粪结块引起肠梗阻。

（2）老年人长期服用，可影响肠道吸收磷酸盐，可导致骨质疏松；铝盐吸收后沉积于脑，可引起老年性痴呆。

（3）肾衰竭患者长期服用可引起骨软化、痴呆及小细胞性贫血等，特别是对接受血液透析的患者，可产生透析性痴呆，表现为肌肉疼痛抽搐、神经质或烦躁不安、味觉异常、呼吸变慢以及极度疲乏无力等症状。

6. 禁忌 具体如下。

（1）对本品过敏者禁用。

（2）骨折患者不宜服用（由于本品可导致血清磷酸盐浓度降低及磷自骨内移出）。

（3）低磷血症（如吸收不良综合征）患者不宜服用（否则会导致骨软化、骨质疏松症甚至骨折）。

（4）有胆汁、胰液等强碱性消化液分泌不足或排泄障碍者不宜使用。

7. 注意事项 具体如下。

（1）阑尾炎或急腹症时，服用氢氧化铝可使病情加重，可增加阑尾穿孔的危险。

（2）有便秘作用，甚至形成粪结块，故常与镁盐制剂合用。

（3）溃疡大出血时，氢氧化铝可与血液结成胶块，有阻塞肠腔引起肠梗阻的报道。

（4）长期服用时可导致血清磷酸盐浓度下降，磷自骨内移出，影响骨质的形成，应在饮食中酌加磷酸盐。

（5）氢氧化铝用量大时可吸附胆盐，因而减少脂溶性维生素的吸收，特别是维生素 A。

（6）肾功能不全者慎用。

8. 药物相互作用　具体如下。

（1）服药 1~2 小时内应避免摄入其他药物，因可能与氢氧化铝结合而降低吸收率，影响疗效。

（2）与西咪替丁、雷尼替丁同用，可使后者吸收减少，一般不提倡两药在 1 小时内同用。

（3）本品含多价铝离子，可与四环素类形成络合物而影响其吸收，故不宜合用。

（4）可通过多种机制干扰地高辛、华法林、双香豆素、奎宁、奎尼丁、氯丙嗪、普萘洛尔、吲哚美辛、异烟肼、维生素及巴比妥类的吸收或消除，使上述药物的疗效受到影响，应尽量避免同时使用。

（5）与肠溶片同用，可使肠溶衣加快溶解，对胃和十二指肠有刺激作用。

9. 规格　片剂：0.3g；0.5g。凝胶剂：100mL：4g。

二、碳酸氢钠（Sodium Bicarbonate）

1. 其他名称　莎波立、酸式碳酸钠、酸性碳酸钠、小苏打、重曹、重碳酸钠。

2. 药理作用　具体如下。

（1）治疗代谢性酸中毒：本品能直接增加机体的碱储备，其解离度大，可提供较多碳酸氢根离子（HCO_3^-）以中和氢离子（H^+），使血中 pH 较快上升。

（2）碱化尿液：本品能使尿中 HCO_3^- 浓度升高，尿液 pH 升高，从而使尿酸、血红蛋白等不易在尿中形成结晶或聚集，使尿酸结石或磺胺类药物得以溶解。

（3）制酸作用：本品口服后能迅速中和或缓冲胃酸，缓解胃酸过多引起的症状。对胃酸分泌无直接作用。

3. 适应证　具体如下。

（1）用于治疗代谢性酸中毒。

（2）用于碱化尿液，以预防尿酸性肾结石、减少磺胺类药物的肾毒性及防止急性溶血时血红蛋白的肾小管沉积。

（3）作为制酸药，可治疗胃酸过多引起的症状。

（4）静脉滴注本品可治疗某些药物中毒（如甲醇、巴比妥类及水杨酸类药等）。

（5）静脉用药也可用于高钾血症、早期脑栓塞、多种原因引起的休克（伴有酸中毒症状）、严重哮喘持续状态经其他药物治疗无效者。

（6）用作全静脉内营养要素之一，也用于配制腹膜透析液或血液透析液。

（7）外用可治疗真菌性阴道炎。

（8）滴耳可用于软化耵聍、冲洗耳道。

4. 用法用量　具体如下。

（1）成人

1）口服给药：①制酸：一次 0.3~1g，一日 3 次。②碱化尿液：首剂量 4g，以后每 4 小时 1~2g。③代谢性酸中毒：一次 0.5~2g，一日 3 次。

2）静脉滴注：①代谢性酸中毒：所需剂量按以下两个公式之一计算：补碱量（mmol）=（-2.3-实际测得的 BE 值）×0.25×体重（kg）；补碱量（mmol）=（正常 CO_2CP-实际测得的 CO_2CP）（mmol）×0.25×体重（kg）。如有体内丢失碳酸氢盐，则一般先给计算剂量的 1/3~1/2，于 4~8 小时内滴注完毕，以后根据血气分析结果等调整用量。②严重酸中毒：直接予本品 5% 注射液静脉滴注，2 小时内可使用 200~300mL，必要时于 4~5 小时后重复上述剂量的 1/2。③心肺复苏抢救：首剂量 1mmol/kg，以后根据血气分析结果等调整用量。④碱化尿液：单剂 2~5mmol/kg，滴注时间为 4~8 小时。⑤早期脑栓塞、休克（伴有水、电解质紊乱及酸碱平衡失调）：予本品 5% 注射液滴注（无须稀释），一次 100~200mL。

3）阴道给药：予本品 4% 溶液阴道冲洗或坐浴，一次 500~1 000mL，每晚 1 次，连用 7 日。

4）经耳给药：予本品 5% 溶液滴耳，一日 3~4 次。

（2）儿童

1）口服给药：①制酸：6~12 岁儿童，单次 0.5g，半小时后可重复给药 1 次。6 岁以下儿童尚无推荐剂量。②碱化尿液：一日 1~10mmol/kg。

2）静脉滴注：①代谢性酸中毒：参见成人"静脉滴注"项下相关内容。②严重酸中毒：直接用本品 5% 注射液 5~10mL/kg 滴注，必要时于 4~5 小时后重复上述剂量的 1/2。③心肺复苏抢救：首剂量 1mmol/kg，以后根据血气分析结果等调整用量。④早期脑栓塞、休克（伴有水、电解质紊乱及酸碱平衡失调）：予本品 5% 注射液滴注（无须稀释），一次 5mL/kg。

5. 不良反应 具体如下。

（1）心血管系统：大剂量静脉注射时可出现心律失常。

（2）消化系统：本品口服后在胃内产生大量二氧化碳，可引起呃逆、嗳气、胃胀等，并刺激溃疡面，对严重溃疡病患者有致胃、十二指肠溃疡穿孔的危险。胃内压和 pH 的升高还可刺激胃幽门部，反射性地引起胃泌素释放，继发胃酸分泌增加。较少见胃痉挛、口渴。长期应用可出现食欲减退、恶心、呕吐等碱中毒症状。

（3）泌尿系统：长期应用本品可有尿频、尿急等。

（4）其他：大剂量静脉注射时可出现肌肉痉挛性疼痛，或引起低钾血症而致疲乏无力。长期应用可引起头痛。肾功能不全者或用量偏大时，可引起水肿、精神症状、肌肉疼痛或抽搐、口腔异味、呼吸缓慢等，主要由代谢性碱中毒所致。

6. 禁忌 限制钠摄入的患者禁用。

7. 注意事项 具体如下。

（1）本品不宜与重酒石酸间羟胺、四环素、庆大霉素、肾上腺素、多巴酚丁胺、苯妥英钠、钙盐等药物配伍。

（2）治疗强酸中毒时，不宜使用本品洗胃，因本品与强酸反应产生大量二氧化碳，可导致急性胃扩张，甚至引起胃破裂。

（3）口服本品后 1~2 小时内不宜服用其他药物。

（4）本品疗程不宜过长，以免发生代谢性碱中毒和钠大量潴留。用药 2 周以上无效或复发者不宜再使用本品。

（5）治疗轻至中度代谢性酸中毒时，宜口服给药；治疗重度代谢性酸中毒（如严重肾脏疾病、循环衰竭、心肺复苏、体外循环及严重的原发性乳酸性酸中毒、糖尿病酮症酸中毒等）时，则应静脉给药。

（6）在治疗溃疡病时，本品常与其他碱性药物及解痉药合用。

（7）口服用药应注意下列问题：①本品制酸作用迅速、强烈而短暂。②成人每日最大用量，60 岁以下者为 16.6g（200mmol 钠），60 岁以上者为 8.3g（100mmol 钠）。③用作制酸药并使用最大剂量时疗程一般不应超过 2 周。④用作制酸药，应于餐后 1~3 小时及睡前服用。

（8）因本品所致的腹胀、腹痛可影响疾病诊断，故有原因不明的消化道出血、疑为阑尾炎或其他类似疾病时不宜口服本品。

（9）静脉用药应注意下列问题：①静脉给药的浓度范围为 1.5%（等渗）~8.4%。②应从小剂量开始，根据血 pH、HCO_3^- 浓度变化决定追加剂量。③短期大量静脉滴注可致严重碱中毒、低钾血症和低钙血症。当高渗溶液用量每分钟超过 10mL 时，可导致高钠血症、脑脊液压力降低甚至颅内出血，新生儿及 2 岁以下小儿更易发生。因此，滴注本品 5% 注射液时，速度每分钟不能超过 8mmol（以钠计算）。在心肺复苏时，因存在致命的酸中毒，则应快速静脉滴注。

（10）下列情况时不能静脉给药：①代谢性或呼吸性碱中毒。②呕吐或持续胃肠引流。③低钙血症。

（11）本品经耳给药时，应大剂量使用，使耳内充满药液。

（12）以下情况应慎用：①少尿或无尿患者，因本品会增加钠负荷。②钠潴留并有水肿的患者，如肝硬化、充血性心力衰竭、肾功能不全者。③高血压患者，因钠负荷增加可能加重原发性高血压。

（13）FDA 对本药的妊娠安全性分级为 C 级。

8. 药物相互作用　具体如下。

（1）本品可增加左旋多巴的口服吸收率。

（2）本品可升高尿 pH 而增强氨基糖苷类药物的疗效。

（3）与肾上腺皮质激素（尤其是具有较强的盐皮质激素作用者）、促肾上腺皮质激素、雄激素合用时，易致高钠血症和水肿。

（4）本品能显著提高磺胺类药及乙酰化代谢产物的溶解度，避免或减少磺胺结晶的形成。

（5）本品可减少苯丙胺、奎尼丁的肾脏排泄。可因碱化尿液而影响肾脏对麻黄碱的排泄。

（6）本品与胃蛋白酶合剂、维生素 C 等酸性药物合用，疗效均降低，故不宜合用。

（7）本品碱化尿液后能抑制乌洛托品转化成甲醛，从而降低其疗效，故不宜与乌洛托品合用。

（8）本品可增加肾脏对弱酸性药物（如苯巴比妥、水杨酸制剂等）的排泄，从而可降低后者的血药浓度。

（9）本品可减少抗凝药（如华法林）、H_2 受体拮抗药（如西咪替丁、雷尼替丁等）、抗毒蕈碱药、四环素、口服铁剂的吸收。

（10）与锂制剂合用时，因钠负荷增加可增加锂的肾脏排泄，故锂制剂的用量应酌情调整。

（11）与排钾利尿药合用，导致低氯性碱中毒的危险性增加。

（12）与含钙药物、乳及乳制品合用，可致乳 - 碱综合征。

9. 规格　片剂：0.25g；0.3g；0.5g。注射液：10mL：0.5g；100mL：5g；250mL：12.5g。

三、铝碳酸镁（Hydrotalcite）

1. 其他名称　达喜、海地特、碱式碳酸铝镁、水化碳酸氢氧化镁铝、他尔特、泰德、泰尔赛克、威地镁、唯泰、胃达喜。

2. 药理作用　本品药理作用包括：①中和胃酸：本品可维持胃液 pH 在 3 ~ 5，中和 99% 的胃酸，使 80% 的胃蛋白酶失活，且抗酸作用迅速、温和、持久。②保护胃黏膜：本品可增加前列腺素 E_2 的合成，增强胃黏膜屏障作用。还可促使胃黏膜内表皮生长因子释放，增加黏液下层疏水层内磷脂的含量，防止 H^+ 反渗所引起的胃黏膜损害。③本品可吸附和结合胃蛋白酶，直接抑制其活性，有利于溃疡面的修复，还可结合胆汁酸和吸附溶血磷脂酰胆碱，防止这些物质损伤和破坏胃黏膜。动物实验表明，本品可抑制组胺、胆汁酸和盐酸诱导的胃溃疡；还因本品所含的铝、镁两种金属离子，抵消便秘和腹泻的不良反应。

3. 适应证　具体如下。

（1）用于急慢性胃炎、十二指肠球炎、胃溃疡、十二指肠溃疡，可缓解胃酸过多引起的胃灼痛、反酸、恶心、呕吐、腹胀等症状。

（2）用于反流性食管炎及胆汁反流。

（3）用于预防非甾体类药物的胃黏膜损伤。

4. 用法用量　口服给药，一般一次 0.5 ~ 1g，一日 3 次，于两餐之间及睡前服，十二指肠球部溃疡 6 周为一个疗程，胃溃疡 8 周为一个疗程。儿童用量减半，用法同成人。

5. 不良反应　本品不良反应少而轻微，仅少数患者有胃肠道不适、消化不良、呕吐、大便次数增多或糊状便，偶有口渴、食欲缺乏、腹泻。

6. 禁忌　具体如下。

（1）对本品过敏者禁用。

（2）高镁血症患者禁用。

7. 注意事项　具体如下。

（1）服药期间应避免同服酸性饮料（如果汁、葡萄酒等）。

（2）若患者血铝浓度过高，应停用本品。

8. 药物相互作用　具体如下。

（1）本品可影响或干抗抗凝药、H_2 受体阻断药、四环素类、鹅去氧胆酸等的吸收量，故两者合用必须间隔 1~2 小时。

（2）含铝和镁的抗酸药可能降低阿奇霉素、头孢泊肟匹酯、头孢托仑匹酯、酮康唑、阿扎那韦、喹诺酮类、吩噻嗪类、阿替洛尔、地高辛、氯喹、异烟肼、伊班膦酸等药物的吸收量，与这些药合用时应间隔 1~4 小时服药。

（3）含铝和镁的抗酸药应避免与霉酚酸、氯法齐明、左甲状腺素等药合用，因可使这些药血药浓度降低。

（4）抗酸药可增高胃内 pH，阻碍兰索拉唑颗粒溶解，导致其生物利用度下降，故抗酸药的服用时间应早于兰索拉唑至少 1 小时。

（5）抗酸药（尤其是含镁者）可降低米索前列醇的生物利用度，同时增加后者的不良反应。合用时注意监测米索前列醇引起的腹泻症状，严重者需停用抗酸药和（或）减少米索前列醇用量。

（6）含镁的抗酸药可促进格列本脲的吸收，引发低血糖，故不宜合用。

（7）含镁的抗酸药与骨化三醇合用，可导致高镁血症，故不宜合用。

（8）含铝的抗酸药与维生素 D_3 合用时，可导致铝的吸收增加、血药浓度升高，引起铝中毒，故不宜合用两药（尤其对于肾功能受损者）。

（9）含铝、钙或镁的抗酸药与聚磺苯乙烯合用，可导致血清二氧化碳浓度增高，易引发代谢性碱中毒，故应尽可能间隔两药的服用时间，或考虑经直肠给予聚磺苯乙烯。

（10）含镁的抗酸药在足量的情况下可导致尿液 pH 显著增高而促进奎尼丁的重吸收，可能引发毒性反应（室性心律失常、低血压、心力衰竭加重），故不宜合用。

（11）含铝、钙或镁的抗酸药可显著增高尿液的 pH，导致水杨酸盐类（如阿司匹林）的肾清除率增加、疗效下降。合用时需监测水杨酸盐类的治疗效果；停用抗酸药后，则需监测水杨酸盐类的毒性反应，酌情调整其用量。

（12）去羟肌苷咀嚼片或分散片与儿科用口服溶液因含有升高胃肠 pH 的缓冲剂，故与含铝或镁的抗酸药合用时，抗酸作用引发的不良反应将增加，应避免合用。

9. 规格　片剂：0.5g。混悬液：200mL：20g。咀嚼片：0.5g。颗粒剂：2g：0.5g。

（张　磊）

第二节　胃酸分泌抑制剂

一、H_2 受体拮抗药

（一）西咪替丁（Cimetidine）

1. 其他名称　阿立维、长富优舒、海扶鑫、甲氰咪胺、甲氰咪胍、君悦、迈纬希、泰为美、唐丰、卫咪丁、胃泰美、希卫宁、盐酸甲氰咪胍、英曲、尤尼丁。

2. 药理作用　本品为组胺 H_2 受体拮抗药，具有抑制胃酸分泌的作用。组胺通过兴奋性受体激活腺苷酸环化酶，增加胃壁细胞内 cAMP 的生成，cAMP 通过蛋白激酶激活碳酸酐酶，催化 CO_2 和 H_2O 生成 H_2CO_3，并进一步解离而释放出 H^+，使胃酸分泌增加。本品则主要作用于壁细胞上的 H_2 受体，能竞争性抑制组胺，从而抑制胃酸分泌。其抑酸作用强，能有效地抑制基础胃酸分泌和多种原因（如食物、组胺、胃泌素、咖啡因与胰岛素等）刺激所引起的胃酸分泌，使分泌的量和酸度均降低，并能防止或减轻胆盐、酒精、阿司匹林及其他非甾体类抗炎药等所致的胃黏膜腐蚀性损伤，对应激性溃疡和上消化道出血也有明显疗效。此外，本品有抗雄激素作用，在治疗多毛症方面有一定价值。还能减弱免疫抑制细胞的活性，增强免疫反应，从而阻抑肿瘤转移，延长肿瘤患者存活期。

3. 适应证 具体如下。

（1）用于胃及十二指肠溃疡。

（2）用于十二指肠溃疡短期治疗后复发。

（3）用于持久性胃食管反流性疾病，对抗反流措施和单一药物治疗（如抗酸药）无效的患者。

（4）用于预防危急患者发生应激性溃疡及出血。

（5）用于胃泌素瘤。

4. 用法用量 具体如下。

（1）成人

1）口服给药：①一般用法：一次 200～400mg，一日 500～1 600mg。缓释片一次 300mg，一日 1 次。②十二指肠溃疡或病理性高分泌状态：一次 300mg，一日 4 次，餐后及睡前服（或单次 800mg，睡前服用）。疗程一般为 4～6 周。③预防溃疡复发：单次 400mg，睡前服用。④胃食管反流性疾病：一次 400mg，一日 2 次，于早晚各服 1 次；或单次 800mg，睡前服用。连服 4～6 周，也有用至 6～8 周者。⑤胃泌素瘤：一次 400mg，一日 4 次，一日用量可达 2g。

2）肌内注射：一次 200mg，每 6 小时 1 次。粉针剂用 5% 葡萄糖注射液或 0.9% 氯化钠注射液或葡萄糖氯化钠注射液 4mL 溶解后使用。

3）静脉注射：一次 200mg，每 6 小时 1 次。用 5% 葡萄糖注射液或 0.9% 氯化钠注射液或葡萄糖氯化钠注射液 20mL 稀释后静脉注射（不应少于 5 分钟）。

4）静脉滴注：一次 200～600mg，用 5% 葡萄糖注射液或 0.9% 氯化钠注射液或葡萄糖氯化钠注射液稀释至 250～500mL 静脉滴注，滴速为每小时 1～4mg/kg。

肾功能不全患者用量应减为一次 200mg，每 12 小时 1 次。老年患者用药时间间隔延长，用量酌减。

（2）儿童

1）口服给药：一次 5～10mg/kg，一日 2～4 次，餐后服，重症者睡前加服 1 次。

2）肌内注射：剂量同口服给药。

3）静脉注射：1 岁以上患儿，一日 20～25mg/kg，分 2～3 次给药。1～12 个月婴儿，一日 20mg/kg，分 2～3 次给药。新生儿：一日 10～15mg/kg，分 2～3 次给药。

4）静脉滴注：剂量同静脉注射。

5. 不良反应 具体如下。

（1）消化系统：较常见的有腹泻、腹胀、口苦、口干、恶心、呕吐、便秘、血清氨基转移酶轻度升高等，偶见严重肝炎、肝坏死、肝脂肪变等。对肝硬化患者，可能诱发肝性脑病。突然停药，可能引起慢性消化性溃疡穿孔，估计为停用后回跳的胃酸浓度所致。另有报道本品可致急性胰腺炎。

（2）血液系统：本品对骨髓有一定的抑制作用，可出现中性粒细胞减少、血小板减少及全血细胞减少等。仅有个案报道可出现自身免疫性溶血性贫血、再生障碍性贫血、嗜酸性粒细胞增多。

血液系统不良反应多见于有严重并发症者、接受烃基类抗代谢药物或其他可致粒细胞减少的治疗者。

（3）精神神经系统：①头晕、头痛、疲乏、嗜睡等较常见，少数患者可出现可逆性的意识混乱、定向力障碍、不安、感觉迟钝、语言含糊不清、局部抽搐或癫痫样发作、谵妄、抑郁、幻觉及锥体外系反应等。出现神经毒性症状后，一般只需适当减量即可消失，也可用拟胆碱药毒扁豆碱治疗。②在治疗酗酒的胃肠道并发症时，可出现震颤性谵妄，酷似戒酒综合征，应注意区分。③本品的神经精神不良反应主要见于肝肾功能不全者、重症患者、老年患者、幼儿、有精神病史者及有脑部疾病者，大剂量用药时也易发生。另外，假性甲状旁腺功能低下者可能对本品的神经毒作用更敏感。

（4）代谢与内分泌系统：由于本品的轻度抗雄激素作用，可导致患者脂质代谢异常、高催乳素血症、血浆睾酮水平下降和促性腺素水平增高、男性乳房发育和乳房胀痛以及女性溢乳等。血甲状旁腺素水平可能降低。

（5）心血管系统：可出现心动过缓、面部潮红等。静脉注射时偶见血压骤降、房性期前收缩、心跳呼吸骤停。

（6）泌尿生殖系统：①可引起一过性血肌酐水平上升和肌酐清除率下降，其机制为西咪替丁与肌酐竞争肾小管分泌。②急性间质性肾炎，甚至导致急性肾衰竭，但停药后可恢复。③性功能障碍，用药剂量较大（一日在 1.6g 以上）时可引起阳痿、性欲减退、精子计数减低等，但停药后可恢复正常。④接受肾脏异体移植的患者应用本品后可导致急性移植体坏死。

（7）眼：可出现视神经病变。推测系本品具有锌螯合作用，使体内锌含量不足，从而引起视神经病变。另有出现眼肌麻痹的报道。

（8）皮肤：本品可抑制皮脂分泌，诱发剥脱性皮炎、皮肤干燥、脱发等；也可发生过敏反应（如皮疹、荨麻疹等）、Stevens - Johnson 综合征及中毒性表皮坏死溶解等。

（9）肌肉骨骼系统：长期用药后可出现肌痉挛或肌痛。

（10）致癌性：对鼠应用本品的长期毒性研究发现，良性 Leydig 细胞瘤的发生率较对照组高，但临床上未见此不良反应。

（11）其他：有嗅觉减退的个案报道。

6. 禁忌　具体如下。

（1）对本品过敏者禁用。

（2）孕妇及哺乳期妇女禁用。

（3）急性胰腺炎患者不宜使用。

7. 注意事项　具体如下。

（1）应用本品前应排除胃癌的可能性。

（2）应按时服用，坚持疗程，一般在进餐时与睡前服药效果最好。

（3）用药后十二指肠球部溃疡症状可较快缓解或消失，溃疡愈合需经 X 线或内镜检查来确定，以后可服维持量，以预防溃疡病复发。

（4）需要手术治疗的患者，以及因并发症而不能手术的患者，应另行确定用药范围及疗程，因本品长期治疗（达 1 年以上），后果尚不能预测。

（5）本品应用于病理性高分泌状态，如胃泌素瘤、肥大细胞增多症、多发性内分泌腺瘤等时，可根据临床指征，长期持续使用。一日剂量一般不超过 2.4g。治疗胃泌素瘤时，宜缓慢调整剂量直至基础胃酸分泌小于 10mmol/h。

（6）治疗上消化道出血时，通常先用注射剂，一般可在 1 周内奏效，可内服时改为口服给药。

（7）用药期间出现精神症状或严重的窦性心动过速时应停药。

（8）停药后复发率很高，6 个月复发率为 24%，1 年复发率可高达 85%。目前认为采用长期服药或一日 400 ~ 800mg 或反复足量短期疗法可显著降低复发率。

（9）下列情况应慎用：①严重心脏及呼吸系统疾病患者。②系统性红斑狼疮患者。③器质性脑病患者。④肝肾功能不全者。

8. 药物相互作用　具体如下。

（1）本品与普萘洛尔合用时，可使后者血药浓度升高，休息时心率减慢。与苯妥英钠或其他乙内酰脲类合用时，可使后者的血药浓度升高，可能导致苯妥英钠中毒，必须合用时，应在 5 日后测定苯妥英钠的血药浓度以便调整剂量。

（2）与环孢素合用时，导致环孢素毒性的风险增加，合用时应监测环孢素的血药浓度，必要时调整环孢素剂量。

（3）与吗氯贝胺合用时，可使后者的毒性增加，合用时应减少吗氯贝胺用量。

（4）本品可使茶碱、氨茶碱等黄嘌呤类药物的去甲基代谢清除率降低 20% ~ 30%，导致其血药浓度升高。

（5）本品可使胃液 pH 值升高，使阿司匹林的溶解度增高，吸收增加，作用增强。

（6）本品可使卡马西平、美沙酮、他克林的血药浓度升高，有导致药物过量的危险。

（7）本品可降低维拉帕米的肝代谢，提高其生物利用度，导致维拉帕米血药浓度升高，毒性增加，合用时应监测心血管不良反应。

（8）与华法林、双香豆素抗凝药合用时，可使后者自体内排出率下降，凝血酶原时间进一步延长，从而导致出血倾向。合用时须密切注意病情变化，并调整抗凝药用量。

（9）与利多卡因（胃肠外给药）合用时，可使后者的血药浓度升高，导致神经系统及心脏不良反应的风险增加。合用时需调整利多卡因剂量，并加强临床监护。

（10）本品可延缓咖啡因的代谢，增强其作用，易出现毒性反应。服用本品时禁用咖啡因及含咖啡因的饮料。

（11）本品可抑制苯二氮䓬类药物（如地西泮、硝西泮、氟硝西泮、氯氮䓬、咪达唑仑、三唑仑等）的肝代谢，升高其血药浓度，加重镇静等中枢神经抑制症状，并可发展为呼吸循环衰竭。劳拉西泮、奥沙西泮与替马西泮似乎不受影响。

（12）本品可降低奎尼丁的代谢，导致奎尼丁毒性增加，合用时应监测奎尼丁血药浓度并调整剂量。已同时服用地高辛和奎尼丁的患者不宜再合用本品。

（13）本品可使苯巴比妥、三环类抗抑郁药、甲硝唑等药物的血药浓度升高，易发生中毒反应，应避免同服。

（14）与抗酸药（如氢氧化铝、氧化镁）合用时，可缓解十二指肠溃疡疼痛，但本品的吸收可能减少，故一般不提倡两者合用。如必须合用，两者服用时间应至少间隔 1 小时。

（15）与甲氧氯普胺合用时，本品的血药浓度可降低。两者如需合用，应适当增加本品剂量。

（16）由于硫糖铝需经胃酸水解后才能发挥作用，而本品抑制胃酸分泌，故两者合用时，硫糖铝的疗效可能降低，故应避免同服。

（17）本品可干扰酮康唑的吸收，降低其抗真菌活性，给予酮康唑后至少 2 小时才可服用本品，或者同时饮用酸性饮料。

（18）与卡托普利合用时，有可能引起精神病症状。

（19）由于本品有与氨基糖苷类药物相似的神经肌肉阻断作用，与氨基糖苷类抗生素合用时，可能导致呼吸抑制或呼吸停止。该反应只能用氯化钙对抗，使用新斯的明无效。

（20）应避免中枢抗胆碱药与本品同时使用，以防加重中枢神经毒性反应。

（21）与卡莫司汀合用时，可引起骨髓抑制，两者应避免合用。

（22）与阿片类药物合用时，在慢性肾衰竭患者中有出现呼吸抑制、精神错乱、定向力障碍等不良反应的报道。对此类患者应减少阿片类药物的用量。

（23）本品可使四环素的溶解速率降低，吸收减少，作用减弱；但本品的肝药酶抑制作用却可能增加四环素的血药浓度。

9. 规格　片剂：200mg；400mg；800mg。咀嚼片：100mg；200mg。缓释片：150mg。胶囊剂：200mg。口服乳剂：10mL：100mg；250mL：2.5g。注射用西咪替丁：200mg；400mg。注射液：2mL：200mg。氯化钠注射液：100mL（西咪替丁 0.2g、氯化钠 0.9g）。

（二）雷尼替丁（Ranitidine）

1. 其他名称　艾可谓、艾克汀、德特利尔、东易、呋硫硝胺、孚卫、甲硝呋胍、津卫和、九奥、可奥斯、兰百幸、欧化达、普而太、奇迪、善得康、善卫得、太尼尔、胃安太定、西斯塔。

2. 药理作用　本品为选择性 H_2 受体拮抗药，能竞争性阻断组胺与胃黏膜壁细胞上的 H_2 受体结合，有效地抑制基础胃酸分泌及由组胺、五肽胃泌素和食物刺激引起的胃酸分泌，降低胃酶的活性。还能抑制胃蛋白酶的分泌，但对胃泌素及性激素的分泌无影响。

本品抑制胃酸的作用为西咪替丁的 5~12 倍（以摩尔计），对胃及十二指肠溃疡的疗效较高，具有速效和长效的特点；对肝药酶的抑制作用较西咪替丁轻（与细胞色素 P450 的亲和力较后者低 10 倍）。使用抗凝药或抗癫痫药的患者需要合用 H_2 受体拮抗药时，本品比西咪替丁更为安全。

3. 适应证　具体如下。

（1）主要用于治疗胃及十二指肠溃疡、手术后溃疡、反流性食管炎、胃泌素瘤及其他高胃酸分泌性疾病（如胃痛、胃灼热、反酸），也可用于预防应激性溃疡。

（2）静脉给药尚适用于：①消化性溃疡出血、弥散性胃黏膜病变出血、吻合口溃疡出血，以及胃手术后预防再出血等。②急性胃黏膜病变（应激或阿司匹林引起），也常用于预防重症疾病（如脑出血、严重创伤等）患者发生应激性溃疡大出血。③全身麻醉或大手术后以及衰弱昏迷患者，防止胃酸反流合并吸入性肺炎。

4. 用法用量　具体如下。

（1）成人

1）口服给药：①十二指肠溃疡和良性胃溃疡：一次 150mg，一日 2 次，清晨及睡前服用。或一日 300mg，睡前顿服。有报道，单次服用比分次服用的疗效好。十二指肠溃疡疗程 4 周，胃溃疡疗程 6～8 周。维持剂量为一日 150mg，于晚餐前顿服。对急性十二指肠溃疡愈后患者，应进行 1 年以上的维持治疗，以避免溃疡复发。②非甾体类抗炎药引起的胃黏膜损伤：急性期治疗：一次 150mg，一日 2 次（或夜间顿服 300mg），疗程为 8～12 周。预防：在非甾体类抗炎药治疗的同时，一次 150mg，一日 2 次，或夜间顿服 300mg。③反流性食管炎：一次 150mg，一日 2 次，共 8 周。④胃泌素瘤：宜用大量，即一日 600～1 200mg。⑤预防应激性溃疡出血或消化性溃疡引起的反复出血：一旦患者恢复进食，可一次 150mg，一日 2 次，以代替注射给药。⑥预防 Mendelson's 综合征：于麻醉前 2 小时服 150mg（最好麻醉前晚服用 150mg），也可注射给药。产妇可一次 150mg，每 6 小时 1 次。如需要全身麻醉，应另外给予非颗粒的抗酸剂（如枸橼酸钠）。

2）静脉给药：①消化性溃疡出血：将本品稀释后缓慢静脉滴注（1～2 小时）或静脉滴注（超过 10 分钟），一次 50mg，一日 2 次，或每 6～8 小时 1 次。②防止全身麻醉或大手术后胃酸反流合并吸入性肺炎：全身麻醉或大手术前 60～90 分钟缓慢静脉注射 50～100mg，或用 5% 葡萄糖注射液 200mL 稀释后缓慢滴注（1～2 小时）。

3）肌内注射：一次 50mg，一日 2 次，或每 6～8 小时 1 次。

肌酐清除率低于 50mL/min 的患者，给药时剂量应减半。长期非卧床腹膜透析或长期血液透析的患者，于透析后应立即口服 150mg。

（2）儿童

1）口服给药：一次 2～4mg/kg，一日 2 次，一日最大剂量为 300mg。

2）静脉注射：一次 1～2mg/kg，每 8～12 小时 1 次。

3）静脉滴注：一次 2～4mg/kg，24 小时连续滴注。

5. 不良反应　与西咪替丁相比，本品损害肾功能、性腺功能和中枢神经系统的不良反应较轻。

（1）心血管系统：可出现突发性的心律失常、心动过缓、心源性休克及轻度的房室传导阻滞。另有静脉注射本品发生心脏停搏的个案报道。

（2）精神神经系统：常见头痛、头晕、乏力，有发生严重头痛的报道。也可出现可逆性的意识模糊、精神异常、行为异常、幻觉、激动、失眠等。肝、肾功能不全者或老年患者，偶见定向力障碍、嗜睡、焦虑、精神错乱、兴奋、抑郁。

（3）血液系统：偶见白细胞减少、血小板计数减少、嗜酸性粒细胞增多，停药后即可恢复；罕见粒细胞缺乏或全血细胞减少的报道，有时可并发骨髓发育不全或形成不良。

（4）消化系统：①可出现恶心、呕吐、便秘、腹泻、腹部不适或疼痛，偶有胰腺炎的报道。②少数患者服药后可引起轻度肝功能损害（曾怀疑可能系药物过敏反应，与药物的用量无关），但偶有致死的情况发生。罕有导致肝衰竭的报道。③本品长期服用可持续降低胃液酸度，有利于细菌在胃内繁殖，从而使食物内硝酸盐还原为亚硝酸盐，形成 N - 亚硝基化合物。

（5）代谢及内分泌系统：①偶有男子乳腺发育，其发生率随年龄的增加而升高，停药后可恢复，也偶见阳痿与性欲降低。②有极少的报道提示本品可能导致急性血卟啉病发作。

（6）过敏反应：罕见过敏反应，表现为皮疹、血管神经性水肿、发热、支气管痉挛、低血压、过敏性休克等。减量或停药后症状可好转或消失。

（7）眼：有少数发生视物模糊的报道，可能与眼球调节改变有关。

（8）皮肤：可出现皮肤瘙痒等，但多不严重，停药后可消失。另有极少数发生多形性红斑的报道。偶有脱发。

（9）肌肉骨骼系统：罕见关节痛、肌痛的报道。

（10）泌尿生殖系统：可出现肾功能损害等，减量或停药后症状可好转或消失。

（11）局部反应：静脉注射时局部可有灼烧感或瘙痒感。

6. 禁忌　对本品过敏者禁用。

7. 注意事项　具体如下。

（1）胃溃疡患者用药前应排除胃癌的可能性。

（2）在胃溃疡愈合、根除幽门螺杆菌以及减少溃疡复发等方面，本品与铋制剂合用优于单用本品。另外，为减少溃疡复发，本品可与抗幽门螺杆菌的抗生素合用。

（3）对于肝肾功能不全者、老年患者应予以特殊的监护，出现精神症状或明显的窦性心动过缓时应停药。

（4）病情严重患者或预防消化道出血，可连续注射给药，直至患者可口服为止。

（5）曾有部分口服本品过量的报道，口服剂量达18g时会产生类似于一般临床应用时的短暂不良反应，另有步态异常与低血压的报道。

（6）FDA对本药的妊娠安全性分级为B级。

8. 药物相互作用　具体如下。

（1）含有氢氧化铝和氢氧化镁的复方抗酸药，可使本品的血药峰浓度下降，曲线下面积减少，但本品的清除无改变。

（2）本品可使苯妥英钠的血药浓度升高，停用本品后，苯妥英钠的血药浓度可迅速下降。

（3）与普鲁卡因胺合用时，可使后者的清除率降低。

（4）有研究表明，本品可增加糖尿病患者口服磺酰脲类降糖药（如格列吡嗪和格列本脲）的降血糖作用，有引起严重低血糖的危险。也有报道，本品可使格列本脲作用减弱。故合用时应警惕可能发生低血糖或高血糖，同时建议糖尿病患者最好避免同时应用本品与磺酰脲类降糖药。

（5）本品能减少肝血流量，当与某些经肝代谢、受肝血流影响较大的药物（如华法林、利多卡因、地西泮、环孢素、普萘洛尔）合用时，可升高这些药物的血药浓度，延长其作用时间和强度，有可能增强这些药物的毒性，值得注意。

（6）本品可减少氨苯喋啶在肠道的吸收，抑制其肝代谢，并降低其肾脏清除率，但以减少肠道吸收为主，故总的结果是使氨苯喋啶的血药浓度降低。

（7）同时口服本品与三唑仑，后者的血浆浓度会升高。可能由于本品减少胃酸分泌，导致三唑仑的生物利用度增加，该相互作用的临床意义不明。

（8）同时口服本品和依诺沙星，由于胃pH降低，依诺沙星的吸收减少，血药浓度降低26%～40%，而静脉给予依诺沙星不受影响。本品对环丙沙星的血药浓度无影响。

（9）本品可降低维生素B_{12}的吸收，长期使用可致维生素B_{12}缺乏。

9. 规格　片剂：150mg；300mg。咀嚼片：25mg。胶囊剂：150mg。泡腾颗粒：1.5g：150mg。泡腾片：150mg。糖浆剂：100mL：1.5g。口服溶液：10mL：150mg。注射液：2mL：50mg；2mL：150mg；2mL：300mg；5mL：50mg。氯化钠注射液：100mL（雷尼替丁100mg、氯化钠0.9g）；250mL（雷尼替丁100mg、氯化钠2.25g）。注射用盐酸雷尼替丁：50mg；100mg。

（三）法莫替丁（Famotidine）

1. 其他名称 保维坚、保胃健、法莫丁、磺胺替定、甲磺噻脒、胃舒达、愈疡宁、法马替丁。

2. 药理作用 本品为高效、长效的呱基噻唑类 H_2 受体阻滞药，具有对 H_2 受体亲和力大的特点，其作用机制与西咪替丁相似。可有效抑制基础胃酸、夜间胃酸和食物刺激引起的胃酸分泌，亦可抑制组胺和五肽胃泌素等刺激引起的胃酸分泌。其抑制 H_2 受体的强度比西咪替丁强 20 倍，比雷尼替丁强 7.5 倍。此外，本品还可抑制胃蛋白酶的分泌。本品无抗雄激素与干扰药物代谢酶的作用。

3. 适应证 具体如下。

（1）用于消化性溃疡（胃、十二指肠溃疡）。

（2）用于急性胃黏膜病变、胃泌素瘤、反流性食管炎及上消化道出血。

4. 用法用量 具体如下。

（1）成人

1）口服给药：①消化性溃疡、上消化道出血、反流性食管炎、胃泌素瘤：一次 20mg，一日 2 次，早、晚餐后或睡前服用，或睡前一次服用 40mg。可根据年龄、症状适当增减用量。②改善急慢性胃炎急性发作时的胃黏膜病变：一日 20mg，睡前服用。可根据年龄、症状适当增减用量。

2）静脉注射或滴注：不能口服的患者，可用静脉制剂。一次 20mg，每 12 小时 1 次，静脉注射（不少于 3 分钟）或滴注（不少于 30 分钟），疗程 5 日，一旦病情许可，应改为口服给药。

肾功能不全时应根据肌酐清除率调整用药剂量。老年人剂量酌减。透析时剂量一次 20mg，透析后使用。

（2）儿童

1）静脉注射：一次 0.4mg/kg，一日 2 次，用法同成人。

2）静脉滴注：参见"静脉注射"。

5. 不良反应 具体如下。

（1）过敏反应：少数患者可出现皮疹、荨麻疹。

（2）精神神经系统：常见头痛（4.7%）、头晕（1.3%），也可出现乏力、幻觉等。

（3）消化系统：少数患者有口干、恶心、呕吐、便秘（1.2%）和腹泻（1.7%），偶有轻度氨基转移酶增高，罕见腹部胀满感及食欲减退。

（4）血液系统：偶见白细胞减少。

（5）心血管系统：罕见心率增快、血压上升等。

（6）其他：罕见耳鸣、颜面潮红、月经不调等。

6. 禁忌 具体如下。

（1）对本品过敏者禁用。

（2）严重肾功能不全者禁用。

（3）孕妇及哺乳期妇女禁用。

7. 注意事项 具体如下。

（1）胃溃疡者应先排除胃癌后才能使用本品。

（2）用药期间如发生过敏反应（如荨麻疹）应停药。

（3）饮酒、溃疡大小、溃疡数目、有无出血症状、既往十二指肠溃疡病史以及水杨酸类药物或非甾体类抗炎药的用药史均能影响溃疡的愈合。

（4）以下情况应慎用：①有药物过敏史者。②肝肾功能不全者。③老年患者。

8. 药物相互作用 具体如下。

（1）丙磺舒可抑制本品从肾小管排泄，降低其清除率，提高其血药浓度。

（2）本品可提高头孢布烯的生物利用度，使其血药浓度升高。

（3）与咪达唑仑合用时，可能会因升高胃内 pH 而导致咪达唑仑的脂溶度提高，从而增加后者的胃肠道吸收。

（4）本品可降低茶碱的代谢和清除，增加茶碱的毒性（如恶心、呕吐、心悸、癫痫发作等）。

（5）抗酸药（如氢氧化镁、氢氧化铝等）与本品合用，可减少本品的吸收。

（6）在服用本品之后立即服用地红霉素，可使后者的吸收略有增加。此相互作用的临床意义尚不清楚。

（7）本品可减少头孢泊肟、地拉费定、伊曲康唑、酮康唑等药物的吸收，降低其药效。

（8）本品可减少环孢素的吸收，降低环孢素的血药浓度。

（9）与妥拉唑林合用时有拮抗作用，可降低妥拉唑林的药效。

（10）本品可逆转硝苯地平的正性肌力作用，其机制可能为本品降低了心排血量和每搏量。

（11）由于本品不抑制肝脏细胞色素 P450 酶，故不影响茶碱、苯妥英钠、华法林及地西泮等药物的代谢，也不影响普鲁卡因胺等的体内分布。

9. 规格　片剂：10mg；20mg；40mg。分散片：20mg。咀嚼片：20mg。口腔崩解片：20mg。胶囊剂：20mg。散剂：1g：10mg；1g：20mg。颗粒剂：1g：20mg。滴丸剂：5mg。注射液：2mL：20mg。注射用法莫替丁：20mg。氯化钠注射液：100mL（法莫替丁20mg、氯化钠0.9g）；250mL（法莫替丁20mg、氯化钠2.25g）。葡萄糖注射液：100mL（法莫替丁20mg、葡萄糖5g）。氯化钠注射液：250mL（法莫替丁20mg、氯化钠2.25g）。

二、质子泵抑制剂

（一）奥美拉唑（Omeprazole）

1. 其他名称　爱尼、奥克、奥立雅、奥美、奥美真、奥斯加、奥韦康、奥西康、彼司克、长谓安、多力奥、金奥康、金洛克、克迪圣、坤丽雨、丽奥佳、利韦廷、罗姆、洛凯、洛赛克、赛奥、绅丽雨、双鲸吉立、维依、正美康。

2. 药理作用　本品为具有脂溶性的质子泵抑制药，呈弱碱性，易浓集于酸性环境中，能特异性地作用于胃壁细胞质子泵所在部位，并转化为亚磺酰胺的活性形式，然后通过二硫键与质子泵的巯基呈不可逆结合，生成亚磺酰胺与质子泵（$H^+ - K^+ - ATP$ 酶）的复合物，从而抑制该酶活性，使壁细胞内的 H^+ 不能转运到胃腔中，阻断胃酸分泌的最后步骤，可使胃液中的胃酸量大为减少。故本品对多种原因引起的胃酸分泌具有强而持久的抑制作用（如基础胃酸分泌以及由组胺、五肽胃泌素及刺激迷走神经引起的胃酸分泌，包括对 H_2 受体阻断药不能抑制的由二丁基环腺苷引起的胃酸分泌）。这与本品对质子泵的抑制作用具有不可逆性有一定关系，只有待新的质子泵形成后，泌酸作用才能恢复。健康志愿者单次口服本品，其抗酸作用可维持 24 小时；多次口服（1 周）可使基础胃酸和五肽胃泌素刺激引起的胃酸分泌抑制 70%～80%。随着胃酸分泌量的明显下降，胃内 pH 迅速升高，一般停药后 3～4 日胃酸分泌可恢复到原有水平。但本品抑制胃酸分泌，使胃内 pH 升高时，会反馈性地使胃黏膜中的 G 细胞分泌胃泌素，从而使血中胃泌素水平升高。此外，本品对胃蛋白酶的分泌也有抑制作用，改良的应激性溃疡动物模型实验表明，本品可增加胃黏膜血流量。

3. 适应证　具体如下。

（1）用于胃及十二指肠溃疡、应激性溃疡等。

（2）用于反流性食管炎、胃泌素瘤。

（3）本品注射剂还可用于：①消化道出血，如消化性溃疡出血、吻合口溃疡出血等，以及预防重症疾病（如脑出血、严重创伤等）和胃手术后引起的上消化道出血。②应激状态时并发或由非甾体类抗炎药引起的急性胃黏膜损伤。③全身麻醉或大手术后以及昏迷患者，以防止胃酸反流及吸入性肺炎。

（4）与阿莫西林和克拉霉素，或与甲硝唑和克拉霉素合用，可有效杀灭幽门螺杆菌（Hp）。

4. 用法用量　成人用法用量如下。

（1）口服给药：①胃、十二指肠溃疡：一次 20mg，一日 1～2 次，晨起顿服或早晚各 1 次。十二指肠溃疡疗程通常为 2～4 周，胃溃疡的疗程为 4～8 周。对难治性溃疡患者可一次 40mg，一日 1 次，疗程 4～8 周。②反流性食管炎：一日 20～60mg，一日 1～2 次，晨起顿服或早晚各 1 次，疗程通常为 4～

8周。③胃泌素瘤：初始剂量为一日 60mg，晨起顿服，以后酌情调整为一日 20～120mg，其疗程视临床情况而定。日剂量高于 80mg 时分 2 次给药。

（2）静脉注射：①通常一次 40mg，一日 1～2 次。②消化性溃疡出血：一次 40mg，每 12 小时 1次，连用 3 日。③胃泌素瘤：初始剂量为一次 60mg，一日 1 次。一日剂量可更高，剂量应个体化。当一日剂量超过 60mg 时，分 2 次给药。

（3）静脉滴注：①胃、十二指肠溃疡：一次 40mg，一日 1 次。②反流性食管炎：一次 40mg，一日1 次。③胃泌素瘤：初始剂量为一次 60mg，一日 1 次。剂量应个体化，可酌情增量。日剂量高于 60mg时分 2 次给药。④消化道出血：出血量大时首剂可给予 80mg，之后给予每小时 8mg 的维持剂量，至出血停止。

肾功能不全者无须调整剂量。严重肝功能不全者必要时剂量减半，日剂量不超过 20mg。老年患者无须调整剂量。

5. 不良反应　本品的耐受性良好，不良反应多为轻度和可逆。

（1）心血管系统：可见胸痛、心悸、心动过速或过缓、血压升高、外周水肿。

（2）精神神经系统：可见头痛、头晕、衰弱、乏力、感觉异常、抑郁、焦虑、冷漠、意识模糊、嗜睡、幻觉、激动、失眠、神经质、攻击行为、震颤、外周神经炎等。

（3）代谢及分泌系统：罕见出汗增多、低钠血症、男子乳腺发育。长期应用可导致维生素 B_{12} 缺乏、胃泌素血症。

（4）肌肉骨骼系统：罕见关节痛、肌痛、肌力减弱。

（5）泌尿生殖系统：可见镜下脓尿、蛋白尿、血尿、尿频、泌尿系统感染、间质性肾炎、尿糖、睾丸痛。

（6）胃肠道：可见口干、畏食、恶心、呕吐、反酸、腹胀、腹痛、腹泻、便秘等。罕见口炎、味觉失常、胃肠道念珠菌感染。有患者服用本品 14 日后胃内活菌浓度明显增多的报道（停药后 3 日恢复正常）。长期应用本品患者，有报道可出现萎缩性胃炎。

（7）肝脏：罕见肝炎或黄疸性肝炎、肝坏死、肝功能衰竭和肝性脑病。偶见轻度丙氨酸氨基转移酶、天门冬氨酸氨基转移酶、γ-谷氨酰转移酶、碱性磷酸酶、血胆红素升高。

（8）血液系统：可见溶血性贫血。罕见白细胞减少、血小板减少、粒细胞缺乏症和各类血细胞减少。

（9）皮肤：可见皮肤潮红、干燥。罕见光敏性皮炎、多形性红斑、Stevens-Johnson 综合征、毒性上皮坏死溶解、脱发。

（10）过敏反应：可见发热、皮疹、荨麻疹、瘙痒、紫斑、瘀斑、血管神经性水肿、支气管痉挛、过敏性休克。

（11）眼：罕见视物模糊。个例重症患者接受大剂量奥美拉唑静脉注射后出现不可逆性视觉损伤。

（12）其他：动物实验表明本品可引起胃底部和胃体部主要内分泌细胞（肠嗜铬细胞）增生，长期用药还可发生胃部类癌。

6. 禁忌　具体如下。

（1）对本品过敏者禁用。

（2）严重肾功能不全者禁用。

（3）婴幼儿禁用。

（4）孕妇禁用。

7. 注意事项　具体如下。

（1）本品静脉滴注给药时禁止用除 0.9% 氯化钠注射液或 5% 葡萄糖注射液以外的其他溶剂溶解或稀释，也禁止与其他药物配伍。

（2）胃溃疡患者使用本品时，应排除胃癌的可能性，因本品可使患者症状缓解，从而延误诊断。

（3）注意足疗程治疗，不可因症状缓解而停药。

（4）本品不宜长期大剂量使用（胃泌素瘤除外），以防抑酸过度。

（5）本品注射剂每40mg用专用溶剂100mL溶解后静脉推注，推注时间为2.5～4分钟，溶液配制后应于2小时内使用；或用0.9%氯化钠注射液或5%葡萄糖注射液100mL稀释后静脉滴注，滴注时间应在20～30分钟或更长。

（6）本品不影响驾驶和操作机器。

（7）肝、肾功能不全者慎用。

（8）FDA对本药的妊娠安全性分级为C级。

8. 药物相互作用　具体如下。

（1）甲硝唑、对Hp敏感的药物（如阿莫西林等）与本品联用有协同作用，可提高清除Hp的疗效。

（2）与克拉霉素合用时，两者的血药浓度都上升，可增加中枢神经系统及胃肠道不良反应的发生率。

（3）本品可提高胰酶的生物利用度，增强其疗效；两者合用对胰腺囊性纤维化引起的顽固性脂肪泻及小肠广泛切除术后功能性腹泻有较好疗效。

（4）本品与钙拮抗药合用时，两药体内清除均有所减慢，但无临床意义。

（5）本品在肝脏中通过CYP2C19代谢，会延长其他酶解物如地西泮、华法林（R－华法林）、苯妥英、双香豆素、硝苯地平、安替比林、双硫仑等的清除。

（6）本品可造成低酸环境，使地高辛较少转化为活性物，减弱其疗效。使用本品期间及停药后短时间内应调整地高辛剂量。

（7）与三唑仑、劳拉西泮或氟西泮合用，可致步态紊乱，停用一种药即可恢复正常。

（8）本品可抑制泼尼松转化为活性形式，减弱其药效。

（9）本品的抑酸作用可影响铁盐的吸收。

（10）本品可使四环素、氨苄西林、酮康唑、伊曲康唑等吸收减少，血药浓度降低，这与本品造成的胃内碱性环境有关。

（11）本品抑制胃酸使胃内细菌总数增加，致使亚硝酸盐转化为致癌性亚硝酸；联用维生素C或维生素E，可能限制亚硝酸化合物形成。

（12）本品与其他抗酸药合用无相互作用，但不宜同时服用。

（13）本品可影响环孢素的血药浓度（升高或降低），机制不明。

（14）本品与下列酶底物无代谢性相互作用，如咖啡因、非那西丁、茶碱（CYP1A2），S－华法林、吡罗昔康、双氯芬酸和萘普生（CYP2C9），美托洛尔、普萘洛尔（CYP2D6），乙醇（CYP2E1），利多卡因、奎尼丁、雌二醇、红霉素、布地奈德（CYP3A）。

9. 规格　胶囊剂：10mg；20mg。肠溶片：10mg；20mg。镁肠溶片：10mg（奥美拉唑）；20mg（奥美拉唑）。钠肠溶片：10mg（奥美拉唑）；20mg（奥美拉唑）。注射用奥美拉唑钠：20mg（奥美拉唑）；40mg（奥美拉唑）。

（二）兰索拉唑（Lansoprazole）

1. 其他名称　达克普隆、拉索脱、兰悉多、朗索拉唑、南索拉唑、普托平、新达克

2. 药理作用　本品是继奥美拉唑之后的又一种新的质子泵抑制剂，两者的化学结构很相似，均为苯并咪唑衍生物，不同之处为本品在吡啶环上多一个氟。这两种质子泵抑制剂均具有亲脂性，容易穿透细胞壁；又因为它们的分子结构中都含有吡啶环，故呈弱碱性，对胃黏膜壁细胞的酸性环境具有亲和力。

本品可在胃黏膜壁细胞微管的酸性环境中形成活性亚磺酰胺代谢物，这些活性代谢物可将质子泵的巯基氧化而使其失去活性，从而抑制胃酸分泌的最后一个步骤，阻断H^+分泌入胃内。

本品对胃酸分泌的抑制具备以下三个特点：①对基础胃酸分泌和所有刺激物（如组胺、氨甲酰胆碱等）所致的胃酸分泌均有显著抑制作用，抑制程度与本品浓度有明显的依赖关系。②抑酸作用强，

明显优于 H_2 受体阻滞剂。③抑酸作用维持时间长，这是由于质子泵一旦失活后即不能恢复，需等新的质子泵形成后，才能恢复其泌酸作用。

本品除能抑制胃酸分泌外，对胃蛋白酶也有轻到中度的抑制作用。本品及其代谢产物均对幽门螺杆菌有抑制作用，但单用本品对幽门螺杆菌无根除作用，与抗生素联合应用则可明显提高幽门螺杆菌的根除率。

此外，由于本品使胃内 pH 明显增高，对胃内 G 细胞的反馈抑制减弱，因而使胃泌素的分泌增加。停药 1~12 周之后血清胃泌素可恢复正常。

3. 适应证　主要用于胃溃疡、十二指肠溃疡、吻合口溃疡、幽门螺杆菌感染及反流性食管炎、胃泌素瘤等。

4. 用法用量　成人常规剂量如下。

（1）口服给药

1）十二指肠溃疡：通常一次 15~30mg，一日 1 次，清晨口服，连续服用 4~6 周。

2）胃溃疡、反流性食管炎、胃泌素瘤、吻合口溃疡：一次 30mg，一日 1 次，清晨口服，连续服用 6~8 周。

3）合并幽门螺杆菌感染的胃或十二指肠溃疡：可一次 30mg，一日 1~2 次，与 1~2 种抗生素联合应用，1~2 周为一疗程。

（2）静脉滴注：一次 30mg，一日 2 次。用 0.9% 氯化钠注射液 100mL 溶解后静脉滴注（不少于 30 分钟），疗程不超过 7 日。

肾功能不全时一次 15mg，一日 1 次。肝功能不全时一次 15mg，一日 1 次。老年人一次 15mg，一日 1 次。

5. 不良反应　本品安全性较好，一般能较好耐受，不良反应发生率为 2%~4%。

（1）消化系统：可见口干、恶心、食欲缺乏、腹胀、腹泻、便秘、便血等症状，偶见丙氨酸氨基转移酶、天门冬氨酸氨基转移酶、碱性磷酸酶、乳酸脱氢酶及 γ-谷氨酰转移酶升高。口服本品可致胃黏膜轻度肠嗜铬细胞增生，停药后可恢复正常。

（2）中枢神经系统：常见头痛、头晕、嗜睡；偶见焦虑、失眠、抑郁等。

（3）泌尿生殖系统：可见阳痿、尿频、蛋白尿、尿酸值升高等。

（4）血液系统：偶见贫血、白细胞减少、嗜酸性粒细胞增多、血小板减少等。

（5）过敏反应：可见皮疹及皮肤瘙痒等。

（6）其他：①少见乏力，偶见发热、肌痛、总胆固醇升高等。②致癌性：有报道对大白鼠经口给药（剂量约为临床用量的 100 倍）的试验中，发生了 1 例胃部类癌。

6. 禁忌　对本品过敏者禁用。

7. 注意事项　具体如下。

（1）使用本品有可能掩盖胃癌症状，故应在排除胃癌可能性的基础上使用本品。

（2）在喷出性或涌出性大量出血、血管暴露等危险性大的情况下，应先采用内镜下止血措施。

（3）由于本品在酸性条件下不稳定，所以必须以肠溶制剂给药。口服时应将本品片剂或胶囊整片或整粒吞服，不应压碎或咀嚼。

（4）本品粉针剂仅用于静脉滴注，且避免与 0.9% 氯化钠注射液以外的液体和其他药物混合静滴。

（5）本品粉针剂治疗 3 日内达到止血效果后，应改用口服用药，不可无限制静脉给药。本药长期使用经验不足，故国内不推荐用于维持治疗。

（6）治疗胃泌素瘤的目标为基础胃酸分泌量在无胃部手术史的患者为 10mmol/h 以下，在有胃部手术史的患者为 5mmol/h 以下。

（7）在本品的治疗过程中，轻度不良反应不影响继续用药，但如发生过敏反应、肝功能异常或较为严重的不良反应时应及时停药或采取适当措施。

（8）FDA 对本药的妊娠安全性分级为 B 级。

8. 药物相互作用 具体如下。

（1）与对乙酰氨基酚合用，可使后者的血药峰浓度升高，达峰时间缩短。

（2）与地西泮或苯妥英钠合用，有报道可延迟地西泮或苯妥英钠的代谢与排泄。故合用时应调整本品剂量并仔细观察其反应。

（3）与罗红霉素合用，后者在胃中的局部浓度增加，两者用于治疗幽门螺杆菌感染时具有协同作用。

（4）与地高辛、甲地高辛合用时，由于本品的胃酸分泌抑制作用，可抑制地高辛水解，有使其血药浓度升高的可能性。

（5）本品可竞争性阻断肝脏药物代谢酶对他克莫司的代谢，使其血药浓度升高。

（6）与抗酸药合用，能降低本品的生物利用度。其机制可能为胃内 pH 升高妨碍了本品溶解。故两者如需合用，应在服用抗酸药后 1 小时再给予本品。

（7）与硫糖铝合用，可干扰本品的吸收，降低其生物利用度，故应在服用硫糖铝前至少 30 分钟服用本品。

（8）与茶碱合用，可轻度降低茶碱的血药浓度。

（9）本品的胃酸分泌抑制作用可降低阿扎那韦的溶解度，使其血药浓度下降，有可能减弱其药效，故本品禁与阿扎那韦合用。

（10）与伊曲康唑、酮康唑合用，可使后两者的吸收减少。其机制为本品显著而持久地抑制胃酸分泌所致，故应避免与伊曲康唑、酮康唑同时使用。

（11）与克拉霉素合用，有发生舌炎、口腔炎或舌头变黑的报道。其确切机制不清。两者合用时，应监测口腔黏膜的变化，必要时停用克拉霉素，同时减少本品剂量。

9. 规格 肠溶片：15mg；30mg。口腔崩解片：15mg；30mg。肠溶胶囊：15mg；30mg。注射用兰索拉唑：30mg。

（三）雷贝拉唑（Rabeprazole）

1. 其他名称 安斯菲、贝众捷、波利特、得宁、丁齐尔、济诺、拉贝拉唑钠、雷贝拉唑、雷众捷、瑞波特、信卫安、雨田青。

2. 药理作用 本品为苯并咪唑类质子泵抑制药，可特异性地抑制三磷腺苷酶的作用，对基础胃酸和由刺激引起的胃酸分泌均有抑制作用。对多种大鼠实验性溃疡及实验性胃黏膜病变（寒冷束缚应激性反应、水浸束缚应激反应、幽门结扎、半胱胺及盐酸－乙醇刺激），本品均显示很强的抗溃疡及改善胃黏膜病变的作用。具体作用包括：①胃酸分泌抑制作用：家兔胃腺体外研究表明，本品可抑制二丁酰环磷酸腺苷引起的胃酸分泌；对由组胺、五肽胃泌素引起犬的胃酸分泌，大鼠的基础胃酸分泌及组胺引起的胃酸分泌均有较强的抑制作用；相对于其他质子泵抑制药（如奥美拉唑）而言，本品能更快、更彻底地与 H^+-K^+-ATP 酶分离，从而可更快实现胃酸分泌抑制作用的恢复。②抗幽门螺杆菌作用：体外试验显示本品比奥美拉唑和兰索拉唑有更强的抗幽门螺杆菌活性，其可在几个位点直接攻击抗幽门螺杆菌，并可非竞争性、不可逆地抑制抗幽门螺杆菌的脲酶。此外，本品对胆碱受体和组胺 H_2 受体无拮抗作用。

3. 适应证 具体如下。

（1）用于良性活动性胃溃疡、活动性十二指肠溃疡。

（2）用于减轻侵蚀性或溃疡性胃食管反流病症状及其维持期的治疗。

（3）与适当的抗生素（如阿莫西林和克拉霉素）合用可有效杀灭幽门螺杆菌。

4. 用法用量 成人口服给药。

（1）活动性十二指肠溃疡：一次 20mg（部分患者一次 10mg 即有反应），一日 1 次，早晨服用，连服 4 周，但有 2% 的患者还需继续用药 4 周。

（2）活动性胃溃疡：一次 20mg，一日 1 次，早晨服用，连服 6 周，但有 9% 的患者还需继续用药 6 周。

（3）侵蚀性或溃疡性胃食管反流病：一次 20mg，一日 1 次，早晨服用，连服 4~8 周。其维持治疗方案为：一次 10mg 或 20mg（部分患者一次 10mg 即有反应），一日 1 次，疗程为 12 个月。

肾功能不全患者无须调整剂量。重症肝炎患者应慎用本品，必须使用时应从小剂量开始并监测肝功能。肝功能正常的老年人无须调整剂量。

5. 不良反应　本品耐受性良好，不良反应与其他质子泵抑制药相似。

（1）心血管系统：罕见心悸、心动过缓、胸痛。

（2）精神神经系统：可见眩晕、四肢乏力、感觉迟钝，偶见头痛，罕见失眠、困倦、握力低下、口齿不清、步态蹒跚。据国外资料个案报道，既往有肝性脑病的肝硬化患者用药后出现精神错乱、识辨力丧失和嗜睡。

（3）泌尿生殖系统：偶见血尿素氮升高、蛋白尿。

（4）消化系统：可见口干、腹胀、腹痛，偶见恶心、呕吐、便秘、腹泻以及丙氨酸氨基转移酶、天门冬氨酸氨基转移酶、碱性磷酸酶、γ-谷氨酰转移酶、乳酸脱氢酶、总胆红素、总胆固醇升高，罕见消化不良。

（5）血液系统：偶见红细胞、淋巴细胞减少，白细胞减少或增多，嗜酸性粒细胞、中性粒细胞增多，罕见溶血性贫血（出现此类状况时，应停药并采取适当措施）。

（6）其他：可见光敏反应、皮疹、荨麻疹、瘙痒、水肿、休克、视力障碍、肌痛、鼻炎（出现此类状况时，应停药并采取适当措施）。此外，动物实验发现本品有致癌性。

6. 禁忌　对本品及苯并咪唑类药物过敏者禁用。

7. 注意事项　具体如下。

（1）本品治疗可能掩盖由胃癌引起的症状，故应在排除恶性肿瘤的前提下再行给药。

（2）肠溶片剂不能咀嚼或压碎服用，须整片吞服。

（3）与抗生素合用杀灭幽门螺杆菌时应在早晨、餐前服药。

（4）以下情况应慎用：①肝功能损伤患者。②孕妇及哺乳期妇女。FDA 对本药的妊娠安全性分级为 B 级。

8. 药物相互作用　具体如下。

（1）由于本品可升高胃内 pH，与地高辛合用时，会使地高辛的 AUC 和 C_{max} 值分别增加 19% 和 29%，故合用时应监测地高辛的浓度。

（2）本品与含氢氧化铝、氢氧化镁的制酸剂同时服用，或在服用制酸剂 1 小时后再服用本品时，本品的平均血药浓度和 AUC 分别下降 8% 和 6%。

（3）本品可减少酮康唑、伊曲康唑的胃肠道吸收，使其疗效降低。

（4）本品对通过细胞色素 P450 途径代谢的药物（如地西泮、茶碱、华法林、苯妥英等）无影响。

9. 规格　肠溶胶囊剂：10mg；20mg。肠溶片：10mg；20mg。

（四）泮托拉唑（Pantoprazole）

1. 其他名称　富诗坦、健朗晨、诺森、潘美路、潘妥洛克、潘信、泮立苏、思达美克、泰美尼克、韦迪、卫可安、誉衡。

2. 药理作用　泮托拉唑为第三代质子泵抑制剂，可选择性地作用于胃黏膜壁细胞，抑制壁细胞中 H^+-K^+-ATP 酶的活性，使壁细胞内的 H^+ 不能转运到胃中，从而抑制胃酸的分泌。泮托拉唑呈弱碱性，在弱酸环境中比同类药物更为稳定，被激活后仅与质子泵上活化部位两个位点结合（而奥美拉唑、兰索拉唑则显示更多的与活化无关的结合位点），从分子水平上体现出与质子泵结合的高度选择性。同时，还能减少胃液分泌量并抑制胃蛋白酶的分泌及活性。此外，本品可抑制幽门螺杆菌生长，与抗菌药联用能彻底根除幽门螺杆菌。由于本品对细胞色素 P450 酶系的亲和力较低，并有二期代谢途径，故其他通过该酶系代谢的药物与本品间相互作用较小。

泮托拉唑与奥美拉唑疗效类似，但止痛效果优于奥美拉唑。本品静脉滴注治疗消化性溃疡及急性胃黏膜病变、复合性溃疡（止痛、止血）疗效显著，总有效率约为 98.04%。同时，泮托拉唑能治愈常规

或大剂量 H_2 受体拮抗药治疗无效的消化性溃疡。有资料表明，106 例雷尼替丁治疗无效的溃疡患者，泮托拉唑治疗 2~8 周，愈合率为 97%，愈合后继续维持治疗，90% 的患者病情稳定未复发。

3. 适应证 具体如下。

（1）主要用于消化性溃疡（胃溃疡、十二指肠溃疡、吻合口溃疡等）及其出血，包括非甾体类抗炎药引起的急性胃黏膜损伤和应激性溃疡出血。

（2）用于反流性食管炎，也用于全身麻醉或大手术后以及衰弱昏迷患者，以防止胃酸反流合并吸入性肺炎。

（3）用于卓艾综合征。

（4）与其他抗菌药物（如克拉霉素、阿莫西林和甲硝唑）联用，治疗幽门螺杆菌感染，减少十二指肠溃疡和胃溃疡复发。

4. 用法用量 具体如下。

（1）口服给药

1）一般用法：一次 40mg，一日 1 次，个别对其他药物无反应的患者可一日服 2 次，最好于早餐前服用。十二指肠溃疡一般疗程 2~4 周，胃溃疡及反流性食管炎疗程 4~8 周。

2）伴幽门螺杆菌感染者需联合用药，以下方案可供选择：①泮托拉唑（一次 40mg，一日 2 次）+ 阿莫西林（一次 1g，一日 2 次）+ 克拉霉素（一次 500mg，一日 2 次）。②泮托拉唑（一次 40mg，一日 2 次）+ 甲硝唑（一次 500mg，一日 2 次）+ 克拉霉素（一次 500mg，一日 2 次）。③泮托拉唑（一次 40mg，一日 2 次）+ 阿莫西林（一次 1g，一日 2 次）+ 甲硝唑（一次 50mg，一日 2 次）。联合疗法一般持续 7 日，此后如症状持续存在，需继续服用本品以保证溃疡的完全愈合，维持用量为一日 40mg。

（2）静脉滴注：一次 40~80mg，一日 1~2 次，使用前将 0.9% 氯化钠注射液 10mL 注入冻干粉小瓶内，将上述溶解后的药液加入 0.9% 氯化钠注射液 100~250mL 中稀释后供静脉滴注。静脉滴注，要求 15~60 分钟内滴完。

肾功能不全时剂量不宜超过一日 40mg。严重肝衰竭的患者，剂量应减少至隔日 40mg。老年人剂量不宜超过一日 40mg。但在采用根除幽门螺杆菌感染的联合疗法时，老年患者在 1 周的治疗中也可使用常规剂量，即一次 40mg，一日 2 次。

5. 不良反应 本药不良反应较少。偶有头痛、头晕、失眠、嗜睡、恶心、腹泻、便秘、皮肤瘙痒、皮疹、肌肉疼痛等症状，极少有上腹痛、腹胀，个别患者可出现水肿、发热和一过性视力障碍（视物模糊）。大剂量使用时可出现心律不齐、氨基转移酶增高、肾功能改变、白细胞及血小板降低等。

6. 禁忌 具体如下。

（1）对本品过敏者禁用。

（2）妊娠早期及哺乳期妇女禁用。

（3）婴幼儿禁用。

7. 注意事项 具体如下。

（1）神经性消化不良等轻微胃肠疾患不推荐使用本品，用药前须排除胃与食管的恶性病变，以免因症状缓解而延误诊断。

（2）本品肠溶制剂服用时切勿咀嚼。本品缓释混悬剂用于不能吞咽片剂的成人患者，可与苹果酱或苹果汁一起服用，或通过鼻胃管给药。

（3）注射液的配制：本品注射剂只能用氯化钠注射液或专用溶剂溶解、稀释，禁止用其他溶剂或药物溶解、稀释。药物溶解、稀释后必须在 4 小时内用完。

（4）本品抑制胃酸分泌的作用强，时间长，故应用本品注射剂时不宜同时再服用其他抗酸药或抑酸药。治疗一般消化性溃疡等病时，应避免大剂量长期应用（卓艾综合征例外）。

（5）肾功能受损者不需调整剂量，肝功能受损者需要酌情减量。

8. 药物相互作用　具体如下。

（1）本品可降低伊曲康唑、酮康唑等的胃肠道吸收，降低其药效。

（2）本品的活性成分在肝脏内通过细胞色素 P450 酶系代谢，因此凡通过该酶系代谢的其他药物均不能排除与之有相互作用的可能性。但检测这类药物（如卡马西平、咖啡因、地西泮、双氯芬酸、地高辛、乙醇、格列本脲、美托洛尔、硝苯地平、苯丙香豆素、苯妥英、茶碱、华法林和口服避孕药），却未观察到本品与它们之间有明显临床意义的相互作用。与奥美拉唑相比，本品对细胞色素 P450 系统作用较小。

9. 规格　肠溶片：20mg；40mg。肠溶胶囊：40mg。注射用泮托拉唑钠：40mg；60mg；80mg。

（五）埃索美拉唑（Esomeprazole）

1. 其他名称　埃索美拉唑镁、埃索美拉唑钠、埃索他拉唑、耐信、左旋奥美拉唑。

2. 药理作用　本品为质子泵抑制药，是奥美拉唑 S 异构体，呈弱碱性，能在壁细胞泌酸微管的高酸环境中浓集并转化为活性形式，特异性抑制该部位的 $H^+ - K^+ - ATP$ 酶（质子泵），从而抑制基础胃酸及刺激所致的胃酸分泌。

3. 适应证　具体如下。

（1）用于胃食管反流性疾病（GERD）：①治疗糜烂性反流性食管炎。②已经治愈的食管炎患者长期维持治疗，以防止复发。③GERD 的症状控制。

（2）联合适当的抗菌疗法，用于根除幽门螺杆菌，使幽门螺杆菌感染相关的消化性溃疡愈合，并防止其复发。

（3）用于持续接受非甾体类抗炎药治疗的患者降低胃溃疡发生的风险。

4. 用法用量　具体如下。

（1）口服给药

1）糜烂性反流性食管炎的治疗：一次 40mg，一日 1 次，连服 4 周。对于食管炎未治愈或症状持续的患者建议再治疗 4 周。

2）已治愈的食管炎患者防止复发的长期维持治疗：一次 20mg，一日 1 次。

3）GERD 的症状控制：无食管炎的患者一次 20mg，一日 1 次。如用药 4 周后症状未得到控制，应对患者作进一步检查。症状消除后，可采用即时疗法（即需要时口服 20mg，一日 1 次）。

4）联合抗菌疗法根除幽门螺杆菌：采用联合用药方案，本品一次 20mg，阿莫西林一次 1g，克拉霉素一次 500mg，均为一日 2 次，共用 7 日。

（2）静脉注射：对于不能口服用药的患者，一次 20～40mg，一日 1 次。反流性食管炎：一次 40mg，一日 1 次；GERD 的症状控制：一次 20mg，一日 1 次。将粉针剂用 0.9% 氯化钠注射液 5mL 溶解，注射时间至少 3 分钟以上。

（3）静脉滴注：用量参见"静脉注射"项。将粉针剂 40mg 用 0.9% 氯化钠注射液溶解至 100mL，注射时间 10～30 分钟。

肾功能损害者无须调整剂量。轻、中度肝功能损害者无须调整剂量。严重肝功能损害者，本品一日用量为 20mg。老年人无须调整剂量。

5. 不良反应　具体如下。

（1）代谢及内分泌系统：少见外周水肿；罕见低钠血症。

（2）呼吸系统：罕见支气管痉挛。

（3）肌肉骨骼系统：罕见关节痛、肌痛，非常罕见肌无力。

（4）泌尿生殖系统：非常罕见间质性肾炎、男子乳腺发育。

（5）神经系统：常见头痛；少见眩晕、头晕、感觉异常、嗜睡；罕见味觉障碍。

（6）精神表现：少见失眠；罕见激动、精神错乱、抑郁；非常罕见攻击、幻觉。

（7）肝脏：少见肝酶升高，罕见伴或不伴黄疸的肝炎，非常罕见肝衰竭、先前有肝病的患者出现脑病。

（8）胃肠道表现：常见腹痛、便秘、腹泻、腹胀、恶心、呕吐；少见口干；罕见口腔炎、胃肠道念珠菌病。

（9）血液系统：罕见白细胞减少、血小板减少；非常罕见粒细胞缺乏、全血细胞减少。

（10）皮肤表现：少见皮炎、瘙痒、皮疹、荨麻疹，罕见脱发、光过敏、多汗，非常罕见多形性红斑、Stevens - Johnson 综合征、中毒性表皮坏死溶解。

（11）眼部表现：罕见视物模糊。

（12）过敏反应：罕见发热、血管神经性水肿、过敏性休克。

（13）其他：①使用抗酸药期间，胃酸分泌减少可导致血清胃泌素增高。②据报道，长期使用抑制胃酸分泌药，胃腺囊肿的发生率可呈一定程度的增高。这是胃酸分泌显著受抑后的生理性反应，性质为良性，视为可逆性。

6. 禁忌　对本品、奥美拉唑或其他苯并咪唑类化合物过敏者禁用。

7. 注意事项　具体如下。

（1）当患者出现以下任何一种症状，如体重显著下降、反复呕吐、吞咽困难、呕血或黑便，怀疑发生胃溃疡或已存在胃溃疡时，应首先排除恶性肿瘤，再使用本品。因使用本品可减轻胃癌症状，延误诊断。

（2）本品对酸不稳定，口服制剂均为肠溶制剂，服用时应整片吞服，不应嚼碎或压碎，且应于餐前至少 1 小时服用。

（3）本品注射剂只能用 0.9% 氯化钠注射液溶解。配制的溶液不应与其他药物混合或在同一输液瓶中合用。

（4）本品注射剂通常应短期用药（不超过 7 日），一旦可能，应转为口服治疗。

（5）FDA 对本药的妊娠安全性分级为 B 级。

8. 药物相互作用　具体如下。

（1）与克拉霉素（一次 500mg，一日 2 次）合用时，本品的 AUC 加倍，但无须调整其剂量。

（2）本品可使经 CYP2C19 代谢的药物（如地西泮、西酞普兰、丙米嗪、氯米帕明、苯妥英等）的血药浓度升高，故可能需减少后者的用量。本品 30mg 与地西泮合用时，地西泮的清除率下降 45%。癫痫患者合用本品 40mg 和苯妥英时，苯妥英的血药谷浓度上升 13%，故建议监测苯妥英的血药浓度。

（3）本品与西沙必利合用时，可使后者 AUC 增加 32%，消除半衰期延长 31%，但血药峰浓度无显著增高。这种相互作用不改变西沙必利对心脏电生理的影响。

（4）与华法林合用，个别患者有显著性的国际标准化比值（INR）升高，故当开始合用或停用本品时，建议监测华法林的血药浓度。

（5）使用本品治疗期间，因胃酸分泌减少，可改变某些吸收过程受胃酸影响的药物的吸收量（如可使酮康唑、伊曲康唑、铁的吸收减少）。

（6）与阿扎那韦合用可能会降低阿扎那韦的血药浓度。

（7）与避孕药（如炔诺酮、炔诺孕酮、乙炔基雌二醇、美雌醇）合用时，本品的药动学过程无明显改变。

（8）本品对阿莫西林、奎尼丁药动学的影响不具临床意义。

9. 规格　埃索美拉唑镁肠溶片：20mg（以埃索美拉唑计）；40mg（以埃索美拉唑计）。注射用埃索美拉唑钠：40mg（以埃索美拉唑计）。

三、选择性抗胆碱药

【哌仑西平】（Pirenzepine）

1. 其他名称　吡疡平、必舒胃、盖全平、哌吡氮平、胃见痊、胃兄痊、胃之痉。

2. 药理作用　本品为选择性抗 M 胆碱药，在 M 受体部位有竞争性抑制乙酰胆碱的作用。对胃黏膜（特别是壁细胞）的 M_1 受体有高度亲和力，可使基础胃酸分泌及外源性五肽促胃泌素引起的胃酸分泌均受到抑制。单次口服本品 50mg 和 100mg，分别使胃酸分泌减少 32% 和 41%。但对胃液的 pH 影响不大。此外，本品尚可抑制胃液（包括胃蛋白酶原和胃蛋白酶）分泌，从而使胃最大酸分泌和最高酸分泌下降，并能明显降低空腹、试餐或 L - 氨基酸刺激后血清促胃泌素水平，对胃黏膜细胞也有直接的保护作用。

本品对平滑肌、心肌和涎腺的 M_2 受体亲和力较低。一般剂量时，仅抑制胃酸分泌，而很少发生瞳孔、心脏、涎腺、膀胱逼尿肌、胃肠道平滑肌等部位的抗胆碱样不良反应，剂量增加可抑制涎腺分泌，只有大剂量才抑制胃肠平滑肌和引起心动过速。本品不能透过血 - 脑脊液屏障，故不影响中枢神经系统。

3. 适应证　用于胃和十二指肠溃疡、应激性溃疡、急性胃黏膜出血、高酸性胃炎、胃食管反流病、胃泌素瘤等，也用于缓解胃痉挛所致的疼痛。

4. 用法用量　具体如下。

（1）口服：一次 50mg，一日 2 次，于早、晚饭前半小时（或更长时间）服用。疗程以 4～6 周为宜。症状严重者，一日剂量可增至 150mg，分 3 次服用。需长期治疗的患者，可连续服用 3 个月。

（2）静脉注射：一次 10mg，一日 2 次，好转后改口服。

（3）肌内注射：同静脉注射。

5. 不良反应　本品不良反应较轻且可逆，抗 M 胆碱样不良反应与剂量有关。

（1）可见轻度口干、眼干、视力调节障碍、恶心、便秘、腹泻、排尿困难、精神紊乱、头痛、嗜睡、头晕、震颤等。

（2）个别患者可出现虚弱、疲劳、胃灼热、饥饿感、食欲缺乏、呕吐、瘙痒、皮疹等。

6. 禁忌　具体如下。

（1）对本品过敏者禁用。

（2）青光眼患者禁用。

（3）前列腺增生患者禁用。

（4）孕妇禁用。

7. 注意事项　具体如下。

（1）因本品不良反应的出现与用量有关，故用药过程中根据患者的不同反应，可酌情增减剂量。

（2）如出现皮疹，应停药。

（3）肝肾功能不全者慎用。

8. 药物相互作用　具体如下。

（1）H_2 受体拮抗药可增强本品的作用，两者合用可明显减少胃酸分泌。

（2）本品与普鲁卡因胺合用时可对房室结传导产生相加的抗迷走神经作用，用药中应监测心率和心电图。

（3）本品与西沙必利相互拮抗，合用时可使后者的疗效明显下降。

9. 规格　片剂：25mg；50mg。注射液：2mL：10mg。

四、胃泌素受体拮抗药

【丙谷胺】（Proglumide）

1. 其他名称　二丙谷酰胺、疡得平。

2. 药理作用　本品为胆囊收缩素受体和胃泌素受体拮抗药，其分子结构与胃泌素（G - 17）及胆囊收缩素（CCK）两种肠激肽的终末端分子结构相似，故功能基团酰胺基能特异性与 G - 17 竞争壁细胞上 G - 17 受体，明显抑制 G - 17 引起的胃酸和胃蛋白酶的分泌，增加胃黏膜氨基己糖的含量，促进糖蛋白合成，保护胃黏膜，从而改善消化性溃疡的症状和促进溃疡的愈合。本品对因组胺和迷走神经刺激引起胃酸分泌的抑制作用不明显，治疗消化性溃疡和胃炎不发生胃酸分泌的反跳现象，终止治疗后仍可使胃酸分泌处于正常水平达半年。因本品抑制胃酸分泌的作用较 H_2 受体拮抗药弱，临床已不再单独用于治疗溃疡病，但近来其利胆作用较受重视。

3. 适应证　用于胃和十二指肠溃疡、胃炎（如慢性浅表性胃炎）及十二指肠球炎。

4. 用法用量　具体如下。

（1）成人：口服给药，一次400mg，一日3~4次，餐前15分钟服用，连用30~60日，亦可根据胃镜或X线检查结果调整用药时间。

（2）儿童：口服给药，一次10~15mg/kg，一日3次，餐前15分钟服用，疗程视病情而定。

5. 不良反应　偶有失眠、瘙痒、口干、便秘、腹胀、下肢酸胀等，亦有短暂性白细胞减少和轻度氨基转移酶升高的报道。

6. 禁忌　具体如下。

（1）对本品过敏者禁用。

（2）胆囊管及胆道完全梗阻的患者禁用。

7. 注意事项　具体如下。

（1）经本品治疗后症状缓解的患者，并不能排除胃癌的可能，故用药前应先排除胃癌。

（2）用药期间应避免烟、酒、刺激性食物和精神创伤。

8. 药物相互作用　具体如下。

（1）与其他抗溃疡药（如H_2受体拮抗药）合用，可增强抑制胃酸分泌的作用而加速溃疡的愈合。

（2）与吗啡合用，可增强吗啡的止痛作用和延长其作用持续时间。

（3）本品可拮抗氟哌啶醇的作用使运动障碍加重，故治疗亨廷顿舞蹈病时两者不能合用。

9. 规格　胶囊剂：200mg。片剂：200mg。

（张　磊）

第三节　胃黏膜保护剂

一、胶体铋剂

（一）枸橼酸铋钾（Bismuth Potassium Citrate）

1. 其他名称　秘诺、次枸橼酸秘、德诺、迪乐、碱式柠檬酸铋钾、丽科得诺、卫特灵、仙乐、先瑞。

2. 药理作用　本品为抗溃疡药，作用方式独特，既不中和胃酸，也不抑制胃酸分泌，而通过以下几个方面起作用：①在胃液pH条件下，本品可在溃疡表面或溃疡基底肉芽组织形成一种坚固的氧化铋胶体沉淀，形成保护性薄膜，从而隔绝胃酸、酶及食物对溃疡黏膜的侵蚀作用，促进溃疡组织的修复和愈合。体外试验证明，本品在酸性条件下能与蛋白质及氨基酸发生络合作用而凝结，而溃疡部位的氨基酸残基较正常黏膜丰富得多，因此本品更易沉积在溃疡黏膜上。②抗胃蛋白酶作用，本品能与胃蛋白酶发生络合而使其失活。③改变胃黏液成分，促进碳酸氢盐和黏液分泌，防止黏液糖蛋白被分解，增强胃黏膜屏障功能。④防止氢离子逆弥散。⑤刺激内源性前列腺素的释放，提高胃及十二指肠黏膜中前列腺素E_2浓度，并使唾液腺分泌的上皮生长因子富集于溃疡部位并保护其不受胃酸灭活，从而起到保护胃黏膜、促进溃疡组织修复和愈合的作用。⑥改善胃黏膜血流，杀灭幽门螺杆菌，延缓幽门螺杆菌对抗菌药耐药性的产生，这对治疗消化性溃疡和胃炎均有益。临床研究和应用证明本品对治疗胃、十二指肠溃疡，促进溃疡的愈合有较好的效果；对西咪替丁耐药的患者，使用本品治疗仍有80%以上的愈合率。

3. 适应证　用于慢性胃炎及缓解胃酸过多引起的胃痛、胃烧灼感和反酸。

4. 用法用量　口服给药，一次0.3g，一日4次，餐前半小时及睡前服用。用于缓解胃酸过多引起的胃痛、胃烧灼感及反酸时，连续使用不得超过7日；用于胃、十二指肠溃疡及慢性胃炎时，4~8周为一疗程，然后停药4~8周，如有必要可再继续服用4~8周。

5. **不良反应** 具体如下。

（1）神经系统：少数患者可有轻微头痛、头晕、失眠等，但可耐受。当血铋浓度大于 0.1μg/mL 时，有发生神经毒性的危险，可能导致铋性脑病，但目前尚未发现服用本品的患者血铋浓度超过 0.05μg/mL 者。

（2）消化系统：服用本品期间，口中可能带有氨味，且舌、粪便可被染成黑色，易与黑粪症相混淆；个别患者服用时可出现恶心、呕吐、便秘、食欲减退、腹泻等消化道症状。以上表现停药后均可消失。

（3）泌尿系统：本品长期大剂量服用可能引起肾脏毒性，导致可逆性肾衰竭，并于 10 日内发作。

（4）骨骼肌肉：骨骼的不良反应常发生在不同的部位，与骨内铋的浓度过高有关。较常见的是与铋性脑病相关的骨性关节炎，常以单侧或双侧肩疼痛为先兆症状。

（5）其他：个别患者可出现皮疹。

6. **禁忌** 具体如下。

（1）对本品过敏者禁用。

（2）严重肾功能不全者禁用。

（3）孕妇禁用。

7. **注意事项** 具体如下。

（1）服药期间不得服用其他含铋制剂。

（2）正处于急性胃黏膜病变时的患者，不推荐使用本品。

（3）服药前后半小时须禁食，不得饮用牛奶、其他饮料（如含乙醇或含碳酸的饮料）及服用药物，否则会干扰本品治疗溃疡的作用。

（4）本品与阿莫西林或甲硝唑或奥美拉唑联合应用时，可增加对幽门螺杆菌的根除率。

（5）本品不宜大剂量长期服用，连续用药不宜超过 2 个月。长期使用本品的患者，应注意体内铋的蓄积。

8. **药物相互作用** 具体如下。

（1）本品和四环素同时服用会影响四环素的吸收。

（2）制酸药可干扰本品的作用，不宜同时进服。

9. **规格** 颗粒剂：1g：110mg（以铋计）；1.2g：110mg（以铋计）；1.2g：300mg（以铋计）。胶囊剂：300mg：110mg（以铋计）。片剂：300mg：110mg（以铋计）。

（二）阿尔维林（Alverine）

1. **其他名称** 斯莫纳、使疼乐、乐健素。

2. **药理作用** 本品在胃的酸性环境中形成弥散性的保护层覆盖于溃疡面上，阻止胃酸、酶及食物对溃疡的侵袭。本品还可降低胃蛋白酶活性，增加黏蛋白分泌，促进黏膜释放前列腺素，从而保护胃黏膜。另外，本品对幽门螺杆菌具有杀灭作用，因而可促进胃炎的愈合。

3. **适应证** 各种原因所致的胃、肠功能紊乱，肠易激综合征。

4. **用法用量** 具体如下。

（1）普通胶囊：成人 1～2 粒，每日 3 次；6～12 岁儿童 1 粒，每日 3 次。

（2）复方软胶囊：每次 1 粒，每日 2～3 次，饭前服。

5. **不良反应** 服用本品可能发生如下不良反应：

（1）荨麻疹，有时伴有咽喉肿痛甚至发生休克。

（2）有时发生肝部病变，一旦停止服用本品，症状即可消失。

（3）过量服用可能会出现中枢神经系统兴奋的症状和低血压。

6. **禁忌** 患者对枸橼酸阿尔维林或药物中其他成分过敏者禁止使用。

7. **注意事项** 妊娠头 3 个月慎用。

8. 药物相互作用　三环类抗抑郁药及类似药、普鲁卡因胺或衍生物、组胺 H_1 受体拮抗药可加强本药的作用。全身性胆碱能药物可降低本药的作用。

9. 规格　普通胶囊剂：60mg。复方软胶囊：60mg（以阿尔维林计）。

（三）胶体果胶铋（Colloidal Bismuth Pectin）

1. 其他名称　U 比乐、华纳比乐、碱式果胶酸铋钾、唯舒敏、维敏。

2. 药理作用　本品是一种新型的胶体铋制剂，通过应用生物大分子果胶酸代替现有铋制剂中的小分子酸根（如碳酸根、硝酸根及枸橼酸根等），从而增强了本品的胶体特性，使其在酸性介质中能形成高黏度溶胶。该溶胶与溃疡面及炎症表面有强亲和力，可在胃黏膜表面形成一层牢固的保护膜，增强胃黏膜的屏障作用，故对消化性溃疡和慢性胃炎有较好的治疗作用。研究表明，与其他胶体铋制剂比较，本品的胶体特性好，特性黏数为胶体碱式枸橼酸铋钾的 7.4 倍，此外，本品对受损黏膜具有高度选择性，胶体碱式枸橼酸铋钾在受损组织中的铋浓度为正常组织中的 3.1 倍，而本品为 4.34 倍。

另一方面，本品可沉积于幽门螺杆菌的细胞壁，使菌体内出现不同程度的空泡，导致细胞壁破裂，并抑制细菌酶的活性，干扰细菌的代谢，使细菌对人体的正常防御功能变得更敏感，从而起到杀灭幽门螺杆菌、提高消化性溃疡的愈合率和降低复发率的作用。

此外，本品还可刺激胃肠黏膜上皮细胞分泌黏液，促进上皮细胞的自身修复，以及直接刺激前列腺素和表皮生长因子的产生，使溃疡面和糜烂面快速愈合而止血。另有文献报道，果胶本身也具有止血作用。

3. 适应证　用于治疗消化性溃疡（特别是幽门螺杆菌相关性溃疡），也可用于治疗慢性浅表性胃炎、慢性萎缩性胃炎及消化道出血。

4. 用法用量　口服给药。

（1）成人：①消化性溃疡和慢性胃炎：一次 150mg，一日 4 次，分别于三餐前 1 小时及临睡时服用。疗程一般为 4 周。②并发消化道出血：将日服剂量 1 次服用。方法为：将胶囊内药物取出，用水冲开搅匀后服用。

（2）儿童：口服给药，用量酌减。

5. 不良反应　偶见恶心、便秘等消化道症状。

6. 禁忌　具体如下。

（1）对本品过敏者禁用。

（2）肾功能不全者禁用。

（3）孕妇禁用。

7. 注意事项　具体如下。

（1）本品不宜与其他铋制剂同时服用，且不宜大剂量长期（7 日以上）服用本品。

（2）本品宜在餐前 1 小时左右服用，以达最佳药效。

（3）服药期间，可出现大便呈无光泽的黑褐色，如无其他不适，当属正常现象，停药后 1~2 日内粪便色泽可转为正常。

8. 药物相互作用　与强力制酸药及 H_2 受体阻滞药同时服用，会降低本品疗效。

9. 规格　胶囊剂（以铋计）：40mg；50mg；100mg；300mg。

二、前列腺素及其衍生物

【米索前列醇】（Misoprostol）

1. 其他名称　米索、米索普鲁斯托尔、米索普特、喜克溃。

2. 药理作用　本品为前列腺素 E_1 衍生物，具有较强的抑制胃酸分泌的作用。能引起基础胃酸分泌和组胺、五肽胃泌素等引起的胃酸分泌，但机制尚未阐明，目前认为与影响腺苷酸环化酶的活性从而降低胃壁细胞环磷酸腺苷（cAMP）的水平有关。同时，本品还能抑制胃蛋白酶的分泌，刺激胃黏液及碳酸氢盐的分泌，促进磷脂合成，增加胃黏膜的血流量，加强胃黏膜屏障，从而具有保护胃黏膜的作用。

此外，本品具有 E 类前列腺素的药理活性，可软化宫颈、增强子宫张力和宫内压。与米非司酮序贯应用，可显著增高和诱发早孕子宫自发收缩的频率和幅度，用于终止早孕。

大量动物实验证明，本品有防止溃疡形成的作用，可防止阿司匹林或吲哚美辛所致的胃出血或溃疡形成，其作用呈剂量依赖性。本品也可防止许多致坏死物质（如无水乙醇、25% 氯化钠溶液、沸水、酸、碱等）引起的胃肠黏膜坏死，且所需剂量仅为抑制胃酸分泌剂量的 1/10～1/100。

本品能促进吸烟者的溃疡愈合，且本品不升高血清胃泌素水平，对防止溃疡复发效果较好。

3. 适应证　具体如下。

（1）用于治疗胃、十二指肠溃疡和预防非甾体类抗炎药引起的出血性消化性溃疡。

（2）与抗孕激素药物米非司酮序贯应用，用于终止停经 49 日以内的早期妊娠。

4. 用法用量　口服给药。

（1）胃溃疡和十二指肠溃疡：一次 0.2mg，一日 4 次，于餐前和睡前口服；4～8 周为一个疗程。

（2）预防非甾体类抗炎药所致的消化性溃疡：一次 0.2mg，一日 2～4 次，剂量应根据个体差异、临床情况不同而定。

（3）终止早期妊娠：停经小于或等于 49 日的健康早孕妇女要求药物流产时，给予米非司酮 150mg，分次服用（一次 25mg，一日 2 次，连服 3 日）；或一次口服米非司酮 200mg。服药前后应禁食 2 小时。服用米非司酮 36～48 小时后，再空腹顿服本品 0.6mg，门诊观察 6 小时。

5. 不良反应　具体如下。

（1）常见胃肠道不良反应，并呈剂量相关性。主要表现为稀便或腹泻，大多数不影响治疗，偶有较严重且持续时间长的情况，需停药。其他尚有轻度恶心、呕吐、腹部不适、腹痛、消化不良等。

（2）部分患者可出现眩晕、乏力。

（3）极个别妇女可出现皮疹、面部潮红、手掌瘙痒、寒战、一过性发热甚至过敏性休克。

6. 禁忌　具体如下。

（1）对前列腺素类药物过敏者。

（2）有使用前列腺素类药物禁忌者（如青光眼、哮喘、过敏性结肠炎及过敏体质等）。

（3）有心、肝、肾疾病患者和肾上腺皮质功能不全者。

（4）有脑血管或冠状动脉疾病患者。

（5）带宫内节育器妊娠和怀疑宫外孕者。

（6）孕妇。

7. 注意事项　具体如下。

（1）采用不超过 0.2mg 的单量，并与食物同服，可减少腹泻的发生率。

（2）本品用于终止早孕时，必须与米非司酮序贯配伍应用，且必须按药物流产常规的要求进行观察和随访。应用本品终止妊娠失败者，必须用人工流产终止妊娠。

（3）服用本品时必须在医院观察 4～6 小时。服药后，一般会较早出现少量阴道出血，部分妇女流产后出血时间较长。少数早孕妇女服用米非司酮后，即可自然流产，但仍然必须按常规服完本品。约 80% 的孕妇在使用本品后，6 小时内排出绒毛胎囊。约 10% 孕妇在服药后 1 周内排出妊娠物。

（4）本品用于消化性溃疡时，治疗是否成功不应以症状学进行判断。

（5）老年人可用常规剂量。

（6）低血压患者慎用。

（7）FDA 对本药的妊娠安全性分级为 X 级。

8. 药物相互作用　具体如下。

（1）抗酸药（尤其是含镁抗酸药）与本品合用时会加重本品所致的腹泻、腹痛等不良反应。

（2）有联用保泰松和本品后发生神经系统不良反应的报道，症状包括头痛、眩晕、潮热、兴奋、一过性复视和共济失调。

（3）与环孢素及泼尼松联用可降低肾移植排斥反应的发生率。

9. 规格　片剂：0.2mg。

三、其他治疗消化性溃疡药

（一）硫糖铝（Sucralfate）

1. 其他名称　迪光克、迪索、迪先、华迪、舒可捷、舒克菲、素得、速顺、维宁、胃溃宁、胃笑、渭依、蔗糖硫酸酯铝。

2. 药理作用　本品为蔗糖硫酸酯的碱式铝盐，是一种胃黏膜保护药，具有保护溃疡面、促进溃疡愈合的作用。其机制如下：①在酸性环境下，本品可离解为带负电荷的八硫酸蔗糖，并聚合成不溶性胶体，保护胃黏膜；能与溃疡或炎症处的带正电荷的渗出蛋白质结合，在溃疡面或炎症处形成一层薄膜，保护溃疡或炎症黏膜抵御胃酸的侵袭，促进溃疡愈合。且与溃疡病灶有较高的亲和力，为正常黏膜的 6~7 倍。②能吸附胃蛋白酶，抑制该酶分解蛋白质。治疗剂量时，胃蛋白酶活性可下降约 30%。③有弱的中和胃酸作用。④吸附唾液中的表皮生长因子，并将其浓聚于溃疡处，促进溃疡愈合。⑤刺激内源性前列腺素 E 的合成，刺激表面上皮分泌碳酸氢根，从而起到细胞保护作用。另有学者报道，硫糖铝对食管黏膜亦有保护作用，故也可用于反流性食管炎。

在治疗消化性溃疡时，本品与 H_2 受体拮抗药的疗效无显著差异，但前者可降低溃疡病的复发率。另外，两者均可有效地预防上消化道出血的发生，且效果相当。

3. 适应证　用于治疗胃炎、胃及十二指肠溃疡。

4. 用法用量　口服给药，一次 1g，一日 3~4 次。也可根据不同剂型给药：①片剂、颗粒、胶囊：一次 1g，一日 3~4 次。4~6 周为一个疗程。②混悬液：一次 1g，一日 3~4 次，餐前 1 小时或空腹服用。③混悬凝胶：一次 1g，一日 2 次，于晨起、餐前 1 小时及睡前空腹服用。

5. 不良反应　具体如下。

（1）可见口干、便秘；偶见眩晕、昏睡、腹泻、恶心、胃痛、消化不良、皮疹、瘙痒等。

（2）长期及大剂量使用本品可引起低磷血症，可能出现骨软化。

6. 禁忌　习惯性便秘者禁用。

7. 注意事项　具体如下。

（1）本品对严重十二指肠溃疡效果较差。用药之前应检查胃溃疡的良恶性。

（2）本品在酸性环境中起保护胃、十二指肠黏膜作用，故不宜与碱性药合用。

（3）须空腹摄入，餐前 1 小时与睡前服用效果最好。嚼碎或研成粉末后服下能发挥最大效应。

（4）本品短期治疗即可使溃疡完全愈合，但愈合后仍可能复发。故治疗收效后，应继续服药数日，以免复发。

（5）连续应用不宜超过 8 周。

（6）甲状腺功能亢进、营养不良性佝偻病、低磷血症患者，不宜长期服用本品。

（7）出现便秘时可加服少量镁乳等轻泻药，胃痛剧烈的患者可与适量抗胆碱药（如溴丙胺太林等）合用。

（8）以下情况应慎用：①肝功能不全者。②肾功能不全者。③妊娠早期及哺乳期妇女。FDA 对本药的妊娠安全性分级为 B 级。

8. 药物相互作用　具体如下。

（1）本品可干扰脂溶性维生素（维生素 A、D、E 和 K）的吸收。

（2）本品可降低口服抗凝药（如华法林）、地高辛、喹诺酮类药（如环丙沙星、洛美沙星、诺氟沙星、司氟沙星）、苯妥英、布洛芬、吲哚美辛、氨茶碱、甲状腺素等药物的消化道吸收。

（3）本品可影响四环素的胃肠道吸收，其机制可能与四环素和铝离子形成相对不溶的螯合物有关，故应避免同时应用。如必须合用，应至少在服用四环素后 2 小时给予硫糖铝，而避免在服用四环素前给予硫糖铝。

（4）本品可明显影响阿米替林的吸收，但确切机制还不清楚。如需两药合用，应尽量延长两药间隔时间，并注意监测阿米替林的疗效，必要时增加阿米替林的剂量。

（5）与多酶片合用时，两者疗效均降低，这是由于本品可与多酶片中胃蛋白酶络合，降低多酶片的疗效；且多酶片中所含消化酶特别是胃蛋白酶可影响本品的疗效，故两者不宜合用。

（6）制酸药（如西咪替丁、H_2受体拮抗药）可干扰本品的药理作用，本品也可减少西咪替丁的吸收，通常不主张两者合用。但临床为缓解溃疡疼痛也可合并应用制酸药，后者须在服用本药前半小时或服后 1 小时给予。

（7）抗胆碱药可缓解本品所致的便秘和胃部不适等不良反应。

9. 规格　片剂：0.25g；0.5g。胶囊剂：0.25g。颗粒剂：0.25g；1g。分散片：0.25g；0.5g。咀嚼片：0.5g；1g。混悬液：5mL：1g；10mL：1g；20mL：20g；200mL：40g。混悬凝胶剂：5mL：1g。

（二）甘草锌（Licorzine）

1. 其他名称　依甘锌。

2. 药理作用　本品系豆科植物甘草根中提取物与锌结合的有机锌制剂，为补锌抗溃疡药。甘草的抗溃疡成分能增加胃黏膜细胞的己糖胺成分，提高胃黏膜的防御能力，延长胃黏膜上皮细胞的寿命，加速溃疡愈合；锌参与纤维细胞的分裂及胶原合成，能促进胃黏膜分泌黏液，加强黏膜屏障功能，促进黏膜再生，加速溃疡愈合，有类似前列腺素的细胞保护作用。两者结合对抗溃疡可能有协同或相加作用。

3. 适应证　具体如下。

（1）用于口腔、胃、十二指肠及其他部位的溃疡症。

（2）用于促进创伤及烧伤的愈合。

（3）用于儿童厌食、异食癖、生长发育不良、肠病肢端性皮炎及其他儿童锌缺乏症。成人锌缺乏症也可用本品治疗。

（4）用于寻常型痤疮。

4. 用法用量　具体如下。

（1）成人：口服给药。①消化性溃疡：片剂一次 0.5g，颗粒剂一次 10g，一日 3 次，疗程 4~6 周。必要时可减半再服一个疗程以巩固疗效。②保健营养性补锌：片剂一日 0.25g，分 1~2 次服用；颗粒剂一次 1.5g，一日 2~3 次。③青春期痤疮、口腔溃疡及其他病症：片剂一次 0.25g，一日 3 次；颗粒剂一次 5g，一日 2~3 次。治疗青春期痤疮疗程为 4~6 周，愈后可给予片剂一次 0.25g，或颗粒剂一次 5g，一日 1 次，再服用 4~6 周，以减少复发。

（2）儿童：口服给药，一日按体重 0.5~1.5mg/kg 元素锌计算，分 3 次餐后服用。或按以下方法服药：①片剂：小于 1 岁一次 0.04g，一日 2 次；1~5 岁，一次 0.75g，一日 2~3 次；6~10 岁，一次 1.5g，一日 2~3 次；11~15 岁，一次 2.5g，一日 2~3 次。②颗粒：大于 1 岁的儿童用法用量参见片剂。

5. 不良反应　成人治疗消化性溃疡时，由于用量较大，疗程较长，个别患者可出现排钾潴钠和轻度水肿等不良反应，停药后可自行消失。治疗其他疾病时由于用量较小，较少出现不良反应。

6. 禁忌　尚不明确。

7. 注意事项　具体如下。

（1）可通过限制钠盐摄入、加服氢氯噻嗪和枸橼酸钾等对症处理，减轻本品所致的排钾潴钠等不良反应。

（2）以下情况应慎用：①心功能不全者。②肾功能不全者。③重度高血压患者。

8. 药物相互作用　本药可降低四环素、诺氟沙星、环丙沙星等药物的活性，故不宜同服。

9. 规格　片剂：0.08g（相当于元素锌 4mg）；0.25g（相当于元素锌 12.5mg）。颗粒剂：1.5g；5g。胶囊剂：0.125g；0.25g。

（三）替普瑞酮（Teprenone）

1. 其他名称　施维舒、戊四烯酮。

2. 药理作用　本品为萜烯类化合物，具有组织修复作用，能强化抗溃疡作用。本品对盐酸、阿司匹林及酒精等所致溃疡具有细胞保护作用，而 H_2 受体拮抗药和抗胆碱药则无此作用。本品的具体作用如下：①促进高分子糖蛋白及磷脂的生物合成：本品可促进胃黏膜微粒体中糖脂质中间体的生物合成，加速胃黏膜及胃黏液层中主要的黏膜修复因子即高分子糖蛋白的合成，提高黏液中的磷脂质浓度，从而提高黏膜的防御功能。②促进内源性前列腺素的合成：本品可通过改变磷脂的流动性而激活磷脂酶 A_2，使花生四烯酸的合成加快，从而促进内源性前列腺素的合成。③胃黏膜保护作用：通过促进胃黏液的分泌，维持黏液和疏水层的正常结构和功能，促进黏膜上皮细胞的复制能力，从而减轻胃黏膜的受损，并可保护已受损胃黏膜及溃疡组织，同时又通过增加前列腺素合成的间接保护作用，发挥对黏膜的全面保护作用。本品与 H_2 受体阻滞药合用可促进胃溃疡的愈合。

3. 适应证　用于胃溃疡，也可用于急性胃炎及慢性胃炎的急性加重期。

4. 用法用量　口服给药，一次 50mg，一日 3 次，餐后 30 分钟内服用。老年人的生理代谢功能有所降低，故需减量给药。

5. 不良反应　本品不良反应的发生率约为 2.22%，一般停药后即可消失。

（1）中枢神经系统：可见头痛等症状。

（2）消化系统：可见便秘、腹胀、腹泻、口渴、恶心、腹痛等症状，也可见天门冬氨酸氨基转移酶及丙氨酸氨基转移酶轻度升高。

（3）皮肤：可见皮疹等。

（4）其他：可见血清总胆固醇升高等。

6. 禁忌　尚不明确。

7. 注意事项　出现皮疹、全身瘙痒等皮肤症状时，应停药。

8. 药物相互作用　尚不明确。

9. 规格　片剂：50mg。胶囊剂：50mg。颗粒剂：1g：100mg。

（四）吉法酯（Gefarnate）

1. 其他名称　合欢香叶酯、惠加强 G。

2. 药理作用　本品系合成的异戊间二烯化合物，是一种胃黏膜保护药，具有促进溃疡修复愈合、调节胃肠功能和胃酸分泌、保护胃肠黏膜等作用。本品的作用机制不详，目前认为可能是直接作用于胃黏膜上皮细胞，增强其抗溃疡因子的能力。

3. 适应证　用于治疗胃、十二指肠溃疡及急慢性胃炎，也可用于空肠溃疡、结肠炎及胃痉挛等。

4. 用法用量　具体如下。

（1）成人：口服给药。①预防消化性溃疡及急、慢性胃炎等：一次 50mg，一日 3 次。②治疗消化性溃疡及急慢性胃炎等：一次 100mg，一日 3 次，一般疗程为 1 个月，病情严重者需 2~3 个月。病情好转后可服用维持剂量：一次 50~100mg，一日 3 次。

（2）儿童：口服给药，一次 50~100mg，一日 3 次。

5. 不良反应　本品耐受性较好，偶见心悸、胃肠道反应（如口干、恶心、便秘等），一般无须停药。

6. 禁忌　尚不明确。

7. 注意事项　具体如下。

（1）治疗期间应按时用药，不可提前中断疗程。

（2）服用本品后不良反应严重者应立即停药。

（3）有前列腺素类药物禁忌者（如青光眼患者）、孕妇及哺乳期妇女慎用。

8. 药物相互作用　具体如下。

（1）螺内酯可降低本品的吸收。

（2）阿米洛利可延缓本品的代谢和降低本品的疗效。

9. 规格　片剂：400mg：50mg。胶囊剂：50mg。

（五）瑞巴派特（Rebamipide）

1. 其他名称　惠宁、膜固思达、瑞巴匹特。

2. 药理作用　本品为胃黏膜保护药，具有保护胃黏膜及促进溃疡愈合的作用。具体包括：①抑制幽门螺杆菌作用：本品不具有细胞毒活性，而是通过阻止幽门螺杆菌黏附至胃上皮细胞、减少氧化应激、降低幽门螺杆菌产生的细胞因子浓度等而用于治疗幽门螺杆菌感染。②清除羟基自由基的作用：通过降低脂质过氧化等作用保护因自由基所致的胃黏膜损伤。③抑制炎性细胞浸润。此外，动物实验显示本品可增加大鼠的胃黏液量、胃黏膜血流量及胃黏膜前列腺素含量，并可促进大鼠胃黏膜细胞再生、使胃碱性物质分泌增多等。但对基础胃液分泌几乎不起作用，对刺激胃酸分泌也未显示出抑制作用。

3. 适应证　具体如下。

（1）用于胃溃疡。

（2）用于改善急性胃炎及慢性胃炎急性加重期的胃黏膜病变（如糜烂、出血、充血、水肿等）。

4. 用法用量　口服给药。

（1）胃溃疡：一次0.1g，一日3次，早、晚及睡前服用。

（2）急性胃炎及慢性胃炎急性加重期胃黏膜病变（糜烂、出血、充血、水肿）的改善：一次0.1g，一日3次。

5. 不良反应　具体如下。

（1）血液系统：可引起白细胞减少（不足0.1%），也有血小板减少的报道。

（2）精神神经系统：有导致麻木、眩晕、嗜睡的报道。

（3）胃肠道：发生率不足0.1%的有味觉异常、嗳气、呃逆、呕吐、胃灼热、腹痛、腹胀、便秘、腹泻等。另有引起口渴的报道。

（4）肝脏：可引起丙氨酸氨基转移酶、天门冬氨酸氨基转移酶、γ-谷氨酰转肽酶、碱性磷酸酶值升高等肝功能异常（不足0.1%）。另有出现黄疸的报道。

（5）代谢及内分泌系统：有引起乳腺肿胀、乳房疼痛、男性乳房肿大、诱发乳汁分泌的报道。

（6）呼吸系统：有引起咳嗽、呼吸困难的报道。

（7）过敏反应：发生率不足0.1%的表现可有皮疹（如荨麻疹、药疹样湿疹）及瘙痒等。

（8）其他：本品所致的月经异常、血尿素氮升高、水肿等的发生率不足0.1%。另有引起心悸、发热、颜面潮红的报道。

6. 禁忌　对本品过敏者禁用。

7. 注意事项　具体如下。

（1）不推荐本品单独用于幽门螺杆菌感染。

（2）用药期间若出现瘙痒、皮疹或湿疹等过敏反应，或出现氨基转移酶显著升高或白细胞减少、血小板减少时应立即停药，并进行适当治疗。

（3）孕妇或计划妊娠妇女及哺乳期妇女慎用。

8. 药物相互作用　尚不清楚。

9. 规格　片剂：0.1g。

（六）伊索拉定（Irsogladine）

1. 其他名称　科玛诺。

2. 药理作用　本品为胃黏膜保护剂，通过强化胃黏膜上皮细胞间的结合，抑制上皮细胞的剥离、脱落和细胞间隙的扩大，增强黏膜细胞本身的稳定性，以发挥黏膜防御作用，抑制有害物质透过黏膜。其作用机制与提高胃黏膜细胞内cAMP、前列腺素、还原型谷胱甘肽及黏液糖蛋白含量有关。实验表明，本品可抑制盐酸和乙醇所致的胃黏膜细胞障碍，尚有增加胃黏膜血流量的作用。作用有剂量依赖性。

3. 适应证　治疗胃溃疡，也可用于改善急性胃炎、慢性胃炎急性发作期的胃黏膜病变（糜烂、出血、充血、水肿）。

4. 用法用量　口服，一日4mg，分1～2次服。随年龄、症状适当增减剂量。

5. 不良反应　偶有头晕、恶心、呕吐、便秘、腹泻、皮疹、食欲减退、上腹部不适，偶见氨基转移酶轻度可逆性升高。

6. 注意事项　具体如下。

（1）出现皮疹不良反应时应停药。

（2）老年患者应从小剂量（2mg/d）开始，根据反应情况适当调整剂量。

7. 规格　片剂：2mg。

（洪　滨）

第七章

泌尿系统药物

第一节　高效能利尿药

一、呋塞米（Furosemide）

1. 其他名称　阿西亚、呋喃苯胺酸、腹安酸、乐晓、利尿磺胺、利尿灵、美朗宁、速尿、速尿灵。

2. 药理作用　本品为强效利尿剂，其作用机制如下。

（1）对水和电解质排泄的作用：能增加水、钠、氯、钾、钙、镁、磷等的排泄。与噻嗪类利尿药不同，呋塞米等袢利尿药存在明显的剂量 - 效应关系。随着剂量加大，利尿效果明显增强，且药物剂量范围较大。本类药物主要抑制肾小管髓袢厚壁段对氯化钠的主动重吸收，管腔液 Na^+、Cl^- 浓度升高，而髓质间液 Na^+、Cl^- 浓度降低，使渗透压梯度差降低，肾小管浓缩功能下降，从而导致水、Na^+、Cl^- 排泄增多。由于 Na^+ 重吸收减少，远端小管 Na^+ 浓度升高，促进 $Na^+ - K^+$ 和 $Na^+ - H^+$ 交换增加，K^+ 和 H^+ 排出增多。至于呋塞米抑制肾小管髓袢升支厚壁段重吸收 Cl^- 的机制，过去曾认为该部位存在氯泵，目前研究表明该部位基底膜外侧存在与 $Na^+ - K^+ - ATP$ 酶有关的 Na^+、Cl^- 配对转运系统，呋塞米通过抑制该系统功能而减少 Na^+、Cl^- 的重吸收。另外，呋塞米尚能抑制近端小管和远端小管对 Na^+、Cl^- 的重吸收，促进远端小管分泌 K^+。呋塞米通过抑制亨氏袢对 Ca^{2+}、Mg^{2+} 的重吸收而增加 Ca^{2+}、Mg^{2+} 排泄。短期用药能增加尿酸排泄，而长期用药则可引起高尿酸血症。

（2）对血流动力学的影响：呋塞米能抑制前列腺素分解酶的活性，使前列腺素 E_2 含量升高，从而具有扩张血管作用。扩张肾血管，降低肾血管阻力，使肾血流量尤其是肾皮质深部血流量增加，在呋塞米的利尿作用中具有重要意义，也是其用于预防急性肾衰竭的理论基础。另外，与其他利尿药不同，袢利尿药在肾小管液流量增加的同时肾小球滤过率不下降，可能与流经致密斑的氯减少，从而减弱或阻断了球 - 管平衡有关。呋塞米能扩张肺部容量静脉，降低肺毛细血管通透性，加上其利尿作用，使回心血量减少，左心室舒张末期压力降低，有助于急性左心衰竭的治疗。由于呋塞米可降低肺毛细血管通透性，为其治疗成人呼吸窘迫综合征提供了理论依据。

3. 适应证　具体如下。

（1）用于水肿性疾病：包括充血性心力衰竭、肝硬化、肾脏疾病（肾炎、肾病及各种原因所致的急慢性肾衰竭），尤其是在其他利尿药效果不佳时，应用本品仍可能有效。本品也可与其他药物合用于治疗急性肺水肿和急性脑水肿等。

（2）治疗高血压：本品不作为治疗原发性高血压的首选药物，但当噻嗪类药物疗效不佳，尤其当伴有肾功能不全或出现高血压危象时，本品尤为适用。

（3）预防急性肾衰竭：用于多种原因（休克、中毒、麻醉意外以及循环功能不全等）导致肾血流灌注不足时，在纠正血容量不足的同时及时应用本品，可减少急性肾小管坏死的机会。

（4）用于高钾血症及高钙血症。

（5）用于稀释性低钠血症：尤其是当血钠浓度低于 $120mmol/L$ 时。

（6）用于抗利尿激素分泌调节综合征（SIADH）。

（7）用于急性药物、毒物中毒：如巴比妥类药物中毒等。

4. 用法用量　具体如下。

（1）成人

1）口服给药：①水肿性疾病：起始剂量为一次 20～40mg，一日 1 次，必要时 6～8 小时后追加 20～40mg，直至出现满意利尿效果。一日最大剂量可达 600mg，但一般应控制在 100mg 以内，分 2～3 次服用。部分患者可减少至 20～40mg，隔日 1 次，或一日 20～40mg，每周连续服药 2～4 日。②高血压：起始剂量为一日 40～80mg，分 2 次服用，并酌情调整剂量。③高钙血症：一日 80～120mg，分 1～3 次服。

2）静脉注射：①水肿性疾病：一般剂量：开始剂量为 20～40mg，必要时每 2 小时追加剂量，直至出现满意疗效。维持用药阶段可分次给药。急性左心衰竭：起始剂量 40mg，必要时每小时追加 80mg，直至出现满意疗效。②慢性肾功能不全：一日剂量一般为 40～120mg。③高血压危象：起始剂量为 40～80mg，伴急性左心衰竭或急性肾衰竭时，可酌情增加剂量。④高钙血症：一次 20～80mg。

3）静脉滴注：用于急性肾衰竭，以本品 200～400mg 加入氯化钠注射液 100mL 中，滴注速度不超过 4mg/min。有效者可按原剂量重复应用或酌情调整剂量，一日总剂量不超过 1g。利尿效果差时不宜再增加剂量，以免出现肾毒性，对急性肾衰功能恢复不利。

（2）儿童

1）口服给药：用于水肿性疾病，起始剂量为 2mg/kg，必要时每 4～6 小时追加 1～2mg/kg。

2）静脉注射：用于水肿性疾病，起始剂量为 1mg/kg，必要时每隔 2 小时追加 1mg/kg。一日最大剂量不超过 6mg/kg。

5. 不良反应　具体如下。

（1）常见者：与水、电解质紊乱有关，尤其是大剂量或长期应用时，如体位性低血压、休克、低钾血症、低氯血症、低氯性碱中毒、低钠血症、低钙血症以及与此有关的口渴、乏力、肌肉酸痛、心律失常等。

（2）少见者：有过敏反应（包括皮疹、间质性肾炎甚至心脏骤停）、视觉模糊、黄视症、光敏感、头晕、头痛、食欲缺乏、恶心、呕吐、腹痛、腹泻、胰腺炎、肌肉强直等，骨髓抑制导致粒细胞减少、血小板减少性紫癜和再生障碍性贫血，肝功能损害，指（趾）感觉异常，高糖血症，尿糖阳性，原有糖尿病加重，高尿酸血症。

（3）耳鸣、听力障碍多见于大剂量静脉快速注射时（每分钟剂量大于 4～15mg），多为暂时性，少数为不可逆性，尤其当与其他有耳毒性的药物同时应用时。

（4）在高钙血症时，可引起肾结石。

（5）尚有报道本药可加重特发性水肿。

6. 禁忌　具体如下。

（1）低钾血症患者。

（2）肝性脑病患者。

7. 注意事项　具体如下。

（1）交叉过敏：对磺胺药和噻嗪类利尿药过敏者，对本药可能亦过敏。

（2）对诊断的干扰：可致血糖升高、尿糖阳性，尤其是糖尿病或糖尿病前期患者，过度脱水可使血尿酸和尿素氮水平暂时性升高，血 Na^+、Cl^-、K^+、Ca^{2+} 和 Mg^{2+} 浓度下降。

（3）药物剂量应从最小有效剂量开始，然后根据利尿反应调整剂量，以减少水、电解质紊乱等不良反应的发生。

（4）存在低钾血症或低钾血症倾向时，应注意补充钾盐。

（5）与降压药合用时，后者剂量应酌情调整。

（6）少尿或无尿患者应用最大剂量后 24 小时仍无效时应停药。

（7）随访检查：①血电解质，尤其是合用洋地黄类药物或皮质激素类药物、肝肾功能损害者。②血压，尤其是用于降压、大剂量应用或用于老年人。③肾功能。④肝功能。⑤血糖。⑥血尿酸。⑦酸碱平衡情况。⑧听力。

（8）下列情况应慎用：①无尿或严重肾功能损害者。②糖尿病患者。③高尿酸血症或有痛风病史者。④严重肝功能损害者（因水、电解质紊乱可诱发肝性脑病）。⑤急性心肌梗死（过度利尿可促发休克）。⑥胰腺炎或有此病史者。⑦有低钾血症倾向者（尤其是应用洋地黄类药物或有室性心律失常者）。⑧红斑狼疮患者（本药可加重病情或诱发狼疮活动）。⑨前列腺增生者。

（9）FDA 对本药的妊娠安全性分级为 C 级，如用于妊娠高血压患者为 D 级。

8. 药物相互作用　具体如下。

（1）肾上腺皮质激素、促肾上腺皮质激素及雌激素能降低本药的利尿作用，并增加电解质紊乱尤其是低钾血症的发生机会。

（2）非甾体类消炎镇痛药能降低本药的利尿作用，肾损害机会也增加，这与前者抑制前列腺素合成、减少肾血流量有关。

（3）与拟交感神经药物及抗惊厥药物合用，利尿作用减弱。

（4）与氯贝丁酯合用，两药的作用均增强，并可出现肌肉酸痛、强直。

（5）与多巴胺合用，利尿作用加强。

（6）饮酒及含酒精制剂和可引起血压下降的药物能增强本药的利尿和降压作用；与巴比妥类药物、麻醉药合用，易引起体位性低血压。

（7）本药可使尿酸排泄减少，血尿酸升高，故与治疗痛风的药物合用时，后者的剂量应适当调整。

（8）可降低降血糖药的疗效。

（9）可降低抗凝药物和抗纤溶药物的作用，主要由于利尿后血容量下降，致血中凝血因子浓度升高，以及利尿使肝血液供应改善、肝脏合成凝血因子增多有关。

（10）本药加强非去极化肌松药的作用，与血钾下降有关。

（11）与两性霉素、头孢菌素、氨基糖苷类等抗生素合用，肾毒性和耳毒性增加，尤其是原有肾损害时。

（12）与抗组胺药物合用时耳毒性增加，易出现耳鸣、头晕、眩晕。

（13）与锂合用肾毒性明显增加，应尽量避免。

（14）服用水合氯醛后静脉注射本药可致出汗、面色潮红和血压升高，此与甲状腺素由结合状态转为游离状态增多，导致分解代谢加强有关。

（15）与碳酸氢钠合用发生低氯性碱中毒机会增加。

9. 规格　片剂：20mg；40mg。注射液：2mL：20mg。

二、布美他尼（Bumetanide）

1. 其他名称　丁胺速尿、丁苯氧酸、丁尿胺、丁脲胺、便多、丁氧苯酸、利了。

2. 药理作用　对水和电解质的排泄作用基本同呋塞米，其利尿作用为呋塞米的 20～60 倍。主要抑制肾小管髓袢升支厚壁段对氯化钠的主动重吸收，对近端小管重吸收 Na^+ 也有抑制作用，但对远端肾小管无作用，故排钾作用小于呋塞米。

能抑制前列腺素分解酶的活性，使前列腺素 E_2 含量升高，从而具有扩张血管的作用。扩张肾血管，降低肾血管阻力，使肾血管血流量尤其是肾皮质深部血流量增加，在布美他尼的利尿作用中具有重要意义，也是其用于预防急性肾衰竭的理论基础。另外，与其他利尿药不同，袢利尿药在肾小管液流量增加的同时肾小球滤过率不下降，可能与流经致密斑的氯减少，从而减弱或阻断了球-管平衡有关。布美他尼能扩张肺部容量静脉，降低肺毛细血管通透性，加上其利尿作用，使回心血量减少，左心室舒张末期压力降低，有助于急性左心衰竭的治疗。由于布美他尼可降低肺毛细血管通透性，为其治疗成人呼吸窘迫综合征提供了理论依据。

3. 适应证 临床主要作为呋塞米的代用品，对某些呋塞米无效的患者可能有效。

（1）用于治疗水肿性疾病，包括充血性心力衰竭、肝硬化、肾脏疾病（肾炎、肾病及各种原因所致的急慢性肾衰竭），尤其是应用其他利尿药效果不佳时，应用本类药物仍可能有效。与其他药物合用治疗急性肺水肿和急性脑水肿等。

（2）用于高血压：在使用利尿药治疗高血压时，本品不作为治疗原发性高血压的首选药物，但当噻嗪类药物疗效不佳，尤其当伴有肾功能不全或出现高血压危象时，本品尤为适用。

（3）预防急性肾衰竭：用于多种原因导致的肾血流灌注不足，如休克、中毒、麻醉意外以及循环功能不全等，在纠正血容量不足的同时及时应用本品，可减少急性肾小管坏死的机会。

（4）用于高钾血症及高钙血症。

（5）用于稀释性低钠血症，尤其是当血钠浓度低于 120mmol/L 时。

（6）用于血管升压素分泌失调综合征（SIADH）。

（7）用于急性药物、毒物中毒，如巴比妥类药物中毒等。

4. 用法用量 具体如下。

（1）成人

1）口服给药：治疗水肿性疾病或高血压，起始剂量为 0.5～2mg，必要时每 4～5 小时重复 1 次；也可间隔用药，即每隔 1～2 日用药 1 日。一日最大剂量可达 10mg。

2）静脉注射：①治疗水肿性疾病或高血压：起始剂量为 0.5～1mg，必要时每 2～3 小时重复 1 次。一日最大剂量为 10mg。②治疗急性肺水肿及左心衰：一次 0.5～1mg，必要时 30 分钟重复 1 次。

3）静脉滴注：治疗急性肺水肿及左心衰，将本品 2～5mg 加入 5% 葡萄糖注射液 500mL 中静脉滴注，30～60 分钟滴完。

4）肌内注射：同静脉注射。

（2）儿童

1）口服给药：一次 0.01～0.02mg/kg，必要时每 4～6 小时给药 1 次。

2）静脉注射：一次 0.01～0.02mg/kg，必要时每 4～6 小时给药 1 次。

3）肌内注射：同静脉注射。

5. 不良反应

（1）常见者：与水、电解质紊乱有关，尤其是大剂量或长期应用时，如体位性低血压、休克、低钾血症、低氯血症、低氯性碱中毒、低钠血症、低钙血症以及与此有关的口渴、乏力、肌肉酸痛、心律失常等。

（2）少见者：有过敏反应（包括皮疹、甚至心脏骤停）、头晕、头痛、食欲缺乏、恶心、呕吐、腹痛、腹泻、胰腺炎、肌肉强直等，骨髓抑制导致粒细胞减少、血小板减少性紫癜和再生障碍性贫血，肝功能损害，指（趾）感觉异常，高糖血症，尿糖阳性，原有糖尿病加重，高尿酸血症。

（3）耳鸣、听力障碍多见于大剂量静脉快速注射时（每分钟剂量大于 4～15mg），多为暂时性，少数为不可逆性，尤其当与其他有耳毒性的药物同时应用时。

（4）在高钙血症时，可引起肾结石。

（5）尚有报道本药可加重特发性水肿。

（6）偶见未婚男性遗精和阴茎勃起困难。

（7）大剂量时可发生肌肉酸痛、胸痛。

（8）对糖代谢的影响可能小于呋塞米。

6. 禁忌 对本品或磺胺类药物过敏者。

7. 注意事项 具体如下。

（1）对诊断的干扰：可致血糖升高，尿糖阳性，尤其是糖尿病或糖尿病前期患者，过度脱水可使血尿酸和尿素氮水平暂时性升高，血 Na^+、Cl^-、K^+、Ca^{2+} 和 Mg^{2+} 浓度下降。

（2）随访检查：①血电解质，尤其是合用洋地黄类药物或皮质激素类药物、肝肾功能损害者。

②血压，尤其是用于降压、大剂量应用或用于老年人。③肾功能。④肝功能。⑤血糖。⑥血尿酸。⑦酸碱平衡情况。⑧听力。

（3）动物实验提示本药能延缓胎儿生长和骨化。对新生儿和乳母的情况尚不清楚。能增加尿磷的排泄量，可干扰尿磷的测定。

（4）下列情况应慎用：①严重肾功能不全者。②糖尿病患者。③高尿酸血症或有痛风病史者。④严重肝功能不全者（因水、电解质紊乱可诱发肝性脑病）。⑤急性心肌梗死（过度利尿可促发休克）。⑥胰腺炎或有胰腺炎病史者。⑦有低钾血症或有低钾血症倾向者（尤其是应用洋地黄类药物或有室性心律失常者）。⑧前列腺增生者。

（5）FDA对本药的妊娠安全性分级为C级。

8. 药物相互作用　具体如下。

（1）肾上腺皮质激素、促肾上腺皮质激素及雌激素能降低本药的利尿作用，并增加电解质紊乱尤其是低钾血症的发生机会。

（2）非甾体类消炎镇痛药能降低本药的利尿作用，肾损害机会也增加，与前者抑制前列腺素合成，减少肾血流量有关。

（3）与拟交感神经药物及抗惊厥药物合用，利尿作用减弱。

（4）与氯贝丁酯合用，两药的作用均增强，并可出现肌肉酸痛、强直。

（5）与多巴胺合用，利尿作用加强。

（6）饮酒及含酒精制剂和可引起血压下降的药物能增强本药的利尿和降压作用；与巴比妥类药物、麻醉药合用，易引起体位性低血压。

（7）本药可使尿酸排泄减少，血尿酸升高，故与治疗痛风的药物合用时，后者的剂量应适当调整。

（8）可降低降血糖药的疗效。

（9）可降低抗凝药物和抗纤溶药物的作用，主要由于利尿后血容量下降，致血中凝血因子浓度升高，以及利尿使肝血液供应改善、肝脏合成凝血因子增多。

（10）本药加强非去极化肌松药的作用，与血钾下降有关。

（11）与两性霉素、头孢菌素、氨基糖苷类等抗生素合用，肾毒性和耳毒性增加，尤其是原有肾损害时。

（12）与抗组胺药物合用时耳毒性增加，易出现耳鸣、头晕、眩晕。

（13）与锂合用肾毒性明显增加，应尽量避免。

（14）服用水合氯醛后静注本药可致出汗、面色潮红和血压升高，此与甲状腺素由结合状态转为游离状态增多，导致分解代谢加强有关。

（15）与碳酸氢钠合用发生低氯性碱中毒机会增加。

9. 规格　片剂：1mg。注射液：2mL：0.5mg。

三、托拉塞米（Torasemide）

1. 其他名称　托拉沙得、托拉噻米、特苏平、维达通、优利德。

2. 药理作用　本品为磺酰脲吡啶衍生物，系袢利尿药。主要作用于髓襻升支粗段，抑制 $Na^+ - K^+ - 2Cl^-$ 转运系统，可增加钠、氯和水在尿中的排泄量。本品对肾小球滤过率、肾血流量、体内酸碱平衡无显著影响。此外，本品可加速毒物和药物的排泄、保护肾脏功能（减轻有毒物质对近曲小管上皮细胞的损害）。

3. 适应证　具体如下。

（1）用于治疗水肿性疾病：可用于充血性心力衰竭、肝硬化、肾脏疾病所致水肿。本品也可与其他药物合用治疗急性脑水肿。

（2）用于治疗原发性或继发性高血压。

4. 用法用量　具体如下。

（1）口服给药

1）充血性心力衰竭所致水肿：起始剂量为一次 10mg，每日 1 次，根据需要可将剂量增至一次 20mg，一日 1 次。

2）肝硬化所致水肿：起始剂量一次 5 ~ 10mg，一日 1 次，后可逐渐增量，但不超过一日 40mg。

3）急性或慢性肾衰竭所致水肿：起始剂量 5mg，单剂 20mg 可产生明显效果。

4）原发性高血压：起始剂量一次 5mg，一日 1 次。若用药 4 ~ 6 周内疗效不佳，剂量可增至一次 10mg，一日 1 次。若一日 10mg 的剂量仍未取得足够的降压作用，可考虑合用其他降压药。

（2）静脉给药

1）充血性心力衰竭及肝硬化所致水肿：初始剂量一次 5mg 或 10mg，一日 1 次，缓慢静脉注射，也可用 5% 葡萄糖注射液或生理盐水稀释后静脉输注；如疗效不满意可增至一次 20mg，一日 1 次，一日最大剂量为 40mg，疗程不超过 1 周。

2）肾脏疾病所致水肿：初始剂量一次 20mg，一日 1 次，以后根据需要可逐渐增至最大剂量一日 100mg，疗程不超过 1 周。

5. 不良反应　具体如下。

（1）常见不良反应有头痛、眩晕、疲乏、食欲减退、肌肉痉挛、恶心呕吐、高血糖、高尿酸血症、便秘和腹泻；长期大量使用可能发生水和电解质平衡失调。

（2）治疗初期和年龄较大的患者常发生多尿，个别患者由于血液浓缩而引起低血压，精神紊乱，血栓性并发症，及心或脑缺血引起心律失常、心绞痛、急性心肌梗死或昏厥等，低血钾可发生在低钾饮食、呕吐、腹泻、过多使用泻药和肝功能异常的患者。

（3）个别患者可出现皮肤过敏，偶见瘙痒、皮疹、光敏反应，罕见口干、肢体感觉异常、视觉障碍。

6. 禁忌　具体如下。

（1）对本品或磺酰脲类过敏患者禁用。

（2）无尿患者禁用。

（3）肝性脑病前期或肝性脑病患者禁用。

（4）低血容量、低钾或低钠血症患者禁用。

（5）严重排尿困难（如前列腺肥大）患者禁用（尿量增多可导致尿潴留和膀胱扩张）。

7. 注意事项　具体如下。

（1）使用本品者应定期检查电解质（特别是血钾）、血糖、尿酸、肌酐、血脂等。

（2）本品开始治疗前排尿障碍必须被纠正，特别对老年患者。治疗刚开始时要仔细观察电解质失衡、血容量的不足和血液浓缩的有关症状。

（3）肝硬化腹水患者应用本品进行利尿时，应住院进行治疗，这些患者如利尿过快，可造成严重的电解质紊乱和肝性脑病。

（4）本品与醛固酮拮抗药或与保钾药物一起使用可防止低钾血症和代谢性碱中毒。

（5）前列腺肥大的患者排尿困难，使用本品尿量增多可导致尿潴留和膀胱扩张。

（6）在刚开始用本品治疗或由其他药物转为使用本品治疗或开始一种新的辅助药物治疗时，个别患者警觉状态受到影响（如在驾驶车辆或操作机器时）。

（7）本品必须缓慢静脉注射。本品不应与其他药物混合后静脉注射，但可根据需要用生理盐水或 5% 葡萄糖溶液稀释。

（8）如需长期用药建议尽早从静脉给药转为口服用药，静脉给药疗程限于 1 周。

（9）FDA 对本药的妊娠安全性分级为 B 级。

8. 药物相互作用　具体如下。

（1）本品引起的低钾可加重强心苷类的不良反应。

（2）本品可加强皮质类固醇和轻泻剂的钾消耗作用。

（3）非甾体类抗炎药（如消炎痛）和丙磺舒可降低本品的利尿和降压作用。

（4）本品可加强抗高血压药物的作用。

（5）本品连续用药或开始与一种血管紧张素转化酶抑制剂合并用药可能会使血压过度降低。

（6）本品可降低抗糖尿病药物的作用。

（7）在大剂量使用时可能会加重氨基糖苷类抗生素（如卡那霉素、庆大霉素、妥布霉素）、顺铂类制剂和头孢类的耳毒性与肾毒性。

（8）本品可加强箭毒样肌松药和茶碱类药物的作用。

（9）本品可减弱去甲肾上腺素和肾上腺素的作用。

（10）当患者使用大剂量水杨酸盐类时本品可增加水杨酸盐类的毒性。

9. 规格　片剂：2.5mg；5mg；10mg；20mg。胶囊剂：10mg。注射液：1mL：10mg；2mL：20mg；5mL：50mg。注射用托拉塞米：10mg；20mg。

（洪　滨）

第二节　中效能利尿药

一、氢氯噻嗪（Hydrochlorothiazide）

1. 其他名称　双氢氯噻嗪、氢氯苯噻、双氢氯散疾、双氢氯消疾、双氢氯消、双氢克尿噻。

2. 药理作用　具体如下。

（1）对水、电解质排泄的影响

1）利尿作用：尿钠、钾、氯、磷和镁等离子排泄增加，而尿钙排泄减少。本类药物作用机制主要抑制远端小管前段和近端小管（作用较轻）对氯化钠的重吸收，从而增加远端小管和集合管的 $Na^+ - K^+$ 交换，K^+ 分泌增多。本类药物都能不同程度地抑制碳酸酐酶活性，故能解释其对近端小管的作用。本类药还能抑制磷酸二酯酶活性，减少肾小管对脂肪酸的摄取和线粒体氧耗，从而抑制肾小管对 Na^+、Cl^- 的主动重吸收。

2）降压作用：除利尿排钠作用外，可能还有肾外作用机制参与降压，可能是增加胃肠道对 Na^+ 的排泄。

（2）对肾血流动力学和肾小球滤过功能的影响：由于肾小管对水、Na^+ 重吸收减少，肾小管内压力升高，以及流经远曲小管的水和 Na^+ 增多，刺激致密斑通过管-球反射，使肾内肾素、血管紧张素分泌增加，引起肾血管收缩，肾血流量下降，肾小球入球和出球小动脉收缩，肾小球滤过率也下降。肾血流量和肾小球滤过率下降，以及对亨氏襻无作用，是本类药物利尿作用远不如襻利尿药的主要原因。

3. 适应证　具体如下。

（1）用于水肿性疾病（如充血性心力衰竭、肝硬化、肾病综合征、急慢性肾炎、慢性肾衰竭早期、肾上腺皮质激素和雌激素治疗所致的钠、水潴留），可排泄体内过多的钠和水，减少细胞外液容量，消除水肿。

（2）用于原发性高血压，可单独应用于轻度高血压，或作为基础降压药与其他降压药配合使用。

（3）用于中枢性或肾性尿崩症。

（4）用于肾石症，主要预防含钙盐成分形成的结石。

4. 用法用量　口服给药。

（1）成人

1）水肿性疾病：①一般用量：一日 25～100mg，分 1～3 次服用，需要时可增至一日 100～200mg，分 2～3 次服用。为预防电解质紊乱及血容量骤降，宜从小剂量（一日 12.5～25mg）开始，以后根据利尿情况逐步加量。近年多主张间歇用药，即隔日用药或每周 1～2 次用药，或连续服用 3～4 日，停药

3～4日，以减少不良反应。②心源性水肿：开始用小剂量，一日 12.5～25mg，以免因盐及水分排泄过快而引起循环障碍或其他症状；同时注意调整洋地黄用量，以免钾的丢失而导致洋地黄中毒。

2）高血压：单用本品时，一日 25～100mg，分 1～2 次服用，并按降压效果调整剂量；与其他抗高血压药合用时，一次 10mg，一日 1～2 次。

老年人可从一次 12.5mg，一日 1 次开始，并按降压效果调整剂量。

（2）儿童：一日 1～2mg/kg 或 30～60mg/m²，分 1～2 次服用，并按疗效调整剂量。小于 6 个月的婴儿剂量可达一日 3mg/kg。

5. 不良反应　大多不良反应与剂量和疗程有关。

（1）水、电解质紊乱：较为常见。①低钾血症：较易发生，与噻嗪类利尿药排钾作用有关，长期缺钾可损伤肾小管，严重失钾可引起肾小管上皮的空泡变化，以及引起严重快速性心律失常等。②低氯性碱中毒或低氯低钾性碱中毒：噻嗪类特别是氢氯噻嗪常明显增加氯化物的排泄。③低钠血症：亦不罕见，导致中枢神经系统症状及加重肾损害。④脱水造成血容量和肾血流量减少亦可引起肾小球滤过率降低。上述水、电解质紊乱的临床常见反应有口干、烦渴、肌肉痉挛、恶心、呕吐和极度疲乏无力等。

（2）高糖血症：本药可使糖耐量降低，血糖升高，此可能与抑制胰岛素释放有关。

（3）高尿酸血症：干扰肾小管排泄尿酸，少数可诱发痛风发作。由于通常无关节疼痛，故高尿酸血症易被忽视。

（4）过敏反应：如皮疹、荨麻疹等，但较为少见。

（5）血白细胞减少或缺乏症、血小板减少性紫癜等亦少见。

（6）其他：如胆囊炎、胰腺炎、性功能减退、光敏感、色觉障碍等，但较罕见。

6. 禁忌　对本品、磺胺类药物过敏者禁用。

7. 注意事项　具体如下。

（1）交叉过敏：与磺胺类药物、呋塞米、布美他尼、碳酸酐酶抑制剂有交叉过敏反应。

（2）对诊断的干扰：可致糖耐量降低，血糖、尿糖、血胆红素、血钙、血尿酸、血胆固醇、甘油三酯、低密度脂蛋白浓度升高，血镁、钾、钠及尿钙降低。

（3）应从最小有效剂量开始用药，以减少不良反应的发生，减少反射性肾素和醛固酮分泌。

（4）有低钾血症倾向的患者，应酌情补钾或与保钾利尿药合用。

（5）随访检查：①血电解质。②血糖。③血尿酸。④血肌酐、尿素氮。⑤血压。

（6）下列情况应慎用：①无尿或严重肾功能减退者（因本类药效果差，应用大剂量时可致药物蓄积，毒性增加）。②糖尿病患者。③高尿酸血症或有痛风病史者。④严重肝功能损害者（因本品可导致水、电解质紊乱，从而诱发肝性脑病）。⑤高钙血症患者。⑥低钠血症患者。⑦红斑狼疮患者（因本品可加重病情或诱发狼疮活动）。⑧胰腺炎患者。⑨交感神经切除者（因本品可致降压作用加强）。⑩有黄疸的婴儿。⑪孕妇及哺乳期妇女。FDA 对本药的妊娠安全性分级为 B 级，如用于妊娠高血压患者为 D 级。

8. 药物相互作用　具体如下。

（1）肾上腺皮质激素、促肾上腺皮质激素、雌激素、两性霉素 B（静脉用药）能降低本药的利尿作用，增加发生电解质紊乱的机会，尤其是低钾血症。

（2）非甾体类消炎镇痛药尤其是吲哚美辛，能降低本药的利尿作用，与前者抑制前列腺素合成有关。

（3）与拟交感胺类药物合用，利尿作用减弱。

（4）考来烯胺能减少胃肠道对本药的吸收，故应在口服考来烯胺 1 小时前或 4 小时后服用本药。

（5）与多巴胺合用，利尿作用加强。

（6）与降压药合用时，利尿、降压作用均加强。

（7）与抗痛风药合用时，后者应调整剂量。

（8）使抗凝药作用减弱，主要是由于利尿后机体血浆容量下降，血中凝血因子水平升高，加上利尿使肝脏血液供应改善，合成凝血因子增多。

（9）降低降糖药的作用。

（10）洋地黄类药物、胺碘酮等与本药合用时，应慎防因低钾血症引起的不良反应。

（11）与锂制剂合用，因本药可减少肾脏对锂的清除，增加锂的肾毒性。

（12）乌洛托品与本药合用，其转化为甲醛受抑制，疗效下降。

（13）增强非去极化肌松药的作用，与血钾下降有关。

（14）与碳酸氢钠合用，发生低氯性碱中毒机会增加。

9. 规格　片剂：10mg；25mg；50mg。

二、吲哒帕胺（Indapamide）

1. 其他名称　长效降压片、磺胺酰胺吲哚、钠催离、寿比山、吲哒胺、吲达胺、吲满胺、吲满速尿、茚磺苯酰胺、吲满帕胺。

2. 药理作用　是一种磺胺类利尿剂，通过抑制远端肾小管皮质稀释段的再吸收水与电解质而发挥作用。降压作用未明，其利尿作用不能解释降压作用，因降压作用出现的剂量远小于利尿作用的剂量，可能的机制包括以下几个方面：调节血管平滑肌细胞的钙内流；刺激前列腺素 PGE_2 和前列腺素 PGI_2 的合成；减低血管对血管加压胺的超敏感性，从而抑制血管收缩。本品降压时对心排血量、心率及心律影响小或无。长期用本品很少影响肾小球滤过率或肾血流量。本药不影响血脂及碳水化合物的代谢。

3. 适应证　具体如下。

（1）用于治疗高血压：对轻、中度原发性高血压效果良好，可单独服用，也可与其他降压药合用。

（2）治疗充血性心力衰竭时的水钠潴留。

4. 用法用量　口服给药。

（1）高血压：①片剂、胶囊剂：一次 2.5mg，一日 1 次，早晨服用。一日不应超过 2.5mg。维持量为一次 2.5mg，隔日 1 次。②缓释片：一次 1.5mg，一日 1 次。

（2）水钠潴留：一次 2.5mg，一日 1 次。可在 1 周后增至一次 5mg，一日 1 次。

老年人用量酌减。高尿酸血症患者服药后，痛风发作可能增加，应根据血液中尿酸含量调整给药剂量。

5. 不良反应　本品大部分不良反应为剂量依赖性。

（1）低钠血症伴低血容量引起脱水和直立性低血压。伴发的氯离子缺失可导致继发性代偿性代谢性碱中毒，这种情况发生率很低，程度亦轻。

（2）治疗期间，血浆中尿酸和血糖增加：在痛风和糖尿病的患者中应用这些利尿剂时，必须非常慎重地考虑其适应证。

（3）血液学方面的病症，非常罕见，包括血小板减少症、白细胞减少症、粒细胞缺乏症、营养不良性贫血、溶血性贫血。

（4）高钙血症十分罕见。

（5）过敏反应主要是皮肤过敏，见于以往过敏或哮喘患者。

（6）斑丘疹、紫癜，可能加重原有的急性系统性红斑狼疮。

（7）恶心、便秘、口干、眩晕、疲乏、感觉异常、头痛等症状很少发生，而且大多随药物减量而缓解。

6. 禁忌　具体如下。

（1）对本品及磺胺类药过敏者禁用。

（2）严重肾功能不全者禁用。

（3）肝性脑病或严重肝功能不全者禁用。

（4）低钾血症患者禁用。

7. 注意事项　具体如下。

（1）为减少电解质平衡失调出现的可能，宜用较小的有效剂量，并应定期监测血钾、钠、钙及尿酸等，注意维持水与电解质平衡，尤其是老年人等高危人群，注意及时补钾。

（2）作利尿用时，最好每晨给药一次，以免夜间起床排尿。

（3）无尿或严重肾功能不全，可诱致氮质血症。

（4）糖尿病时可使糖耐量更差。

（5）痛风或高尿酸血症，此时血尿酸可进一步增高。

（6）肝功能不全，利尿后可促发肝性脑病。

（7）交感神经切除术后，此时降压作用会加强。

（8）应用本品而需做手术时，不必停用本品，但须告知麻醉医师。

（9）以下情况应慎用：①糖尿病患者。②肝功能不全者。③痛风或高尿酸血症患者。

（10）FDA对本药的妊娠安全性分级为B级，如用于妊娠高血压患者为D级。

8. 药物相互作用　具体如下。

（1）本品与肾上腺皮质激素同用时利尿利钠作用减弱。

（2）本品与胺碘酮同用时由于血钾低而易致心律失常。

（3）本品与口服抗凝药同用时抗凝效应减弱。

（4）本品与非甾体抗炎镇痛药同用时本品的利钠作用减弱。

（5）本品与多巴胺同用时利尿作用增强。

（6）本品与其他种类降压药同用时降压作用增强。

（7）本品与拟交感药同用时降压作用减弱。

（8）本品与锂剂合用时可增加血锂浓度并出现过量的征象。

（9）与大剂量水杨酸盐合用时，已脱水的患者可能发生急性肾衰竭。

（10）与二甲双胍合用易出现乳酸酸中毒。

9. 规格　片剂：2.5mg。胶囊剂：2.5mg。缓释片：1.5mg。

（何颖娜）

第三节　低效能利尿药

一、螺内酯（Spironolactone）

1. 其他名称　螺内脂、螺旋内脂、螺旋内酯固醇、螺旋内酯甾醇、螺旋内酯甾酮、安体舒通。

2. 药理作用　本药结构与醛固酮相似，为醛固酮的竞争性抑制剂。作用于远曲小管和集合管，阻断 $Na^+ - K^+$ 和 $Na^+ - H^+$ 交换，结果 Na^+、Cl^- 和水排泄增多，K^+、Mg^{2+} 和 H^+ 排泄减少，对 Ca^{2+} 和 P^{3+} 的作用不定。由于本药仅作用于远曲小管和集合管，对肾小管其他各段无作用，故利尿作用较弱。另外，本药对肾小管以外的醛固酮靶器官也有作用。

3. 适应证　具体如下。

（1）与其他利尿药合用，治疗充血性水肿、肝硬化腹水、肾性水肿等水肿性疾病（其目的在于纠正上述疾病时伴发的继发性醛固酮分泌增多）。也用于特发性水肿的治疗。

（2）用于原发性醛固酮增多症的诊断和治疗。

（3）抗高血压的辅助药物。

（4）与噻嗪类利尿药合用，增强利尿效应，预防低钾血症。

4. 用法用量　口服给药。

（1）成人

1）水肿性疾病：开始时，一日40~120mg，分2~4次服用，至少连服5日，以后酌情调整剂量。

2）高血压：开始时，一日 40 ~ 80mg，分次服用，至少用药 2 周，以后酌情调整剂量（但不宜与血管紧张素转化酶抑制剂合用，以免增加高钾血症的发生率）。

3）原发性醛固酮增多症：手术前患者，一日用量 100 ~ 400mg，分 2 ~ 4 次服用。不宜手术的患者，则选用较小剂量维持。

4）诊断原发性醛固酮增多症：长期试验，一日 400mg，分 2 ~ 4 次，连续 3 ~ 4 周。短期试验，一日 400mg，分 2 ~ 4 次服用，连续 4 日。

老年人对本品较敏感，开始用量宜偏小。

（2）儿童：用于治疗水肿性疾病，开始时，一日 1 ~ 3mg/kg 或 30 ~ 90mg/m²，单次或分 2 ~ 4 次服用，连服 5 日后酌情调整剂量。一日最大剂量为 3 ~ 9mg/kg 或 90 ~ 270mg/m²。

5. 不良反应 具体如下。

（1）常见者：①高钾血症：最为常见，尤其是单独用药、进食高钾饮食、与钾剂或含钾药物如青霉素钾等同用以及存在肾功能损害、少尿、无尿时；即使与噻嗪类利尿药合用，高钾血症的发生率仍可达 8.6% ~ 26%，且常以心律失常为首发表现，故用药期间必须密切随访血钾和心电图。②胃肠道反应：如恶心、呕吐、胃痉挛和腹泻；尚有报道可致消化性溃疡。

（2）少见者：①低钠血症：单独应用时少见，与其他利尿药合用时发生率增高。②抗雄激素样作用或对其他内分泌系统的影响：长期服用本药在男性可致男性乳房发育、阳痿、性功能低下，在女性可致乳房胀痛、声音变粗、毛发增多、月经失调、性机能下降。③中枢神经系统表现：长期或大剂量服用本药可发生行走不协调、头痛等。

（3）罕见者：①过敏反应：出现皮疹甚至呼吸困难。②暂时性血浆肌酐、尿素氮升高：主要与过度利尿、有效血容量不足引起肾小球滤过率下降有关。③轻度高氯性酸中毒。④肿瘤：有报道 5 例患者长期服用本药和氢氯噻嗪发生乳腺癌。

6. 禁忌 具体如下。

（1）高钾血症患者禁用。

（2）肾衰竭患者禁用。

7. 注意事项 具体如下。

（1）给药应个体化，从最小有效剂量开始使用，以减少电解质紊乱等不良反应的发生。如每日服药一次，应于早晨服药，以免夜间排尿次数增多。

（2）用药前应了解患者血钾浓度，但在某些情况血钾浓度并不能代表机体内总钾量，如酸中毒时钾从细胞内转移至细胞外而易出现高钾血症，酸中毒纠正后血钾即可下降。

（3）本药起作用较慢，而维持时间较长，故首日剂量可增加至常规剂量的 2 ~ 3 倍，以后酌情调整剂量。与其他利尿药合用时，可先于其他利尿药 2 ~ 3 日服用。在已应用其他利尿药再加用本药时，其他利尿药剂量在最初 2 ~ 3 日可减量 50%，以后酌情调整剂量。在停药时，本药应先于其他利尿药 2 ~ 3 日停药。

（4）用药期间如出现高钾血症，应立即停药。

（5）应于进食时或餐后服药，以减少胃肠道反应，并可能提高本药的生物利用度。

（6）对诊断的干扰：①使荧光法测定血浆皮质醇浓度升高，故取血前 4 ~ 7 日应停用本药或改用其他测定方法。②使血浆肌酐、尿素氮（尤其是原有肾功能损害时）、肾素，血清镁、钾测定值升高。③尿钙排泄可能增多，而尿钠排泄减少。

（7）下列情况应慎用：①无尿或肾功能不全者。②肝功能不全。因本药引起电解质紊乱，可诱发肝性脑病。③低钠血症。④酸中毒。一方面酸中毒可加重或促发本药所致的高钾血症，另一方面本药可加重酸中毒。⑤乳房增大或月经失调者。⑥孕妇及哺乳期妇女。FDA 对本药的妊娠安全性分级为 C 级，如用于妊娠高血压患者为 D 级。

8. 药物相互作用 具体如下。

（1）肾上腺皮质激素（尤其是具有较强盐皮质激素作用者）、促肾上腺皮质激素能减弱本药的利尿作用，而拮抗本药的潴钾作用。

（2）雌激素能引起水钠潴留，从而减弱本药的利尿作用。

（3）非甾体类消炎镇痛药，尤其是吲哚美辛，能降低本药的利尿作用，且合用时肾毒性增加。

（4）拟交感神经药物可降低本药的降压作用。

（5）多巴胺可加强本药的利尿作用。

（6）与引起血压下降的药物合用，利尿和降压效果均加强。

（7）与下列药物合用时，发生高钾血症的机会增加：含钾药物、库存血、血管紧张素转化酶抑制剂、血管紧张素Ⅱ受体拮抗药和环孢素等。

（8）与葡萄糖胰岛素液、碱剂、钠型降钾交换树脂合用，发生高钾血症的机会减少。

（9）本药可使地高辛半衰期延长。

（10）与氯化铵合用易发生代谢性酸中毒。

（11）与肾毒性药物合用，肾毒性增加。

（12）甘珀酸钠、甘草类制剂具有醛固酮样作用，可降低本药的利尿作用。

9. 规格　片剂：20mg。胶囊剂：20mg。

二、氨苯喋啶（Triamterene）

1. 其他名称　三氨蝶呤、三氨喋啶、三氨喋呤、氨苯蝶呤。

2. 药理作用　本品直接抑制肾脏远曲小管和集合管的 $Na^+ - K^+$ 交换，从而使 Na^+、Cl^-、水排泄增多，而 K^+ 排泄减少。

3. 适应证　具体如下。

（1）主要治疗水肿性疾病，包括充血性心力衰竭、肝硬化腹水、肾病综合征等，以及肾上腺糖皮质激素治疗过程中发生的水钠潴留，主要目的在于纠正上述情况时的继发性醛固酮分泌增多，并拮抗其他利尿药的排钾作用。常因患者对氢氯噻嗪疗效不明显时加用本品。

（2）用于治疗特发性水肿。

4. 用法用量　口服给药。

（1）成人：开始时，一日25～100mg，分2次服。与其他利尿药合用时，剂量应减少。维持阶段可改为隔日疗法。一日最大剂量不超过300mg。

（2）儿童：一日2～4mg/kg 或120mg/m²，分2次服，每日或隔日服用，以后酌情调整剂量。一日最大剂量不超过6mg/kg 或300mg/m²。

5. 不良反应　具体如下。

（1）常见的主要是高钾血症。

（2）少见的有：①胃肠道反应，如恶心、呕吐、胃痉挛和腹泻等。②低钠血症。③头晕、头痛。④光敏感。

（3）罕见的有：①过敏，如皮疹、呼吸困难。②血液系统损害，如粒细胞减少症甚至粒细胞缺乏症、血小板减少性紫癜、巨幼红细胞性贫血（干扰叶酸代谢）。③肾结石，有报道长期服用本药者肾结石的发生率为1/1 500。其机制可能是由于本药及其代谢产物在尿中浓度过饱和，析出结晶并与蛋白基质结合，从而形成肾结石。

6. 禁忌　具体如下。

（1）高钾血症患者禁用。

（2）无尿者禁用。

（3）严重或进行性加重的肾脏疾病患者禁用。

（4）严重肝脏疾病患者禁用。

7. 注意事项　具体如下。

（1）给药应个体化，从最小有效剂量开始使用，以减少电解质紊乱等不良反应。

（2）如一日给药 1 次，则应于早晨给药，以免夜间排尿次数增多。

（3）服药期间如发生高钾血症，应立即停药，并做相应处理。

（4）应于进食时或餐后服药，以减少胃肠道反应，并可能提高本药的生物利用度。

（5）宜逐渐停药，防止反跳性钾丢失。

（6）下列情况应慎用：①肝肾功能不全者。②糖尿病患者。③低钠血症患者。④酸中毒患者。⑤高尿酸血症或有痛风病史者。⑥肾结石或有此病史者。

（7）多数患者可出现淡黄色荧光尿，此为用药后的正常反应。

（8）FDA 对本药的妊娠安全性分级为 C 级，如用于妊娠高血压患者为 D 级。

8. 药物相互作用　具体如下。

（1）肾上腺皮质激素（尤其是具有较强盐皮质激素作用者）、促肾上腺皮质激素能减弱本药的利尿作用，而拮抗本药的潴钾作用。

（2）雌激素能引起水钠潴留，从而减弱本药的利尿作用。

（3）非甾体类消炎镇痛药，尤其是吲哚美辛，能降低本药的利尿作用，且合用时肾毒性增加。

（4）拟交感神经药物可降低本药的降压作用。

（5）多巴胺可加强本药的利尿作用。

（6）与引起血压下降的药物合用，利尿和降压效果均加强。

（7）与下列药物合用时，发生高钾血症的机会增加：含钾药物、库存血、血管紧张素转化酶抑制剂、血管紧张素 Ⅱ 受体拮抗药和环孢素等。

（8）与葡萄糖胰岛素液、碱剂、钠型降钾交换树脂合用，发生高钾血症的机会减少。

（9）本药可使地高辛半衰期延长。

（10）与氯化铵合用易发生代谢性酸中毒。

（11）与肾毒性药物合用，肾毒性增加。

（12）甘珀酸钠、甘草类制剂具有醛固酮样作用，可降低本药的利尿作用。

（13）因可使血尿酸升高，与噻嗪类和袢利尿剂合用时可使血尿酸进一步升高，故应与治疗痛风的药物合用。

（14）可使血糖升高，与降糖药合用时，后者剂量应适当加大。

9. 规格　片剂：50mg。

三、阿米洛利（Amiloride）

1. 其他名称　氨氯吡咪、胍酰吡嗪、氨氯吡脒、脒氯嗪、必达通。

2. 药理作用　系保钾利尿药，作用于肾脏远曲小管，阻断钠－钾交换机制，促使钠、氯排泄而减少钾和氢离子分泌。作用不依赖于醛固酮。其本身促尿钠排泄和抗高血压活性减弱，但与噻嗪类或髓袢类利尿剂合用有协同作用。

3. 适应证　具体如下。

（1）主要用于治疗水肿性疾病。

（2）用于难治性低钾血症的辅助治疗。

（3）用于肾上腺腺瘤或腺癌所致的原发性醛固酮增多症术前准备，或不愿手术者。

（4）用于原发性醛固酮增多症。

（5）防治低血钾型家族性周期性麻痹。

（6）配合低钠饮食，用于治疗遗传性假性醛固酮增多症。

4. 用法用量　口服，开始时一次 2.5 ~ 5mg，一日 1 次，以后酌情调整剂量。一日最大剂量为 20mg。

5. 不良反应　具体如下。

（1）单独使用时高钾血症较常见。

（2）本品偶可引起低钠血症、高钙血症、轻度代谢性酸中毒。

（3）胃肠道反应可有口干、恶心、呕吐、腹胀等不良反应。

（4）还可见到头痛、头晕、胸闷、性功能下降等不良反应。

（5）过敏反应主要表现为皮疹甚至呼吸困难。

6. 禁忌　具体如下。

（1）对本品过敏者禁用。

（2）高钾血症患者禁用。

（3）严重肾功能不全者禁用。

7. 注意事项　具体如下。

（1）给药应个体化，从最小有效剂量开始使用，以减少电解质紊乱等不良反应。

（2）如每日给药 1 次，应于早晨给药，以免夜间排尿数增多。

（3）应于进食时或餐后服药，以减少胃肠道反应。

（4）服药期间如发生高钾血症，应立即停药，并做相应处理。长期应用本品应定期检查血钾、钠、氯水平。

（5）本品的利尿作用、降压作用较轻，因此较少单独应用。常在应用其他利尿药考虑保钾时，才加用本品，常与氢氯噻嗪、呋塞米等合用。由于本品不经肝脏代谢，因此，可用于肝功能损害的患者，而不至于发生药物在体内蓄积（除非肝肾同时受损，如肝肾综合征患者）。

（6）多数患者可出现淡黄色荧光尿，此为用药后的正常反应。

（7）下列情况应慎用：①少尿患者。②肾功能不全患者。③糖尿病患者。④酸中毒和低钠血症患者。

（8）FDA 对本药的妊娠安全性分级为 B 级，如用于妊娠高血压患者为 D 级。

8. 药物相互作用　具体如下。

（1）肾上腺皮质激素（尤其是具有较强盐皮质激素作用者）、促肾上腺皮质激素能减弱本药的利尿作用，而拮抗本药的潴钾作用。

（2）雌激素能引起水钠潴留，从而减弱本药的利尿作用。

（3）非甾体类消炎镇痛药，尤其是吲哚美辛，能降低本药的利尿作用，且合用时肾毒性增加。

（4）拟交感神经药物可降低本药的降压作用。

（5）多巴胺可加强本药的利尿作用。

（6）与引起血压下降的药物合用，利尿和降压效果均加强。

（7）不宜与其他保钾利尿药或钾盐合用。与下列药物合用时，发生高钾血症的机会增加：含钾药物、库存血、血管紧张素转化酶抑制剂、血管紧张素 II 受体拮抗药和环孢素等。

（8）与葡萄糖胰岛素液、碱剂、钠型降钾交换树脂合用，发生高钾血症的机会减少。

（9）本药可使地高辛半衰期延长。

（10）与氯化铵合用易发生代谢性酸中毒。

（11）与肾毒性药物合用，肾毒性增加。

（12）甘珀酸钠、甘草类制剂具有醛固酮样作用，可降低本药的利尿作用。

9. 规格　片剂：2.5mg；5mg。

四、枸橼酸氢钾钠（Potassium Sodium Hydrogen Citrate）

1. 其他名称　Uralyt - U、友来特。

2. 药理作用　口服本品增加尿液 pH 值和枸橼酸根的排泄，减少尿液的钙离子浓度。这种由本品诱发的变化使尿液中形成结石的盐易形成结晶。所致的钙离子浓度的减少能降低尿液中能形成结石的钙盐饱和度。pH 的升高能增加尿酸和胱氨酸结石的可溶性。

3. 适应证　用于溶解尿酸结石和防止新结石的形成。作为胱氨酸结石和胱氨酸尿的维持治疗。

4. 用法用量　除另有说明，日剂量为 4 标准量匙（每量匙为 2.5g，共 10g 颗粒），分 3 次饭后服用，早晨、中午各 1 量匙，晚上服 2 量匙。颗粒可以用水冲服。

新鲜尿液 pH 必须在下列范围内：尿酸结石和促尿酸尿治疗 pH 6.2～6.8，胱氨酸结石 pH 7～8。如果 pH 低于推荐范围，晚上剂量需增加半量匙；如果 pH 高于推荐范围，晚上需减少半量匙；如果服用前测出新鲜尿液 pH 保持在推荐范围内，则可以确信已经找到恰当剂量。

尿液 pH 的测量：每次服用前，从试纸中取出一条试纸，用新鲜尿液润湿，然后将润湿的试纸与比色板比较，记下 pH。将测出的 pH 和服用颗粒的量匙数记录在表格上，每次就诊随身带上。本品所附试纸，不用于测定治疗胱氨酸结石患者的尿液 pH，为此，医生会建议使用一种 pH 在 7.2～9 的特殊试纸，并使用随同此种试纸的记录表格。

5. 不良反应　偶有轻度胃肠道不适。

6. 禁忌　具体如下。

（1）急性或慢性肾衰竭患者，或当绝对禁用氯化钠时禁用。

（2）严重的酸碱平衡失调（碱代谢）或慢性泌尿道尿素分解菌感染患者禁用。

7. 注意事项　具体如下。

（1）在第一次使用该药之前应检查肾功能和血清电解质。

（2）请将药物储放在儿童接触不到的地方。

8. 药物相互作用　具体如下。

（1）任何细胞外钾浓度的增高都将降低心脏的糖代谢，而任何细胞外钾浓度的降低将增加心律失常的发生率。醛固酮的拮抗药、保钾利尿剂、ACE 抑制剂、非甾体类抗炎药和外周止痛剂能够减少肾脏钾的排泄，请记住 1g 枸橼酸氢钾钠含有 0.172g 或 4.4mmol 钾。如果要求低钠饮食，请记住 1g 枸橼酸氢钾钠含有 0.1g 或 4.4mmol 钠（相当于 0.26g 氯化钠）。

（2）含有枸橼酸的药物与含铝的药物同时给药时会增加铝的吸收，如果必须使用这两种药物，两种药物的给药时间间隔至少需要 2 小时。

9. 规格　颗粒剂：100g：97.1g。

（何颖娜）

第四节　脱水药

一、甘露醇（Mannitol）

1. 其他名称　甘露糖醇、己六醇、木蜜醇、六己醇、水蜜醇。

2. 药理作用　本品为组织脱水剂，为单糖，在体内不被代谢，经肾小球滤过后在肾小管内较少被重吸收，起到渗透利尿作用。

（1）组织脱水作用：提高血浆渗透压，导致组织内（包括眼、脑、脑脊液等）水分进入血管内，从而减轻组织水肿，降低眼内压、颅内压和脑脊液容量及其压力。

（2）利尿作用：甘露醇的利尿作用机制分两个方面。

1）甘露醇增加血容量，并促进前列腺素 I_2 分泌，从而扩张肾血管，增加肾血流量（包括肾髓质血流量）。肾小球入球小动脉扩张，肾小球毛细血管压升高，皮质肾小球滤过率升高。

2）本药自肾小球滤过后极少（<10%）由肾小管重吸收，故可提高肾小管内液渗透浓度，减少肾小管对水及 Na^+、Cl^-、K^+、Ca^{2+}、Mg^{2+} 和其他溶质的重吸收。过去认为本药主要作用于近曲小管，但经穿刺动物实验发现，应用大剂量甘露醇后，通过近端小管的水和 Na^+ 仅分别增多 10%～20% 和 4%～5%，而到达远曲小管的水和 Na^+ 则分别增加 40% 和 25%，提示亨氏袢重吸收水和 Na^+ 减少在甘露醇利尿作用中占重要地位。此可能是由于肾髓质血流量增加，髓质内尿素和 Na^+ 流失增多，从而破坏了髓质渗透压梯度差。

由于输注甘露醇后肾小管液流量增加，当某些药物和毒物中毒时，这些物质在肾小管内浓度下降，对肾脏毒性减小，而且经肾脏排泄加快。

3. 适应证　具体如下。

（1）用于治疗各种原因（如脑瘤、脑外伤、脑缺血、脑缺氧等）引起的脑水肿，降低颅内压，防止脑疝。

（2）用于降低眼内压，应用于其他降眼内压药无效时或眼内手术前准备。

（3）用于渗透性利尿，预防多种原因（如大面积烧伤、严重创伤、广泛外科手术等）引起的急性肾小管坏死，以及鉴别肾前性因素和肾性因素引起的少尿。

（4）作为辅助性利尿措施治疗肾病综合征、肝硬化腹水以及伴有低钠血症的顽固性水肿，尤其是当伴有低蛋白血症时。

（5）用于某些药物过量或毒物中毒（如巴比妥类药物、锂剂、水杨酸盐和溴化物等），本药可促进上述物质的排泄，并防止肾毒性。

（6）作为冲洗剂，用于经尿道前列腺切除术。

（7）用于术前肠道准备。

4. 用法用量　具体如下。

（1）成人

1）口服给药：用于肠道准备，在术前 4～8 小时，以 10% 溶液 1 000mL 于 30 分钟内服完。

2）静脉滴注：①利尿：一次 1～2g/kg，一般用 20% 溶液 250～500mL，并调整剂量使尿量维持在每小时 30～50mL。②治疗脑水肿、颅内高压和青光眼：一次 1.5～2g/kg，配制成 15%～25% 溶液，并于 30～60 分钟滴完。衰弱者剂量应减至 0.5g/kg。注意检测肾功能。③减轻脊髓水肿和继发性损害：每次以 20% 溶液 250mL 滴注，一日 2 次，连用 5～7 天。④鉴别肾前性少尿和肾性少尿：一次 0.2g/kg，以 20% 溶液于 3～5 分钟内滴完，如用药后 2～3 小时每小时尿量仍低于 30～50mL，最多再试用一次，如仍无反应则应停药。⑤预防急性肾小管坏死：先给予 12.5～25g，10 分钟内滴完，若无特殊情况，再给 50g 于 1 小时内滴完，若尿量能维持在每小时 50mL 以上，则可继续应用，若无效则立即停药。⑥治疗药物、毒物中毒：本品 20% 注射液 250mL 静脉滴注，调整剂量使尿量维持在每小时 100～500mL。

（2）儿童

1）静脉滴注：①利尿：一次 0.25～2g/kg 或 60g/m²，以 15%～20% 溶液 2～6 小时滴完。②治疗脑水肿、颅内高压和青光眼：一次 1～2g/kg 或 30～60g/m²，以 15%～20% 溶液于 30～60 分钟内滴完。衰弱者剂量减至 0.5g/kg。③鉴别肾前性少尿和肾性少尿：一次 0.2g/kg 或 6g/m²，以 15%～25% 溶液滴注 3～5 分钟，如用药后 2～3 小时尿量无明显增多，可再用一次，如仍无反应则停药。④治疗药物、毒物中毒：本品 2g/kg 或 60g/m²，以 5%～10% 溶液滴注。

2）静脉注射：用于治疗脑水肿，首剂 0.5～0.75g/kg，以后一次可用 0.25～0.5g/kg，每 4～6 小时 1 次。

5. 不良反应　具体如下。

（1）水和电解质紊乱最为常见：①快速大量静注甘露醇可引起体内甘露醇积聚，血容量迅速大量增多（尤其是急慢性肾衰竭时），导致心力衰竭（尤其有心功能损害时）、稀释性低钠血症，偶可致高钾血症。②不适当的过度利尿导致血容量减少，加重少尿。③大量细胞内液转移至细胞外可致组织脱水，并可引起中枢神经系统症状。

（2）寒战、发热。

（3）排尿困难。

（4）血栓性静脉炎。

（5）甘露醇外渗可致组织水肿、皮肤坏死。

（6）过敏引起皮疹、荨麻疹、呼吸困难、过敏性休克。

（7）头晕、视力模糊。

（8）高渗引起口渴。

（9）渗透性肾病（或称甘露醇肾病），主要见于大剂量快速静脉滴注时。其机理尚未完全阐明，可能与甘露醇引起肾小管液渗透压上升过高，导致肾小管上皮细胞损伤有关。病理表现为肾小管上皮细胞肿胀，空泡形成。临床上出现尿量减少，甚至急性肾衰竭。渗透性肾病常见于老年肾血流量减少及低钠、脱水患者。

6. 禁忌　具体如下。

（1）已确诊为急性肾小管坏死的无尿患者，包括对试用甘露醇无反应者禁用（因甘露醇积聚引起血容量增多，加重心脏负担）。

（2）严重失水者禁用。

（3）颅内活动性出血者禁用，但颅内手术时除外。

（4）急性肺水肿者，或严重肺瘀血者禁用。

7. 注意事项　具体如下。

（1）除作肠道准备用，均应静脉内给药。

（2）甘露醇遇冷易结晶，故应用前应仔细检查，如有结晶，可置热水中或用力振荡待结晶完全溶解后再使用。当甘露醇浓度高于 15% 时，应使用有过滤器的输液器。

（3）根据病情选择合适的浓度，避免不必要地使用高浓度和大剂量。

（4）使用低浓度和含氯化钠溶液的甘露醇能降低过度脱水和电解质紊乱的发生机会。

（5）用于治疗水杨酸盐或巴比妥类药物中毒时，应合用碳酸氢钠以碱化尿液。

（6）下列情况应慎用：①明显心肺功能损害者，因本药所致的突然血容量增多可引起充血性心力衰竭。②高钾血症或低钠血症。③低血容量，应用后可因利尿而加重病情，或使原来低血容量情况被暂时性扩容所掩盖。④严重肾衰竭而排泄减少者，使本药在体内积聚，引起血容量明显增加，加重心脏负荷，诱发或加重心力衰竭。⑤对甘露醇不能耐受者。

（7）给大剂量甘露醇不出现利尿反应，可使血浆渗透浓度显著升高，故应警惕血高渗状态发生。

（8）随访检查：血压；肾功能；血电解质浓度，尤其是 Na^+ 和 K^+；尿量。

（9）FDA 对本药的妊娠安全性分级为 C 级。

8. 药物相互作用　具体如下。

（1）可增加洋地黄毒性作用，与低钾血症有关。

（2）可增加利尿药及碳酸酐酶抑制剂的利尿和降眼内压作用，与这些药物合用时应调整剂量。

9. 规格　注射液：50mL：10g；100mL：20g；250mL：50g。

二、甘油果糖（Glycerol and Fructose）

1. 其他名称　布瑞得、甘果糖、甘瑞宁、固利压、善君力。

2. 药理作用　本品是一种复方制剂，是高渗透性脱水药。甘油能参与脑代谢过程，改善脑代谢；果糖不需胰岛素即可被代谢利用；氯化钠能调节电解质平衡。本品作用机制为：静脉注射后能提高血浆渗透压，导致组织内（包括眼、脑、脑脊液等）的水分进入血管内，从而减轻组织水肿，降低颅内压、眼内压和脑脊液容量及其压力；通过促进组织中含有的水分向血液中移动，使血液得到稀释，降低毛细血管周围的水肿，改善微循环，使脑灌注压升高，脑血流量增大，增加缺血部位的供血量及供氧量；本品为高能量输液，在体内产生热量，增加脑组织耗氧量，促进脑代谢，增强细胞活力。

3. 适应证　具体如下。

（1）主要用于多种原因所致的颅内压增高（如颅内肿瘤、脑血管病、脑外伤、颅内炎症及其他原因引起的急慢性颅内压增高、脑水肿等），适用于需长时间降低颅内压者，尤其适用于肾功能有损害而不能使用甘露醇的患者。

（2）改善脑梗死（脑栓塞、脑血栓）、脑内出血、蛛网膜下出血、头部外伤、脑脊髓膜炎等疾病导致的意识障碍、神经障碍和自觉症状。

（3）用于脑外伤手术后，也用于脑外伤手术时（以缩小脑容积）。

（4）用于青光眼患者，以降低眼压，以及眼外科手术时减小眼容积等。

4. 用法用量　静脉滴注。

（1）一般用法：一次 250～500mL，一日 1～2 次，250mL 需滴注 1～1.5 小时，500mL 需滴注 2～3 小时。用量可根据年龄、症状适当增减。一日总量 1 000mL 为宜。

（2）减少脑容积：一次 500mL，30 分钟内滴完。

（3）降低眼压和减小眼容积：一次 250～500mL，45～90 分钟内滴完。

5. 不良反应　不良反应少而轻微，且耐受性良好。偶见瘙痒、皮疹、头痛、恶心、口渴、溶血、肾脏损害（如血尿），有时出现高钠血症、低钾血症，较少出现倦怠感。大量、快速输入时可产生乳酸中毒。

6. 禁忌　具体如下。

（1）对本品任一成分过敏者禁用。

（2）遗传性果糖不耐受症患者禁用。

（3）尿闭症患者禁用。

（4）严重脱水者禁用。

（5）高钠血症患者禁用。

（6）心功能不全者禁用。

7. 注意事项　具体如下。

（1）使用前必须认真检查，如发现容器渗漏、药液混浊变色切勿使用。

（2）本品含氯化钠0.9%，用药时须注意患者食盐摄入量。

（3）以下情况应慎用：①严重活动性颅内出血患者无手术条件时。②严重循环系统功能障碍者。③肾功能障碍者。④糖尿病患者。⑤溶血性贫血患者。

8. 药物相互作用　尚不明确。

9. 规格　注射液：250mL（甘油25g、果糖12.5g、氯化钠2.25g）；500mL（甘油50g、果糖25g、氯化钠4.5g）。

（贺志凤）

（3）用于骨折愈合不良时，用于上颌骨等病理性大量出血。

（4）用于脊髓麻醉者，以及硬膜外麻醉等可能导致低血容量。

4. 临床应用　具体如下。

（1）静脉滴注：一次 250～500mL。

1）用作血浆代用……或按需。

（2）肠道外营养……

（3）高渗性脱水时……见于500mL，10％注射液静脉滴注。

（4）防治休克……静脉滴注 250～500mL，45～90 分钟内滴完。

5. 注意事项……

6. 规格　片剂片。

（1）……

第八章

神经系统药物

第一节　抗癫痫药

一、苯妥英钠（Phenytoin Sodium）

1. 其他名称　大仑丁。

2. 药理作用　本品为抗癫痫药、抗心律失常药。治疗剂量不引起镇静催眠作用。

（1）动物实验证明，本品对超强电休克、惊厥的强直相有选择性对抗作用，而对阵挛相无效或反而加剧，故其对癫痫大发作有良效，而对失神性发作无效。其抗癫痫作用机制尚未阐明，一般认为，增加细胞钠离子外流，减少钠离子内流，而使神经细胞膜稳定，提高兴奋阈，减少病灶高频放电的扩散。

（2）本品缩短动作电位间期及有效不应期，还可抑制钙离子内流，降低心肌自律性，抑制交感中枢，对心房、心室的异位节律点有抑制作用，提高房颤与室颤阈值。

（3）可稳定细胞膜及降低突触传递，具有抗神经痛及骨骼肌松弛作用。

（4）本品可抑制皮肤成纤维细胞合成或分泌胶原酶。还可加速维生素 D 代谢。可引起淋巴结肿大，有抗叶酸作用，对造血系统有抑制作用。可引起过敏反应，有酶诱导作用，静脉用药可扩张周围血管。

3. 适应证　具体如下。

（1）用于治疗全身强直－阵挛性发作、复杂部分性发作（精神运动性发作、颞叶癫痫）、单纯部分性发作（局限性发作）和癫痫持续状态。

（2）用于治疗三叉神经痛，隐性营养不良性大疱性表皮松解，发作性舞蹈手足徐动症，发作性控制障碍（包括发怒、焦虑和失眠的兴奋过度等的行为障碍疾患），肌强直症及三环类抗抑郁药过量时心脏传导障碍等。

（3）用于洋地黄中毒所致的室性及室上性心律失常。对其他各种原因引起的心律失常疗效较差。

4. 用法用量　具体如下。

（1）片剂

1）抗癫痫：成人常用量：开始时每次 100mg，每日 2 次，1～3 周内增加至每次 250～300mg，分 3 次口服。极量：一次 300mg，一日 500mg。由于个体差异及饱和药动学特点，用药需个体化。应用达到控制发作和血药浓度达稳态后，可改用长效（控释）制剂，一次顿服。小儿常常用量：开始每日 5mg/kg，分 2～3 次服用，按需调整，以每日不超过 250mg 为度。维持量为 4～8mg/kg 或 250mg/m²，分 2～3 次服用。

2）抗心律失常：成人常用量：100～300mg，一次或分 2～3 次服用，或第一日 10～15mg/kg，第 2～4 日 7.5～10mg/kg，维持量 2～6mg/kg。小儿常用量：开始 5mg/kg，分 2～3 次口服，根据病情调整，每日量不超过 300mg，维持量 4～8mg/kg，或 250mg/m²，分 2～3 次口服。

3）胶原酶合成抑制：成人开始每日 2～3mg/kg，分 2 次服用，在 2～3 周内，增加到患者能够耐受的用量，血药浓度至少达 8μg/mL，一般每日 100～300mg。

（2）注射剂：加入 5% 葡萄糖注射液 20～40mL 缓慢静脉注射。

1）抗惊厥：成人常用量：150～250mg，每分钟不超过 50mg，必要时 30 分钟后可再次静注 100～150mg，一日总量不超过 500mg。小儿常用量：静注 5mg/kg 或 250mg/m²，1 次或分 2 次注射。

2）抗心律失常：成人常用量：为终止心律失常以 100mg 缓慢静注 2～3 分钟，根据需要每 10～15 分钟重复一次至心律失常终止，或出现不良反应为止，总量不超过 500mg。

5. 不良反应　具体如下。

（1）常见齿龈增生，儿童发生率高，应加强口腔卫生和按摩齿龈。

（2）长期服用后或血药浓度达 30μg/mL 可能引起恶心、呕吐甚至胃炎，饭后服用可减轻。

（3）神经系统不良反应与剂量相关，常见眩晕、头痛，严重时可引起眼球震颤、共济失调、语言不清和意识模糊，调整剂量或停药可消失。较少见的神经系统不良反应有头晕、失眠、一过性神经质、颤搐、舞蹈症、肌张力不全、震颤、扑翼样震颤等。

（4）可影响造血系统，致粒细胞和血小板减少，罕见再障；常见巨幼红细胞性贫血，可用叶酸加维生素 B$_{12}$ 防治。

（5）可引起过敏反应，常见皮疹伴发热，罕见严重皮肤反应，如剥脱性皮炎、多形性红斑、系统性红斑狼疮和致死性肝坏死、淋巴系统霍奇金病等。一旦出现症状立即停药并采取相应措施。

（6）小儿长期服用可加速维生素 D 代谢，造成软骨病或骨质异常。

（7）孕妇服用偶致畸胎。

（8）可抑制抗利尿激素和胰岛素分泌使血糖升高。

（9）有致癌的报道。

6. 禁忌　具体如下。

（1）对乙内酰脲类药有过敏史者禁用。

（2）阿－斯综合征、Ⅱ～Ⅲ度房室传导阻滞、窦房结阻滞、窦性心动过缓等心功能损害者禁用。

7. 注意事项　具体如下。

（1）对乙内酰脲类中一种药过敏者，对本品也可能过敏。

（2）有酶诱导作用，可对某些诊断产生干扰，如地塞米松试验、甲状腺功能试验，使血清碱性磷酸酶、丙氨酸氨基转移酶、血糖浓度升高。

（3）用药期间需检查血象、肝功能、血钙、口腔、脑电图、甲状腺功能，并经常检测血药浓度，防止毒性反应。妊娠期每月测定一次、产后每周测定一次血药浓度以确定是否需要调整剂量。

（4）下列情况应慎用：嗜酒，使本品的血药浓度降低；贫血，增加严重感染的危险性；心血管病（尤其老人）；糖尿病，可能升高血糖；肝肾功能损害，改变本药的代谢和排泄；甲状腺功能异常者。

（5）本品能通过胎盘，可能致畸，但有认为癫痫发作控制不住致畸的危险性大于用药的危险性，应权衡利弊。凡用本品能控制发作的患者，孕期应继续服用，并保持有效血浓，分娩后再重新调整。产前 1 个月应补充维生素 K，产后立即给新生儿注射维生素 K 减少出血危险。FDA 对本药的妊娠安全性分级为 D 级。本品可分泌入乳汁，一般主张服用苯妥英的母亲避免母乳喂养。

（6）小儿由于分布容积与消除半衰期随年龄而变化，因此应经常做血药浓度测定。新生儿或婴儿期对本品的药动学较特殊，临床对中毒症状评定有困难，一般不首先采用。学龄前儿童肝脏代谢强，需多次监测血药浓度以决定用药次数和用量。

（7）老年人应用本品时须慎重，用量应偏低，并经常监测血药浓度。

8. 药物相互作用　具体如下。

（1）长期应用对乙酰氨基酚患者应用本品可增加肝脏中毒的危险，并且疗效降低。

（2）与皮质激素、洋地黄类（包括地高辛）、口服避孕药、环孢素、雌激素、左旋多巴、奎尼丁、土霉素或三环类抗抑郁药合用时，可降低这些药物的效应。

（3）长期饮酒可降低本品的浓度和疗效，但服药同时大量饮酒可增加血药浓度；与氯霉素、异烟肼、保泰松、磺胺类合用可能降低本品代谢，使血药浓度增加，增加本品的毒性；与抗凝剂合用，开始增加抗凝效应，持续应用则降低。

（4）与含镁、铝药物或碳酸钙等合用时可能降低本品的生物利用度，两者应相隔 2～3 小时服用。

（5）与降糖药或胰岛素合用时，因本品可使血糖升高，需调整后两者用量。

（6）原则上用多巴胺的患者，不宜用本品。

（7）本品与利多卡因或普萘洛尔合用，可能加强心脏的抑制作用。

（8）虽然本品消耗体内叶酸，但增加叶酸反可降低本品浓度和作用。

（9）苯巴比妥或扑米酮对本品的影响变化很大，应经常监测血药浓度；与丙戊酸类合用有蛋白结合竞争作用，应经常监测血药浓度，调整本品用量。

（10）与卡马西平合用，后者血药浓度降低。如合并用大量抗精神病药或三环类抗抑郁药可能使癫痫发作，需调整本品用量。

9. 规格　片剂：50mg；100mg。注射剂：100mg；250mg。

二、卡马西平（Carbamazepine）

1. 其他名称　痛惊宁、酰胺咪嗪。

2. 药理作用　本品为抗惊厥药和抗癫痫药。卡马西平的药理作用表现为抗惊厥、抗癫痫、抗神经性疼痛、抗躁狂－抑郁症、改善某些精神疾病的症状、抗中枢性尿崩症，产生这些作用的机制可能分别为：①阻滞各种可兴奋细胞膜的钠离子通道，故能明显抑制异常高频放电的发生和扩散，②抑制 T 型钙通道。③增强中枢的去甲肾上腺素能神经的活性。④促进抗利尿激素（ADH）的分泌或提高效应器对 ADH 的敏感性。

3. 适应证　具体如下。

（1）癫痫：①部分性发作：复杂部分性发作、简单部分性发作和继发性全身发作。②全身性发作：强直、阵挛、强直－阵挛发作。

（2）抗神经性疼痛：用于三叉神经痛和舌咽神经痛发作，亦用作三叉神经痛缓解后的长期预防性用药。也可用于脊髓痨和多发性硬化、糖尿病性周围神经痛、幻肢痛和外伤后神经痛以及疱疹后神经痛。

（3）预防或治疗躁狂－抑郁症：对锂剂、抗精神病药、抗抑郁药无效的或不能耐受的躁狂－抑郁症，可单用或与锂盐和其他抗抑郁药合用。

（4）中枢性部分性尿崩症：可单用或氯磺丙脲或氯贝丁酯等合用。

（5）酒精癖的戒断综合征。

4. 用法用量　具体如下。

（1）成人

1）抗惊厥：初始剂量每次 0.1～0.2g，每天 1～2 次，逐渐增加剂量直至最佳疗效。

2）镇痛：开始一次 0.1g，一日 2 次；第二日后每隔一日增加 0.1～0.2g，直到疼痛缓解，维持量每日 0.4～0.8g，分次服用。每日不超过 1.2g。

3）尿崩症：单用时一日 0.3～0.6g，如与其他抗利尿药合用，每日 0.2～0.4g，分 3 次服用。

4）抗躁狂或抗精神病：开始每日 0.2～0.4g，逐渐增加至最大量 1.6g，分 3～4 次服用。

（2）小儿

1）6 岁以前：开始每日按体重 5mg/kg，每 5～7 日增加一次用量，达每日 10mg/kg，必要时增至 20mg/kg，维持血药浓度 8～12μg/kg。

2）6～12 岁儿童：第一日 0.1g，服 2 次，隔周增加 0.1g，直至出现疗效；维持量调整到最小有效量，一般为每日 0.4～0.8g，不超过 1g，分 3～4 次服用。

5. 不良反应　具体如下。

（1）神经系统常见的不良反应有头晕、共济失调、嗜睡和疲劳。

（2）因刺激抗利尿激素分泌可引起水潴留和低钠血症（或水中毒），发生率 10%～15%。

（3）较少见的不良反应有 Stevens - Johnson 综合征或中毒性表皮坏死松解症、皮疹、荨麻疹、瘙痒、儿童行为障碍、严重腹泻、红斑狼疮样综合征（荨麻疹、瘙痒、皮疹、发热、咽喉痛、骨或关节痛、乏力）。

（4）罕见的不良反应有腺体病，心律失常或房室传导阻滞（老年人尤其注意），骨髓抑制，中枢神经系统中毒（语言困难、精神不安、耳鸣、震颤、幻视），过敏性肝炎，低钙血症，直接影响骨代谢导致骨质疏松，肾脏中毒，周围神经炎，急性尿紫质病，栓塞性脉管炎，过敏性肺炎，急性间歇性卟啉病，甲状腺功能减退。曾有一例合并无菌性脑膜炎的肌阵挛性癫痫患者，接受本品治疗后引起脑膜炎复发。偶见粒细胞减少，可逆性血小板减少，再障，中毒性肝炎。

6. 禁忌　具体如下。

（1）已知对卡马西平相关结构药物（如三环类抗抑郁药）过敏者禁用。

（2）有房室传导阻滞、血清铁严重异常、骨髓抑制、严重肝功能不全等病史者禁用。

7. 注意事项　具体如下。

（1）与三环类抗抑郁药有交叉过敏反应。

（2）下列情况应慎用：乙醇中毒，心脏损害，冠心病，糖尿病，青光眼，对其他药物有血液反应史者（易诱发骨髓抑制），肝病，抗利尿激素分泌异常或其他内分泌紊乱，尿潴留，肾病。

（3）一般疼痛不宜用本品。

（4）糖尿病患者可能引起尿糖增加，应注意。

（5）癫痫患者不能突然撤药。

（6）已用其他抗癫痫药的患者，本品用量应逐渐递增，避免自身诱导所致血药浓度下降。

（7）下列情况应停药：肝中毒或骨髓抑制症状出现，心血管系统不良反应或皮疹出现。

（8）用于特异性疼痛综合征止痛时，如果疼痛完全缓解，应逐渐减量至停药。

（9）饭后服用可减少胃肠反应，漏服时应尽快补服，不可一次服双倍量，可一日内分次补足。

（10）用药期间注意检查：全血细胞（包括血小板、网织红细胞及血清铁，应经常复查达 2～3 年），尿常规，肝功能，眼科情况，卡马西平血药浓度测定。

（11）本品能通过胎盘，是否致畸尚不清楚，妊娠早期需慎用。FDA 对本药安全性分级为 D 级。本品能分泌入乳汁，约为血药浓度的 60%，哺乳期妇女不宜应用。

（12）老年患者对本品敏感者多，常可引起认知功能障碍、激越、不安、焦虑、精神错乱、房室传导阻滞或心动过缓，也可引起再障。

8. 药物相互作用　具体如下。

（1）与对乙酰氨基酚合用，尤其是单次超量或长期大量应用，肝脏中毒的危险性增加，有可能使后者疗效降低。

（2）与香豆素类抗凝药合用，由于本品的肝酶的正诱导作用，使抗凝药的血浓度降低，半衰期缩短，抗凝效应减弱，应测定凝血酶原时间而调整药量。

（3）与碳酸酐酶抑制药合用，骨质疏松的危险增加。

（4）由于本品的肝酶诱导作用，与氯磺丙脲、氯贝丁酯、去氨加压素、赖氨加压素、垂体后叶素、加压素等合用，可加强抗利尿作用，合用的各药都需减量。

（5）与含雌激素的避孕药、环孢素、洋地黄类（可能地高辛除外）、雌激素、左甲状腺素及奎尼丁合用时，由于卡马西平对肝药酶的诱导，这些药的效应都会降低，用量应做调整。与口服避孕药合用可能出现阴道大出血。

（6）与多西环素合用，后者的血药浓度可能降低，必要时需要调整用量。

（7）红霉素与醋竹桃霉素以及右丙氧芬可抑制卡马西平的代谢，引起后者血药浓度的升高，出现毒性反应。

（8）氟哌啶醇、洛沙平、马普替林、噻吨类或三环类抗抑郁药可增强卡马西平的代谢，引起后者血药浓度升高，出现毒性反应。

（9）锂盐可以降低卡马西平的抗利尿作用。

（10）卡马西平（与三环类抗抑郁药结构相似）与单胺氧化酶（MAO）抑制药合用，可引起高热或（和）高血压危象、严重惊厥甚至死亡，两药应用至少要间隔14天。当卡马西平用作抗惊厥剂时，MAO抑制药可以改变癫痫发作的类型。若临床情况允许可停服单胺氧化酶抑制剂。

（11）卡马西平可以降低诺米芬辛的吸收并加快其消除。

（12）苯巴比妥和苯妥英可加速卡马西平的代谢，可将卡马西平的 $t_{1/2}$ 降至 $9 \sim 10$ 小时。

9. **规格**　片剂：$0.1g$；$0.2g$。

三、奥卡西平（Oxcarbazepine）

1. **其他名称**　氧痛惊宁。

2. **药理作用**　卡马西平10-酮基结构类似物，为新型抗癫痫药。本品主要通过其活性代谢产物10-单羟基代谢物（MHD）发挥作用。本品和MHD能阻滞电压敏感性钠通道，稳定过度兴奋性神经细胞膜，抑制神经元重复放电，减少突触冲动传递，这些作用对防止癫痫发作在整个大脑的扩散非常重要。另外，本品可增加钾通道传导性和调节高电位激活钙通道，这有助于抑制癫痫发作。本品及其活性成分MHD可防止啮齿类动物电诱导的强直-阵挛发作，对化学诱导的肌阵挛发作也有一定的保护作用，还可消除或减少 Rhesus 猴难治性癫痫发生率。

3. **适应证**　本品适用于成年人和5岁以及5岁以上儿童患者的癫痫原发性全面强直-阵挛发作和部分性发作伴有或不伴有继发性全面性发作。

4. **用法用量**　本品可单独或与其他抗癫痫药联合使用。应从临床有效剂量开始用药，一天内分2次给药。根据患者的临床反应增加剂量。如果本品与其他抗癫痫药联合使用，由于患者总体的抗癫痫药物剂量的增加，需要减少其他抗癫痫药的剂量或（和）更加缓慢地增加本品的剂量。本品可以空腹或与食物一起服用。

（1）成人

1）单独治疗：起始剂量一天600mg，分2次给药。为了获得理想的效果，可以每隔1周增加每天的剂量，每次增加剂量不超过600mg。每日维持剂量在 $600 \sim 2\,400mg$，绝大多数患者对每日900mg的剂量即有效果。

2）联合治疗：起始剂量为一天600mg，分2次给药。为了获得理想的效果，可以每隔1周增加每天的剂量，每次增加剂量不超过600mg。每日维持剂量在 $600 \sim 2\,400mg$。

（2）5岁和5岁以上的儿童：起始治疗剂量为每天 $8 \sim 10mg/kg$，分为2次给药。

联合治疗中，平均大约每天30mg/kg的维持剂量就能获得较好的治疗效果。如果临床提示需要增加剂量，可以每隔1周增加每天的剂量，每次增量不要超过每天10mg/kg，最大剂量为每天46mg/kg。

（3）肝功能损害患者：中度以下患者不需要调整剂量。

（4）肾功能损害患者：肌酐清除率 $<30mL/min$ 的患者在服用本品时应从初始剂量的一半（300mg/d）开始，并逐渐缓慢加量，达到所需临床疗效。有肾功能损害的患者在增加剂量时，必须进行仔细的监测。

5. **不良反应**　本品最常见的（发生率≥5%）不良反应有头晕、嗜睡、复视、疲倦、恶心、呕吐、共济失调、视力异常、腹痛、震颤、消化不良及步态障碍。

因不良反应导致成人患者停药的常见症状有头晕（6.4%）、复视（5.95%）、共济失调（5.2%）、呕吐（5.1%）、恶心（4.9%）、嗜睡（3.8%）、头痛（2.9%）、疲倦（2.1%）、视力异常（2.1%）、震颤（1.8%）、步态障碍（1.7%）、皮疹（1.4%）及低钠血症（1.0%）。

因不良反应导致儿童患者停药的常见症状有嗜睡（2.4%）、呕吐（2.0%）、共济失调（1.8%）、复视（1.3%）、头晕（1.3%）、疲倦（1.1%）及眼球震颤（1.1%）。

6. **禁忌**　具体如下。

（1）对本品或其任一成分过敏的患者禁用。

（2）房室传导阻滞患者禁用。

7. 注意事项　具体如下。

（1）本品可引起低钠血症，服药期间应定时检查血钠。若血钠<125mmol/L，通过减量、停药或保守处理（如限制饮水）后血钠水平可恢复正常。

（2）本品可能降低激素避孕药效果，建议服用本品期间改用其他不含激素的避孕方法。

（3）应逐渐减量至停药，以最大可能地避免癫痫发作频率增加。

（4）本品可引起头晕和嗜睡，服用本品后不要驾驶车辆或操作机器。

（5）对卡马西平过敏的患者只有在可能的益处大于潜在的危险时才可服用本品，如出现过敏反应迹象或临床症状，应立即停药。

（6）目前没有充分研究本品对妊娠妇女的影响。但本品结构和卡马西平相似，后者对人有致畸作用，本品可能对人也有致畸作用，因此，只有在确定本品对胎儿的益处大于潜在危险时，孕妇才可服用。

（7）本品和MHD可泌入母乳，对哺乳期婴儿可能有严重不良反应，因此应根据服药对患者是否必要决定哺乳母亲停止哺乳或停止用药。

8. 药物相互作用　具体如下。

（1）本品和MHD可诱导CYP3A族亚类（CYP3A4和CYP3A5），后者在二氢吡啶类钙通道拮抗药和口服避孕药的代谢中有重要作用，从而降低这些药物的血药浓度。

（2）本品与卡马西平合用，本品代谢物MHD血药浓度降低。

（3）本品与苯巴比妥合用，苯巴比妥血药浓度增加，本品代谢物MHD血药浓度降低。

（4）本品与苯妥英钠合用，本品代谢物MHD的血药浓度降低，苯妥英钠的血药浓度增加，此时本品应减量。

（5）丙戊酸钠与本品合用，本品代谢物MHD血药浓度降低。

（6）非洛地平与本品合用，非洛地平AUC降低。

（7）本品与维拉帕米合用，本品代谢物MHD血药浓度降低。

（8）西咪替丁、红霉素和右旋丙氧芬不影响MHD的药代动力学。

（9）华法林与单剂或多剂本品合用时，无明显相互作用。

9. 规格　片剂：0.3g。

四、丙戊酸钠　（Sodium Valproate）

1. 药理作用　本品为抗癫痫药。其作用机理尚未完全阐明。实验见本品能增加 γ-氨基丁酸（GABA）的合成和减少GABA的降解，从而升高抑制性神经递质GABA的浓度，降低神经元的兴奋性而抑制发作。在电生理实验中见本品可产生与苯妥英相似的抑制钠通道的作用。

2. 适应证　主要用于单纯或复杂失神发作、肌阵挛发作，大发作的单药或合并用药治疗，有时对复杂部分性发作也有一定疗效。

3. 用法用量　具体如下。

（1）片剂、糖浆剂：①成人：每日600~1200mg，分次2~3次服。1周后递增，至能控制发作为止。每日最大量为30mg/kg。②小儿：每日15mg/kg，分2~3次服用，按需每隔1周增加5~10mg/kg，至有效或不能耐受为止。

（2）注射剂：成人癫痫持续状态时静脉注射400mg，每日2次。

4. 不良反应　具体如下。

（1）常见不良反应表现为腹泻、消化不良、恶心、呕吐、胃肠道痉挛、月经周期改变。

（2）较少见短暂的脱发、便秘、嗜睡、眩晕、疲乏、头痛、共济失调、轻微震颤、异常兴奋、不安和烦躁。

（3）长期服用偶见胰腺炎及急性重型肝炎。

（4）可使血小板减少引起紫癜、出血和出血时间延长，应定期检查血常规。

（5）对肝功能有损害，可引起血清碱性磷酸酶和氨基转移酶升高，服用2个月要检查肝功能。

（6）偶有过敏。

（7）偶有听力下降和可逆性听力损坏。

5. 禁忌　具体如下。

（1）有药源性黄疸个人史或家族史者禁用。

（2）有肝病或明显肝功能损害者禁用。

6. 注意事项　具体如下。

（1）有血液病、肝病史、肾功能损害、器质性脑病时慎用。

（2）用药期间避免饮酒，饮酒可加重镇静作用。

（3）停药应逐渐减量以防再次出现发作；取代其他抗惊厥药物时，本品应逐渐增加用量，而被取代药应逐渐减少用量。

（4）外科手术或其他急症治疗时应考虑可能遇到的时间延长，或中枢神经抑制药作用的增强。

（5）用药前和用药期间应定期做全血细胞（包括血小板）计数、肝肾功能检查。

（6）对诊断的干扰：尿酮试验可出现假阳性，甲状腺功能试验可能受影响。

（7）可使乳酸脱氢酶、丙氨酸氨基转移酶、门冬氨酸氨基转移酶轻度升高，并提示无症状性肝脏中毒。血清胆红素可能升高，提示潜在的严重肝脏中毒。

（8）本药能通过胎盘，动物实验有致畸的报道，孕妇应权衡利弊，慎用。FDA对本药的妊娠安全性分级为D级。

（9）本品亦可分泌入乳汁，浓度为母体血药的1%~10%。哺乳期妇女应慎用。

（10）本品可蓄积在发育的骨骼内，应注意。

7. 药物相互作用　具体如下。

（1）饮酒可加重镇静作用。

（2）全麻药或中枢神经抑制药与本品合用，前者的临床效应可更明显。

（3）与抗凝药如华法林或肝素等以及溶血栓药合用，出血的危险性增加。

（4）与阿司匹林或双嘧达莫合用，可由于减少血小板凝聚而延长出血时间。

（5）与苯巴比妥类合用，后者的代谢减慢，血药浓度上升，因而可增加镇静作用而导致嗜睡。

（6）与扑米酮合用，也可引起血药浓度升高，导致中毒，必要时需减少扑米酮的用量。

（7）与氯硝西泮合用防止失神发作时，曾有报道少数病例反而诱发失神状态。

（8）与苯妥英合用时，因与蛋白结合的竞争可使两者的血药浓度发生改变，由于苯妥英浓度变化较大，需经常测定。但是否需要调整剂量应视临床情况与血药浓度而定。

（9）与卡马西平合用，由于肝酶的诱导而致药物代谢加速，可使二者的血药浓度降低和半衰期缩短，故须监测血药浓度以决定是否需要调整用量。

（10）与对肝脏有毒性的药物合用时，有潜在肝脏中毒的危险。有肝病史者长期应用须经常检查肝功能。

（11）与氟哌啶醇、洛沙平、马普替林、单胺氧化酶抑制药、吩噻嗪类、噻吨类和三环类抗抑郁药合用，可以增加中枢神经系统的抑制，降低惊厥阈和丙戊酸的效应，须及时调整用量以控制发作。

8. 规格　片剂：100mg；200mg。糖浆剂：5mL：200mg；5mL：500mg。注射剂：0.4g。

五、拉莫三嗪（Lamotrigine）

1. 药理作用　本品为电压依从性的钠离子通道阻滞剂。在培养的神经细胞中，它反复放电和抑制病理性谷氨酸释放（这种氨基酸对癫痫发作的形成起着关键性的作用），也抑制谷氨酸诱发的动作电位的爆发。

2. 适应证 癫痫。

（1）对 12 岁以上儿童及成人的单药治疗：①简单部分性发作。②复杂部分性发作。③继发性全身强直 - 阵挛性发作。④原发性全身强直 - 阵挛性发作。

（2）2 岁以上儿童及成人的加用疗法：①简单部分性发作。②复杂部分性发作。③继发性全身强直 - 阵挛性发作。④原发性全身强直 - 阵挛性发作。

本品也可用于治疗合并有 Lennox - Gastaut 综合征的癫痫发作。

3. 用法用量 具体如下。

（1）单药治疗剂量：成人及 12 岁以上儿童，初始剂量是 25mg，每日 1 次，连服 2 周；随后用 50mg，每日 1 次，连服 2 周。此后，每隔 1 ~ 2 周增加剂量，最大增加量为 50 ~ 100mg，直至达到最佳疗效。通常达到最佳疗效的维持剂量为 100 ~ 200mg/d，每日 1 次或分 2 次给药。

（2）加用疗法剂量

1）成人及 12 岁以上儿童：①对合用丙戊酸钠的患者，不论其是否服用其他抗癫痫药，本品的初始剂量为 25mg，隔日服用，连服 2 周；随后两周每日 1 次，每次 25mg。此后，应每隔 1 ~ 2 周增加剂量，最大增加量为 25 ~ 50mg，直至达到最佳的疗效。通常达到最佳疗效的维持量为每日 100 ~ 200mg，1 次或分 2 次服用。②对合用具酶诱导作用的抗癫痫药的患者，不论是否服用其他抗癫痫药（丙戊酸钠除外），本品的初始剂量为 50mg，每日 1 次，连服 2 周；随后两周每日 100mg，分 2 次服用。此后，每隔 1 ~ 2 周增加一次剂量，最大增加量为 100mg，直至达到最佳疗效。通常达到最佳疗效的维持量为每日 200 ~ 400mg，分 2 次服用。

2）2 ~ 12 岁儿童：①服用丙戊酸钠加或不加任何其他抗癫痫药的患者，本品的初始剂量是每天 0.15mg/kg，每日服用 1 次，连服两周；随后两周每日 1 次，每次 0.3mg/kg。此后，应每隔 1 ~ 2 周增加剂量，最大增加量为 0.3mg/kg，直至达到最佳的疗效。通常达到最佳疗效的维持量为每天 1 ~ 5mg/kg，单次或分两次服用。②服用具酶诱导作用的抗癫痫药的患者，不论加或不加其他抗癫痫药（丙戊酸钠除外），本品的初始剂量为每天 0.6mg/kg，分两次服，连服两周；随后两周剂量为每天 1.2mg/kg。此后，每隔 1 ~ 2 周增加一次剂量，最大增加量为 1.2mg/kg，直至达到最佳的疗效。通常达到最佳疗效的维持量是每天 5 ~ 15mg/kg，分 2 次服用。

如患者所服用的抗癫痫药与本品的药代动力学的相互作用目前尚不清楚，所增加的剂量应采用本品与丙戊酸钠合用时的推荐剂量，直至达到最佳疗效。

（3）肝功能受损患者的剂量：初始、递增和维持剂量在中度（Child - PughB 级）和重度（Child - PughC 级）肝功能受损患者通常应分别减少约 50% 和 75%。递增和维持剂量应按临床疗效进行调整。

4. 不良反应 具体如下。

（1）常见不良反应包括头痛、头晕、皮疹、恶心、呕吐、嗜睡、共济失调、复视、视力模糊等。

（2）较少见不良反应包括光敏性皮炎、变态反应、颜面水肿、肢体坏死、食欲缺乏、腹胀、体重减轻等。

（3）罕见致命性皮疹（Stevens - Johnson 综合征、中毒性表皮坏死松解，大部分患者停药后可恢复）、弥漫性血管内凝血和多器官功能衰竭。

（4）其他的不良反应包括失眠、疲倦、结膜炎、焦虑、精神错乱和幻觉。

（5）有以下不良反应的报道：皮疹伴发热、淋巴结病变等全身过敏性症状；精神病或精神症状（如攻击行为、焦躁、易激惹、抑郁）、肌阵挛性癫痫加重、横纹肌溶解；运动紊乱（如抽搐、不安、眼球震颤和震颤等）、舞蹈病、手足徐动症、出现锥体外系症状；帕金森病症状加重；中性白细胞减少症、白细胞减少、血小板减少、全血细胞减少；肝功能异常。

（6）自杀风险。

5. 禁忌 对本品过敏的患者禁用。

6. 注意事项 具体如下。

（1）肾衰竭患者、严重肝功能受损患者应慎用。

（2）FDA 对本药的妊娠安全性分级为 C 级。在动物的生殖实验中，本品不损害生育力，超过人类治疗剂量时并未有致畸作用。人类妊娠期使用的资料不足，还不能评价其安全性。妊娠期用药应权衡利弊。

（3）资料显示拉莫三嗪能沁入乳汁，其浓度通常可达到血浆浓度的 40% ~ 60%。哺乳期妇女用药应权衡利弊。

（4）因为对儿童进行的相应的研究所获得的数据尚不充分，故无法推荐对于 12 岁以下儿童进行单药治疗的剂量。

7. 药物相互作用　具体如下。

（1）诱导肝药物代谢酶的抗癫痫药（如苯妥英、卡马西平、苯巴比妥和扑米酮）会增强拉莫三嗪的代谢，需增加使用剂量。

（2）丙戊酸钠与拉莫三嗪竞争肝药物代谢酶，可降低拉莫三嗪的代谢，拉莫三嗪的平均半衰期增加近两倍。

（3）正在服用卡马西平的患者，服用拉莫三嗪之后有中枢神经系统反应的报告，包括头痛、恶心、视力模糊、头晕、复视和共济失调。这些反应在减少卡马西平的剂量后通常都会消失。

8. 规格　片剂：50mg；100mg。

六、托吡酯（Topiramate）

1. 药理作用　本品可阻断神经元持续去极化导致的反复电位发放，此作用与使用本品后的时间密切相关，表明托吡酯可以阻断钠通道；本品可以增加 γ - 氨基丁酸（GABA）激活 $GABA_A$ 受体的频率，加强氯离子内流，表明本品可增强抑制性中枢神经递质的作用；本品可降低谷氨酸 AMPA 受体的活性，表明本品可降低兴奋性中枢神经递质的作用。上述作用不被苯二氮䓬类拮抗药氟马西尼阻断，本品也不增加通道开放的持续时间，因此，托吡酯与苯巴比妥调节 $GABA_A$ 受体的方式不同。

2. 适应证　具体如下。

（1）用于初诊为癫痫的患者的单药治疗或曾经合并用药现转为单药治疗的癫痫患者。

（2）用于成人及 2 ~ 16 岁儿童部分性癫痫发作的加用治疗。

3. 用法用量　对成人和儿童皆推荐从低剂量开始治疗，然后逐渐增加剂量，调整至有效剂量。

（1）加用治疗

1）成人（17 岁及以上）：推荐日总量为 400mg，分 2 次服用。治疗应从 50mg/d 开始，逐渐调整到有效剂量。

2）2 ~ 16 岁儿童患者：推荐日总量为 5 ~ 9mg/kg，分 2 次服用。剂量调整应在第 1 周从 25mg 开始（或更少，剂量范围每天 1 ~ 3mg/kg），在晚间服用。然后每间隔 1 或 2 周每天加量 1 ~ 3mg/kg（分 2 次给药），直至达到最佳的临床效果。剂量的调整应根据临床效果进行。

（2）单药治疗：当撤出其他合用的抗癫痫药物而转用托吡酯单药治疗时，应考虑撤药对癫痫控制的影响。除非因安全性考虑要快速撤出其他抗癫痫药物，一般情况下，应缓慢撤药，建议每 2 周减掉 1/3 的药量。

当撤出酶诱导类药物时，托吡酯血药浓度会升高，出现临床症状时，应降低托吡酯的服用量。

1）成人（17 岁及以上）：剂量调整应从每晚 25mg 开始，服用 1 周。随后，每周或每两周增加剂量 25 ~ 50mg，分 2 次服用。如果患者不耐受，应调整剂量方案，或降低剂量增加量，或延长剂量调整时间间隔。剂量应根据临床疗效进行调整。单药治疗，推荐日总量为 100mg，最大为 500mg。上述推荐的剂量适用于所有成人包括老年人和无肾脏疾患的患者。

2）2 ~ 16 岁儿童：剂量调整应从每晚 0.5 ~ 1mg/kg 给药开始，服用 1 周后，每间隔 1 ~ 2 周递增每天 0.5 ~ 1mg/kg（分 2 次服用）。如果儿童不耐受，应调整剂量方案，或降低剂量增加量，或延长剂量调整时间间隔。剂量应根据临床疗效进行调整。单药治疗，推荐日总量为 3 ~ 6mg/kg。

3）肾功能受损患者：推荐肾功能受损的患者（肌酐清除率 < 70mL/min）服用成人剂量的一半。

这些患者可能需要稍长的时间达到每个剂量的稳态。

4）进行血液透析的患者：托吡酯以正常人 4~6 倍的速度经血液透析清除，因此，延长透析时间可能会导致托吡酯浓度降至维持其抗癫痫疗效所需的浓度以下。为避免血液透析时托吡酯血浆浓度迅速下降，可能需补充托吡酯剂量。实际上，剂量调整应考虑透析时间、透析系统的清除速度、透析患者肾脏对托吡酯有效的清除率。

4. 不良反应 多数不良反应为轻中度。

成年癫痫患者的加用治疗试验中，发生率超过 5% 的不良反应包括嗜睡、头晕、疲乏、烦躁不安、体重下降、智力迟钝、感觉异常、复视、协调障碍、恶心、眼球震颤、昏睡、厌食症、发音困难、视力模糊、食欲下降、记忆障碍和腹泻。

儿童癫痫患者的加用治疗试验中，发生率超过 5% 的不良反应包括食欲下降、疲乏、嗜睡、昏睡、易怒、注意力障碍、体重下降、攻击、皮疹、行为异常、厌食症、平衡障碍、便秘。

成年癫痫患者的单药治疗试验中，发生率超过 5% 的不良反应包括感觉异常、体重下降、疲乏、厌食症、抑郁、记忆障碍、焦虑、腹泻、虚弱、味觉障碍、感觉迟钝。

儿童癫痫患者的单药治疗试验中，发生率超过 5% 的不良反应（以发生频率的降序排列）包括体重下降、感觉异常、腹泻、注意力障碍、发热、脱发。

5. 禁忌 对本品过敏者禁用。

6. 注意事项 具体如下。

（1）对于癫痫患者，包括本品在内的抗癫痫药物应逐渐停药以使发作频率增加的可能性减至最低。

（2）服用托吡酯时应保持足够的饮水量。足够的饮水可以减少肾结石发生的风险。

（3）在使用本品的治疗中，曾观察到情绪障碍和抑郁的发生率有所增加。

（4）包括本品在内的抗癫痫药可能增加任何适应证而服用此类药物的患者产生自杀观念或行为的风险。

（5）某些患者，尤其是伴有潜在肾结石病因素的患者可能有增加肾结石形成以及出现有关体征和症状如肾绞痛、肾区疼痛和侧腹疼痛的危险。

（6）肝功能受损的患者应慎用本品，因其对本品的清除能力可能下降。

（7）与所有抗癫痫药物一样，本品作用于中枢神经系统，可产生嗜睡、头晕或其他相关症状，也可能导致视觉障碍和（或）视力模糊。这些不良事件均可能使患者在驾驶车辆或操纵机器时发生危险，特别是处于用药早期的患者。

（8）接受托吡酯治疗的患者中，有报告出现假性近视和继发性闭角型青光眼综合征者，症状包括突发视力下降和（或）眼睛痛。

（9）伴有高氯血症的非阴离子间隙的代谢性酸中毒可能与使用托吡酯治疗有关。

（10）动物实验表明，本品具有生殖毒性。尚未在妊娠妇女中进行本品足够的、良好对照的研究。只有在潜在利益超过对胎儿可能的风险时才可在妊娠期应用本品。

（11）托吡酯可自哺乳大鼠的乳汁中排出。在研究中未对托吡在人乳中的排泄进行评价，对患者有限的观察显示了托吡酯会经母乳排出。由于许多药物可经人乳排泄，哺乳期妇女用药应权衡利弊，用药期间应停止哺乳。

7. 药物相互作用 具体如下。

（1）托吡酯与其他抗癫痫药物（苯妥英、卡马西平、丙戊酸、苯巴比妥、扑米酮）加用治疗时，除在极少数患者中发现托吡酯与苯妥英合用时可导致苯妥英血浆浓度增高外，托吡酯对其他药物的稳态血浆浓度无影响。

（2）苯妥英和卡马西平可降低托吡酯的血浆浓度。在托吡酯治疗时加用或停用苯妥英或卡马西平时可能需要调整托吡酯的剂量。

8. 规格 片剂：25mg；50mg；100mg。胶囊剂：15mg；25mg。

七、加巴喷丁（Gabapentin）

1. 药理作用 加巴喷丁在结构上与神经递质 GABA 相似，抗惊厥作用的机制尚不明确。但不与 GABA 受体产生相互作用，它既不能代谢转化为 GABA 或 GABA 激动剂，也不是 GABA 摄取或降解的抑制剂。

2. 适应证 具体如下。

（1）疱疹感染后神经痛：用于成人疱疹后神经痛的治疗。

（2）癫痫：用于成人和 12 岁以上儿童伴或不伴继发性全身发作的部分性发作的辅助治疗。也可用于 3~12 岁儿童的部分性发作的辅助治疗。

3. 用法用量 具体如下。

（1）疱疹感染后神经痛：第一天一次性服用 0.3g；第二天服用 0.6g，分 2 次服完；第三天服用 0.9g，分 3 次服完。随后，根据缓解疼痛的需要，可逐渐增加剂量至每天 1.8g，分 3 次服用。

（2）癫痫：加巴喷丁可与其他抗癫痫药物合用进行联合治疗。①12 岁以上患者：在给药第一天可采用每日 1 次，每次 0.3g；第二天为每日 2 次，每次 0.3g；第三天为每日 3 次，每次 0.3g；之后维持此剂量服用。②3~12 岁的患者：开始剂量为每天 10~15mg/kg，分 3 次服用，在大约 3 天达到有效剂量。5 岁以上的患者加巴喷丁的有效剂量为每天 25~35mg/kg，分 3 次服用。3~4 岁患者的有效剂量是每天 40mg/kg，分 3 次服用。如有必要，剂量可增为每天 50mg/kg。长期临床研究表明剂量增加到每天 50mg/kg 耐受性良好。

两次服药之间的间隔时间最长不能超过 12 小时。为减少头晕、嗜睡等不良反应的发生，第一天用药可在睡前服用。

在治疗过程中，加巴喷丁的停药或新治疗方案的加入均需逐渐进行，时间最少为 1 周。

4. 不良反应 具体如下。

（1）用于疱疹感染后神经痛时：主要是眩晕、嗜睡以及周围性水肿。国外临床试验中发生的其他发生率高于 1% 并高于安慰剂对照组的不良事件包括：衰弱、感染、头痛、意外外伤、腹痛；腹泻、便秘、口干、恶心、呕吐、胃肠胀气；体重增加、高血糖；共济失调、思维异常、异常步态、不配合、感觉迟钝；咽炎；皮疹；弱视、复视、结膜炎、中耳炎。

（2）用于抗癫痫时：最常见的不良事件是嗜睡、疲劳、眩晕、头痛、恶心、呕吐、体重增加、紧张、失眠、共济失调、眼球震颤、感觉异常及厌食。偶有出现衰弱、视觉障碍（弱视、复视）、震颤、关节脱臼、异常思维、健忘、口干、抑郁及情绪化倾向。

（3）加巴喷丁胶囊治疗的患者中有发生出血性胰腺炎的报道。

（4）有个别病例服用加巴喷丁胶囊治疗时发生过敏反应的报道（Stevens - Johnson 综合征、多形性红斑）。

5. 禁忌 已知对该药中任一成分过敏者、急性胰腺炎患者禁服。

6. 注意事项 具体如下。

（1）不应突然停止服用，因为可能增加癫痫发作的频率。

（2）研究（包括对照和非对照的）表明，用加巴喷丁治疗的 2 074 名患者中有 31 名（1.5%）出现癫痫持续状态。但没有足够的资料说明加巴喷丁是否与癫痫持续状态的发生有关系。

（3）临床对照研究中，16% 的患者出现了可能有临床意义的血糖波动（<3.3mmol/L 或者 ≥ 7.8mmol/L）。因此糖尿病患者需经常监测血糖，如必要，随时调整降糖药剂量。

（4）本品作用于中枢神经系统，可引起镇静、眩晕或类似症状，降低反应速度，使驾驶能力、操纵复杂机器的能力和在暴露环境中工作的能力受到损害，特别在治疗初期、药物加量、更换药物时或者同时饮酒时。

（5）目前尚无孕期妇女使用本品的经验，只有在充分评估利益及风险后，才可以使用本品。FDA 对本药的妊娠安全性分级为 C 级。

（6）本品在母乳中有分泌，因尚不能排除本品可致婴儿严重不良事件的可能，所以哺乳期妇女在必须使用本品时，应停止哺乳或停止使用本品。

7. 药物相互作用　具体如下。

（1）加巴喷丁很少代谢，也不干扰其他一般合用的抗癫痫药物的代谢。

（2）氢氧化铝可降低加巴喷丁的生物利用度。建议加巴喷丁在氢氧化铝服用后至少2小时服用。

8. 规格　胶囊剂：0.1g。

八、扑米酮（Primidone）

1. 其他名称　扑痫酮。

2. 药理作用　本品在体内的主要代谢产物为苯巴比妥，与其共同发挥作用。体外电生理实验见其使神经细胞的氯离子通道开放，细胞去极化，拟似 γ - 氨基丁酸（GABA）的作用。在治疗浓度时可降低谷氨酸的兴奋作用，加强 γ - 氨基丁酸的抑制作用，抑制中枢神经系统单突触和多突触传递，导致整个神经细胞兴奋性降低，提高运动皮质电刺激阈，使发作阈值提高，还可以抑制致痫灶放电的传播。

3. 适应证　用于癫痫强直 - 阵挛性发作（大发作），单纯部分性发作和复杂部分性发作的单药或联合用药治疗，也用于特发性震颤和老年性震颤的治疗。

4. 用法用量　具体如下。

（1）成人：50mg 开始，睡前服用，3 日后改为每日 2 次，一周后改为每日 3 次，第 10 日开始改为 250mg，每日 3 次，总量不超过每日 1.5g；维持量一般为 250mg，每日 3 次。

（2）小儿：①8 岁以下，每日睡前服 50mg；3 日后增加为每次 50mg，每日 2 次；一周后改为 100mg，每日 2 次；10 日后根据情况可以增加至 125～250mg，每日 3 次，或每日10～25mg/kg，分次服用。②8 岁以上同成人。

5. 不良反应　具体如下。

（1）患者不能耐受或服用过量可产生视力改变、复视、眼球震颤、共济失调、认识迟钝、情感障碍、精神错乱、呼吸短促或障碍。

（2）少见者为儿童和老人异常的兴奋或不安等反常反应。

（3）偶见有过敏反应（呼吸困难、眼睑肿胀、喘鸣或胸部紧迫感）、粒细胞减少、再障、红细胞发育不良、巨幼红细胞性贫血。

（4）可发生手脚不灵活或引起步态不稳、关节挛缩、眩晕、嗜睡。少数患者出现性功能减退、头痛、食欲缺乏、疲劳感、恶心或呕吐，但继续服用往往会减轻或消失。可出现中毒性表皮坏死。

6. 禁忌　对本品过敏者禁用。

7. 注意事项　具体如下。

（1）下列情况慎用：①肝肾功能不全者（可能引起本品在体内的积蓄）。②有卟啉病者（可引起新的发作）。③哮喘、肺气肿或其他可能加重呼吸困难或气道不畅等呼吸系统疾患。④脑功能障碍患者。

（2）对巴比妥类过敏者对本品也可能过敏。

（3）对诊断的干扰：血清胆红素可能降低。酚妥拉明试验可出现假阳性，如需做此试验需停药至少24 小时，最好48～72 小时。

（4）个体间血药浓度差异很大，用药需个体化。

（5）停药时用量应递减，防止重新发作。

（6）用药期间应注意检查血细胞计数，定期测定扑米酮及其代谢产物苯巴比妥的血药浓度。

（7）本品能通过胎盘，可能致畸，也有胎儿发生苯妥英综合征的报道（生长迟缓，颅面部及心脏异常，指甲及指节的发育不良）。只有在充分评估利益及风险后，才可以使用本品。FDA 对本药的妊娠安全性分级为 D 级。

（8）本品分泌入乳汁可致胎儿中枢神经受到抑制或嗜睡，哺乳期妇女慎用。

（9）少数可出现认知功能障碍，烦躁不安，兴奋或嗜睡。

8. 药物相互作用　具体如下。

（1）饮酒、全麻药、具有中枢神经抑制作用的药、注射用硫酸镁与本品合用时可增加中枢神经活动或呼吸的抑制，用量需调整。

（2）与抗凝药、皮质激素、洋地黄、地高辛、盐酸多西环素或三环类抗抑郁药合用时，由于苯巴比妥对肝酶的诱导作用，使这些药物代谢增快而疗效降低。

（3）与单胺氧化酶抑制药合用时，本品代谢抑制，可能出现中毒。

（4）本品可减低维生素 B_{12} 的肠道吸收，增加维生素 C 由肾排出。由于肝酶的诱导作用，可使维生素 D 代谢加快。

（5）与垂体后叶素合用，有增加心律失常或冠脉供血不足的危险。

（6）与卡马西平合用，由于两者相互的肝酶诱导作用而疗效降低，应测定血药浓度。

（7）与其他抗癫痫药合用，由于代谢的变化可引起癫痫发作的形式改变，需及时调整用量。

（8）与丙戊酸钠合用，本品血药浓度增加，同时丙戊酸半衰期缩短，应调整用量，避免引起中毒。

（9）不宜与苯巴比妥合用。

（10）与苯妥英钠合用时本品代谢加快。

（11）与避孕药合用时可致避孕失败。

9. 规格　片剂：50mg；100mg；250mg。

九、左乙拉西坦 （Levetiracetam）

1. 药理作用　左乙拉西坦是一种吡咯烷酮衍生物，其化学结构与现有的抗癫痫药物无相关性。左乙拉西坦抗癫痫作用的确切机制尚不清楚。在多种癫痫动物模型中评估了左乙拉西坦的抗癫痫作用。左乙拉西坦对电流或多种致惊厥剂最大刺激诱导的单纯癫痫发作无抑制作用，在亚最大刺激和阈值试验中仅显示微弱活性。但对毛果芸香碱和红藻氨酸诱导的局灶性发作继发的全身性发作观察到保护作用。左乙拉西坦对复杂部分性发作的大鼠点燃模型的点燃过程和点燃状态均具有抑制作用。体外、体内试验显示，左乙拉西坦抑制海马癫痫样突发放电，而对正常神经元兴奋性无影响，提示左乙拉西坦可能选择性抑制癫痫样突发放电的超同步性和癫痫发作的传播。左乙拉西坦在浓度高至一定值时，对多种已知受体无亲和力，如苯二氮䓬类、GABA、甘氨酸、NMDA、再摄取位点和第二信使系统。体外试验显示左乙拉西坦对神经元电压门控的钠离子通道或 T 型钙电流无影响。左乙拉西坦并不直接易化 GABA 能神经传递，但研究显示对培养的神经元 GABA 和甘氨酸门控电流负调节子活性有对抗作用。在大鼠脑组织中发现了左乙拉西坦的可饱和的和立体选择性的神经元结合位点，但该结合位点功能目前尚不明确。

2. 适应证　抗癫痫药，用于成人及 4 岁以上儿童癫痫患者部分性发作的加用治疗。

3. 用法用量　具体如下。

（1）成人和青少年（12～17 岁，体重≥50kg 者）：起始治疗剂量为每次 500mg，每日 2 次。根据临床效果及耐受性，每日剂量可增加至每次 1 500mg，每日 2 次。剂量的变化应每2～4周增加或减少每次 500mg，每日 2 次。

（2）老年人（≥65 岁）：根据肾功能状况，调整剂量。

（3）4～11 岁的儿童和青少年（12～17 岁，体重≤50kg 者）：起始治疗剂量为 10mg/kg，每日 2 次。根据临床效果及耐受性，剂量可以增加至 30mg/kg，每日 2 次。剂量变化应每 2 周增加或减少 10mg/kg，每日 2 次。应尽量使用最低有效剂量。

（4）婴儿和小于 4 岁的儿童患者：目前尚无相关的充足的资料。

（5）肾功能受损的患者：成人肾功能受损患者，根据肾功能状况，按肌酐清除率调整日剂量。轻度异常（肌酐清除率 50～79mL/min）：每次 500～1 000mg，每日 2 次。中度异常（肌酐清除率 30～49mL/min）：每次 250～750mg，每日 2 次。严重异常（肌酐清除率 <30mL/min）：每次 250～500mg，每日 2 次。正在进行透析晚期肾病患者：500～1 000mg，每日 1 次。服用第 1 天推荐负荷剂量为左乙拉西坦 750mg。透析后，推荐给予 250～500mg 附加剂量。

（6）肝病患者：对于轻度和中度肝功能受损的患者，无须调整给药剂量。

4. 不良反应　具体如下。

（1）成人最常见的不良反应有嗜睡、乏力和头晕，常发生在治疗的开始阶段。随时间的推移，中枢神经系统相关的不良反应发生率和严重程度会随之降低。左乙拉西坦不良反应没有明显的剂量相关性。

（2）儿童最常见的不良反应有嗜睡、敌意、神经质、情绪不稳、易激动、食欲减退、乏力和头痛。除行为和精神方面不良反应发生率较成人高外，总的安全性和成人相仿。

5. 禁忌　对左乙拉西坦、吡咯烷酮衍生物或者其他任何成分过敏的患者禁用。

6. 注意事项　具体如下。

（1）根据当前的临床实践，如需停止服用本品，建议逐渐停药。一些患者对加用左乙拉西坦治疗有效应，可以停止原合并应用的抗癫痫药物。

（2）临床研究中报告有14%服用左乙拉西坦的成人及儿童患者癫痫发作频率增加25%以上，但在服用安慰剂的成人及儿童患者中，也各有26%及21%患者癫痫发作频率增加。

（3）由于个体敏感性差异，在治疗初始阶段或者剂量增加后，会产生嗜睡或者其他中枢神经症状。因而，对于需要服用药物的患者，不推荐操作需要技巧的机器，如驾驶车辆或者操纵机械。

7. 药物相互作用　具体如下。

（1）体外研究数据显示，治疗剂量范围内获得的高于C_{max}水平的浓度时左乙拉西坦及其主要代谢物既不是人体肝脏细胞色素 P450、环氧水解酶或尿苷二磷酸-葡萄苷酶的抑制剂，也不是它们具有高亲和力的底物，因此，不易出现药代动力学相互作用。另外，左乙拉西坦不影响丙戊酸的体外葡萄苷酶作用。左乙拉西坦血浆蛋白结合率低（＜10%），不易产生因与其他药物竞争蛋白结合位点所致临床显著性的相互作用。

（2）左乙拉西坦与其他抗癫痫药物间的相互作用：苯妥英与左乙拉西坦（每日3 000mg）同用治疗难治性的癫痫患者，本品对苯妥英药代动力学特性不产生作用，苯妥英的应用也不影响本品的药代动力学特性。

丙戊酸钠与左乙拉西坦（1 500mg，每日2次）同用不改变健康志愿者丙戊酸钠药代动力学特性。丙戊酸钠500mg，每日2次，不改变左乙拉西坦吸收的速率或程度，或其血浆清除率，或尿液排泄，也不影响主要代谢物的暴露水平和排泄。

左乙拉西坦不影响其他抗癫痫药物（卡马西平、加巴喷丁、拉莫三嗪、苯巴比妥、苯妥英、扑米酮和丙戊酸钠）的血药浓度，这些常用的抗癫痫药物也不影响本品药代动力学特性。

（3）儿童患者抗癫痫药物的作用：同时服用酶诱导型抗癫痫药，本品体内表观总清除率增加约22%，但无须进行剂量调整。左乙拉西坦不影响卡马西平、丙戊酸钠、托吡酯或拉莫三嗪的血浆药物浓度。

（4）其他药物相互作用：本品不影响避孕药功效。口服避孕药也不影响本品的药代学特性。

地高辛与左乙拉西坦（1 000mg，每日2次）同用不影响每日剂量0.25mg地高辛的药代动力学和药效学特性。应用地高辛并不影响本品的药代学特性。

华法林与左乙拉西坦（1 000mg，每日2次）同用不影响 R 和 S 型华法林的药代动力学特性。凝血时间不受左乙拉西坦影响。应用华法林并不影响本品的药代学特性。

目前尚无左乙拉西坦合并丙磺舒用药的研究，左乙拉西坦合并应用其他主动分泌药物对药效影响（例如非甾体类抗炎药、磺胺药和甲氨蝶呤），尚不明确。

8. 规格　片剂：250mg；500mg；1 000mg。

（贺志凤）

第二节　镇静、催眠药及抗惊厥药

一、苯二氮䓬类

（一）溴替唑仑（Brotizolam）

1. 药理作用　本品具有催眠、抗激动、抗惊厥、肌肉松弛等作用。低剂量时具有良好的催眠效果，可缩短入睡时间，减少醒觉次数，延长总睡眠时间。

2. 适应证　失眠症。

3. 用法用量　推荐剂量为 0.25mg，睡前服。老年人 0.125mg。术前催眠 0.5mg。

4. 不良反应　偶见胃肠道不适、头痛、眩晕、高血压患者血压下降。大剂量用药时（尤其对本品敏感的患者），可见次晨乏力、注意力不集中。本品可能产生耐药性或进展性健忘。

5. 禁忌　具体如下。

（1）对苯二氮䓬类过敏者禁用。

（2）重症肌无力、精神病、急性闭角型青光眼、急性呼吸功能不全、肝功能不良等患者禁用。

（3）妊娠、哺乳期妇女及 18 岁以下青少年禁用。

6. 药物相互作用　与中枢抑制药、抗组胺药、巴比妥类药同服时，可增加本品作用。

7. 规格　片剂：0.25mg。

（二）咪达唑仑（Midazolam）

1. 药理作用　本品为苯二氮䓬类的一种，通过与苯二氮䓬受体（BZ 受体）结合发挥作用。BZ 受体位于神经元突触膜上，与 GABA 受体相邻，偶合于共同的氯离子通道上。在 BZ 受体水平存在着 GA-BA 调控蛋白，它能阻止 GABA 与其受体结合，而本品与 BZ 受体结合时就阻止调控蛋白发生作用，从而增强 GABA 与其受体的结合，并依据和 BZ 受体结合的多少，依次产生抗焦虑、镇静、催眠甚至意识消失。

2. 适应证　具体如下。

（1）麻醉前给药。

（2）全麻醉诱导和维持。

（3）椎管内麻醉及局部麻醉时辅助用药。

（4）诊断或治疗性操作（如心血管造影、心律转复、支气管镜检查、消化道内镜检查等）时患者镇静。

（5）ICU 患者镇静。

3. 用法用量　具体如下。

（1）肌内注射，用 0.9% 氯化钠注射液稀释。静脉给药，用 0.9% 氯化钠注射液、5% 或 10% 葡萄糖注射液、5% 果糖注射液、林格液稀释。

（2）麻醉前给药：在麻醉诱导前 20～60 分钟使用，剂量为 0.05～0.075mg/kg，肌内注射，老年患者剂量酌减；全麻诱导常用 5～10mg（0.1～0.15mg/kg）。

（3）局部麻醉或椎管内麻醉辅助用药：分次静脉注射 0.03～0.04mg/kg。

（4）ICU 患者镇静：先静注 2～3mg，继之以 0.05mg/（kg·h）速度静脉滴注维持。

4. 不良反应　具体如下。

（1）麻醉或外科手术时最大的不良反应为降低呼吸容量和呼吸频率，发生率为 10.8%～23.3%。静脉注射后，有 15% 患者可发生呼吸抑制。严重的呼吸抑制易见于老年人，可表现为呼吸暂停、窒息、心跳暂停甚至死亡。

（2）咪达唑仑静脉注射，特别当与阿片类镇痛剂合用时，可发生呼吸抑制、停止，有些患者可因缺氧性脑病而死亡。

（3）长期用作镇静后，患者可发生精神运动障碍。亦可出现肌肉颤动，躯体不能控制的运动或跳动，罕见的兴奋，不能安静等。当出现这些症状时应当处理。

（4）常见的不良反应有：①低血压，静脉注射的发生率约为1%。②急性谵妄、朦胧、失定向、警觉、焦虑、神经质或不安宁、心跳增快或不规则、皮疹、过度换气、呼吸急促等。③肌注局部硬块、疼痛；静脉注射后，静脉触痛等。

5. 禁忌　具体如下。

（1）对苯二氮䓬过敏的患者禁用。

（2）重症肌无力患者、精神分裂症患者、严重抑郁状态患者禁用。

6. 注意事项　具体如下。

（1）用作全麻诱导术后常有较长时间再睡眠现象，应注意保持患者气道通畅。

（2）本品不能用碱性注射液稀释或与之混合。

（3）长期静脉注射咪达唑仑，突然撤药可引起戒断综合征，推荐逐渐减少剂量。

（4）肌内或静脉注射咪达唑仑后至少3个小时不能离开医院或诊室，之后应有人伴随才能离开。至少12个小时内不得开车或操作机器等。

（5）慎用于体质衰弱者、慢性阻塞性肺疾病、慢性肾衰竭、肝功能损害或充血性心力衰竭患者，若使用咪达唑仑应减小剂量并进行生命体征的监测。

（6）急性酒精中毒时应用将抑制生命体征。

（7）老年人危险性的手术和斜视、白内障切除的手术中，可推荐应用咪达唑仑，但可能会有意识朦胧或失定向的感觉。

（8）不能用于孕妇。在分娩过程中应用需特别注意，单次大剂量可致新生儿呼吸抑制、肌张力减退、体温下降以及吸吮无力。FDA对本药的妊娠安全性分级为D级。

（9）咪达唑仑可随乳汁分泌，通常不用于哺乳期妇女。

（10）60岁以上老人属高风险患者。

7. 药物相互作用　具体如下。

（1）咪达唑仑可增强催眠药、镇静药、抗焦虑药、抗抑郁药、抗癫痫药、麻醉药和镇静性抗组胺药的中枢抑制作用。

（2）一些肝酶抑制药，特别是细胞色素P4503A抑制药物，可影响咪达唑仑的药代动力学，使其镇静作用延长。

（3）酒精可增强咪达唑仑的镇静作用。

8. 规格　注射剂：5mL：5mg；3mL：15mg。

二、巴比妥类

（一）苯巴比妥（Phenobarbital）

1. 其他名称　鲁米那。

2. 药理作用　本品为镇静催眠药、抗惊厥药，是长效巴比妥类的典型代表。对中枢神经的抑制作用随着剂量加大，表现为镇静、催眠、抗惊厥及抗癫痫。大剂量对心血管系统、呼吸系统有明显的抑制。过量可麻痹延髓呼吸中枢致死。体外电生理实验见苯巴比妥使神经细胞的氯离子通道开放，细胞过极化，拟似 γ-氨基丁酸（GABA）的作用。治疗浓度的苯巴比妥可降低谷氨酸的兴奋作用，加强 γ-氨基丁酸的抑制作用，抑制中枢神经系统单突触和多突触传递，抑制痫灶的高频放电及其向周围扩散。

3. 适应证　主要用于治疗焦虑、失眠（用于睡眠时间短、早醒患者）、癫痫及运动障碍。是治疗癫痫大发作及局限性发作的重要药物。也可用作抗高胆红素血症药及麻醉前用药。

注射剂用于治疗癫痫，对全身性及部分性发作均有效，一般在苯妥英钠、卡马西平、丙戊酸钠无效时选用。也可用于其他疾病引起的惊厥及麻醉前给药。

4. 用法用量　具体如下。

（1）片剂：①成人：催眠，30 ~ 100mg，晚上一次顿服。镇静，一次 15 ~ 30mg，每日 2 ~ 3 次。抗惊厥，每日 90 ~ 180mg，可在晚上一次顿服，或每次 30 ~ 60mg，每日 3 次。抗高胆红素血症，一次 30 ~ 60mg，每日 3 次。②小儿：用药应个体化。镇静，每次 2mg/kg 或 60m/m^2，每日 2 ~ 3 次；抗惊厥，每次 3 ~ 5mg/kg；抗高胆红素血症，每次 5 ~ 8mg/kg，分次口服，3 ~ 7 天见效。

（2）注射剂：①肌内注射：抗惊厥与癫痫持续状态，成人一次 100 ~ 200mg，必要时可 4 ~ 6 小时重复 1 次。儿童抗惊厥，一次 3 ~ 5mg/kg。②麻醉前给药：成人术前 0.5 ~ 1 小时肌内注射 100 ~ 200mg。

5. 不良反应　具体如下。

（1）用于抗癫痫时最常见的不良反应为镇静，但随着疗程的持续，其镇静作用逐渐变得不明显。

（2）可能引起微妙的情感变化，出现认知和记忆的缺损。

（3）长期用药，偶见叶酸缺乏和低钙血症。

（4）罕见巨幼红细胞性贫血和骨软化。

（5）大剂量时可产生眼球震颤、共济失调和严重的呼吸抑制。

（6）用本品的患者中 1% ~ 3% 的人出现皮肤反应，多见者为各种皮疹，严重者可出现剥脱性皮炎和多形性红斑或 Stevens - Johnson 综合征，中毒性表皮坏死极为罕见。

（7）有报道用药者可出现肝炎和肝功能紊乱。

（8）长时间使用可发生药物依赖，停药后易发生停药综合征。

6. 禁忌　严重肺功能不全、肝硬化、血卟啉病史、有哮喘史、未控制的糖尿病、过敏者禁用。

7. 注意事项　具体如下。

（1）对一种巴比妥过敏者，可能对本品也过敏。

（2）作抗癫痫药应用时，可能需 10 ~ 30 天才能达到最大效果，需按体重计算药量，如有可能应定期测定血药浓度，以达最大疗效。

（3）肝功能不全者，用量应从小量开始。

（4）长期用药可产生精神或躯体的药物依赖性，停药需逐渐减量，以免引起撤药症状。

（5）与其他中枢抑制药合用，对中枢产生协同抑制作用，应注意。

（6）下列情况慎用：轻微脑功能障碍症、低血压、高血压、贫血、甲状腺功能低下、肾上腺功能减退、心肝肾功能损害、高空作业者、驾驶员、精细和危险工种作业者。

（7）本药可通过胎盘，妊娠期长期服用，可引起依赖性及致新生儿撤药综合征；可能由于维生素 K 含量减少引起新生儿出血；妊娠晚期或分娩期应用，由于胎儿肝功能尚未成熟，可引起新生儿（尤其是早产儿）呼吸抑制；可能对胎儿产生致畸作用。FDA 对本药的妊娠安全性分级为 D 级。

（8）哺乳期应用可引起婴儿的中枢神经系统抑制。

（9）可能引起反常的兴奋，应注意。

（10）本药的常用量可引起兴奋、神经错乱或抑郁，因此用量宜较小。

8. 药物相互作用　具体如下。

（1）本品为肝药酶诱导剂，可提高药酶活性，长期用药不但加速自身代谢，还可加速其他药物代谢。如在应用氟烷、恩氟烷、甲氧氟烷等制剂麻醉之前长期服用巴比妥类药物者，可增加麻醉剂的代谢产物，增加肝脏毒性的危险。巴比妥类与氯胺酮同时应用时，特别是大剂量静脉给药，可增加血压降低、呼吸抑制的危险。

（2）与口服抗凝药合用时，可降低后者的效应。

（3）与口服避孕药合用时，可降低避孕药的可靠性。与雌激素合用降低雌激素作用。

（4）与皮质激素、洋地黄类（包括地高辛）、土霉素或三环类抗抑郁药合用时，可降低这些药物的效应。

（5）与环磷酰胺合用，理论上可增加环磷酰胺烷基化代谢产物，但临床上的意义尚未明确。

（6）与奎尼丁合用时，由于增加奎尼丁的代谢而减弱其作用。

（7）与钙通道阻滞剂合用，可引起血压下降。

（8）与氟哌丁醇合用治疗癫痫，可引起癫痫发作形式改变，需调整用量。

（9）与吩噻嗪类和四环类抗抑郁药合用时可降低抽搐阈值，增加抑制作用；与布洛芬类合用，可减少或缩短半衰期而减少作用强度。

9. 规格　片剂：15mg；30mg；100mg。注射剂：1mL：0.1g；2mL：0.2g。

（二）司可巴比妥钠（Secobarbital Sodium）

1. 其他名称　速可眠。

2. 药理作用　本品为短时巴比妥类催眠药。对中枢的抑制作用随着剂量加大，表现为镇静、催眠、抗惊厥及抗癫痫。大剂量对心血管系统、呼吸系统有明显的抑制。过量可麻痹延髓呼吸中枢致死。体外电生理实验见本类药物使神经细胞的氯离子通道开放，细胞超极化，拟似 γ-氨基丁酸（GABA）的作用。治疗浓度的司可巴比妥可降低谷氨酸的兴奋作用，加强 γ-氨基丁酸的抑制作用，抑制中枢神经系统单突触和多突触传递，抑制痫灶的高频放电及其向周围扩散。

3. 适应证　用于不易入睡的患者。也可用于抗惊厥（如破伤风等）。

4. 用法用量　具体如下。

（1）成人：①催眠，50～200mg，睡前一次顿服。②镇静，一次 30～50mg，每日 3～4 次。③麻醉前用药，200～300mg，术前 1 小时服。成人极量一次 300mg。

（2）小儿：①镇静，每次 2mg/kg 或 60mg/m^2，每日 3 次。②麻醉前用药，50～100mg，术前 1 小时给药。

5. 不良反应　具体如下。

（1）对巴比妥类过敏的患者可出现皮疹以及哮喘，严重者发生剥脱性皮炎和 Stevens-Johnson 综合征，可致死。一旦出现皮疹，应当停药。

（2）长时间使用可发生药物依赖，或心因性依赖、戒断综合征；停药后易发生停药综合征。

（3）较少发生的不良反应有过敏而出现意识模糊，抑郁或逆向反应（兴奋）以老年、儿童患者及糖尿病患者为多。

（4）偶有粒细胞减少，皮疹，环形红斑，眼睑、口唇、面部水肿，幻觉，低血压，血小板减少，肝功能损害，黄疸，骨骼疼痛，肌肉无力。

6. 禁忌　严重肺功能不全、肝硬化、血卟啉病史、贫血、有哮喘史、未控制的糖尿病、过敏者禁用。

7. 注意事项　具体如下。

（1）对一种巴比妥过敏者可能对本品也过敏。

（2）作抗癫痫药应用时，可能需 10～30 天才能达到最大效果，需按体重计算药量，如有可能应定期测定血药浓度，以达最大疗效。

（3）肝功能不全者，用量应从小量开始。

（4）长期用药可产生精神或躯体的药物依赖性，停药需逐渐减量，以免引起撤药症状。

（5）与其他中枢抑制药合用，对中枢产生协同抑制作用，应注意。

（6）下列情况慎用：轻微脑功能障碍症、低血压、高血压、贫血、甲状腺功能低下、肾上腺功能减退、心肝肾功能损害、高空作业者、驾驶员、精细和危险工种作业者。

（7）本药可通过胎盘，妊娠期长期服用，可引起依赖性及致新生儿撤药综合征。可能由于维生素K 含量减少引起新生儿出血。妊娠晚期或分娩期应用，由于胎儿肝功能尚未成熟，可引起新生儿（尤其是早产儿）呼吸抑制。用于抗癫痫可能产生胎儿致畸，应慎用。FDA 对本药的妊娠安全性分级为 D 级。

（8）哺乳期应用可引起婴儿的中枢神经系统抑制，应慎用。

（9）可能引起反常的兴奋，应注意。

（10）本药的常用量可引起兴奋、神经错乱或抑郁，因此用量宜较小。

8. 药物相互作用　具体如下。

（1）本品为肝药酶诱导剂，可提高药酶活性，长期用药不但加速自身代谢，还可加速其他药物代谢。乙醇、全麻药、中枢性抑制药或单胺氧化酶抑制药等与巴比妥类药合用时，可相互增强效能。

（2）与口服抗凝药合用，可降低后者的效应。

（3）与口服避孕药合用，可降低避孕药的可靠性。与雌激素合用降低雌激素作用。

（4）与皮质激素、洋地黄类（包括地高辛）、土霉素或三环类抗抑郁药合用时，可降低这些药物的效应。

（5）与环磷酰胺合用，理论上可增加环磷酰胺烷基化代谢产物，但临床上的意义尚未明确。

（6）与奎尼丁合用时，由于增加奎尼丁的代谢而减弱其作用。

（7）与钙离子拮抗药合用，可引起血压下降。

（8）与氟哌丁醇合用，可引起癫痫发作形式改变，需调整用量。

（9）与吩噻嗪类和四环类抗抑郁药合用时可降低抽搐阈值，增加抑制作用；与布洛芬类合用，可减少或缩短半衰期而减少作用强度。

9. 规格　胶囊剂：0.1g。

（三）异戊巴比妥（Amobarbital）

1. 药理作用　本品为巴比妥类催眠药、抗惊厥药，中等作用时间（3～6小时），对中枢的抑制作用随着剂量加大，表现为镇静、催眠、抗惊厥及抗癫痫。大剂量对心血管系统、呼吸系统有明显的抑制。过量可麻痹延髓呼吸中枢致死。体外电生理实验见本类药物使神经细胞的氯离子通道开放，细胞过极化，拟似 γ-氨基丁酸（GABA）的作用。治疗浓度的异戊巴比妥可降低谷氨酸的兴奋作用，加强 γ-氨基丁酸的抑制作用，抑制中枢神经系统单突触和多突触传递，抑制痫灶的高频放电及其向周围扩散。

2. 适应证　主要用于催眠、镇静、抗惊厥（小儿高热惊厥、破伤风惊厥、子痫、癫痫持续状态）和麻醉前给药。

3. 用法用量　深部肌肉或静脉注射。

（1）成人：催眠，100～200mg；镇静，一次30～50mg，每日2～3次。极量一次250mg，一日500mg。

（2）小儿：催眠，个体差异大；镇静，每次2mg/kg或60mg/m^2，每日2～3次。

4. 不良反应　具体如下。

（1）用于抗癫痫时最常见的不良反应为镇静，但随着疗程的持续，其镇静作用逐渐变得不明显。

（2）可能引起微妙的情感变化，出现认知和记忆的缺损。

（3）长期用药，偶见叶酸缺乏和低钙血症。

（4）罕见巨幼红细胞性贫血和骨软化。

（5）大剂量时可产生眼球震颤、共济失调和严重的呼吸抑制。

（6）用本品的患者中1%～3%的人出现皮肤反应，多见者为各种皮疹以及哮喘，严重者可出现剥脱性皮炎和多形性红斑或 Stevens－Johnson 综合征，中毒性表皮坏死极为罕见。

（7）有报道用药者可出现肝炎和肝功能紊乱。

（8）长时间使用可发生药物依赖，停药后易发生停药综合征。

5. 禁忌　严重肺功能不全、肝硬化、血卟啉病史、贫血、有哮喘史、未控制的糖尿病、过敏者禁用。

6. 注意事项　具体如下。

（1）对一种巴比妥过敏者可能对本品也过敏。

（2）下列情况慎用：轻微脑功能障碍症、低血压、高血压、贫血、甲状腺功能低下、肾上腺功能减退、心肝肾功能损害、高空作业者、驾驶员、精细和危险工种作业者。

（3）肝功能不全者，用量应从小量开始。

（4）不宜长期用药，如连续使用达 14 天可出现快速耐药性。

（5）长期用药可产生精神或躯体的药物依赖性，停药需逐渐减量，以免引起撤药症状。

（6）与其他中枢抑制药合用，对中枢产生协同抑制作用，应注意。

（7）作抗癫痫药应用时，可能需 10～30 天才能达到最大效果，需按体重计算药量，如有可能应定期测定血药浓度，以达最大疗效。

（8）本药可通过胎盘，妊娠期长期服用，可引起依赖性及致新生儿撤药综合征；由于维生素 K 含量减少可能引起新生儿出血；妊娠晚期或分娩期应用，由于胎儿肝功能尚未成熟，可引起新生儿（尤其是早产儿）呼吸抑制；用于抗癫痫可能产生胎儿致畸。FDA 对本药的妊娠安全性分级为 D 级。哺乳期应用可引起婴儿的中枢神经系统抑制。在以上情况下，应尽量避免使用本药。

（9）可能引起反常的兴奋，应注意。

（10）本药的常用量可引起兴奋、神经错乱或抑郁，因此用量宜较小。

7. 药物相互作用 具体如下。

（1）本品为肝酶诱导剂，可提高药酶活性，不但加速自身代谢，还可加速其他药物代谢。乙醇、全麻药、中枢性抑制药或单胺氧化酶抑制药等与巴比妥类药合用时，可相互增强效能。与乙酰氨基酚类合用，会增加肝中毒的危险性。

（2）与口服抗凝药合用，可降低后者的疗效。

（3）与口服避孕药合用，可降低避孕药的可靠性。与雌激素合用降低雌激素作用。

（4）与皮质激素、洋地黄类（包括地高辛）、土霉素或三环类抗抑郁药合用，可降低这些药物的效应。

（5）与环磷酰胺合用，理论上可增加环磷酰胺烷基化代谢产物，但临床上的意义尚未明确。

（6）与奎尼丁合用时，由于增加奎尼丁的代谢而减弱其作用，应按需调整后者的用量。

（7）与钙离子拮抗药合用，可引起血压下降。

（8）与氟哌丁醇合用治疗癫痫，可引起癫痫发作形式改变，需调整用量。

（9）与吩噻嗪类和四环类抗抑郁药合用，可降低抽搐阈值，增加抑制作用；与布洛芬类合用，可减少或缩短半衰期而减少作用强度。

8. 规格 注射剂：100mg；250mg。

三、其他类催眠药

（一）佐匹克隆（Zopiclone）

1. 其他名称 唑吡酮。

2. 药理作用 本品常规剂量具有镇静、催眠和肌肉松弛作用。其作用于苯二氮䓬受体，但结合方式不同于苯二氮䓬类药物。本品为速效催眠药，能延长睡眠时间，提高睡眠质量，减少夜间觉醒和早醒次数。本品的特点为次晨残余作用低。

3. 适应证 各种失眠症。

4. 用法用量 常用量 7.5mg，临睡时服；老年人最初临睡时剂量减半，必要时按常用量；肝功能不全者，减半服为宜。

5. 不良反应 与剂量及患者的敏感性有关。

（1）偶见嗜睡、口苦、口干、肌无力、遗忘、醉态，有些人出现异常的易恐、好斗、易受刺激或精神错乱、头痛、乏力。

（2）长期服药后突然停药会出现戒断症状（因药物半衰期短故出现较快），可能有较轻的激动、焦虑、肌痛、震颤、反跳性失眠及噩梦、恶心及呕吐，罕见较重的痉挛、肌肉颤抖、神志模糊（往往继发于较轻的症状）。

6. 禁忌 具体如下。

（1）对本品过敏者禁用。

（2）失代偿的呼吸功能不全患者，重症肌无力、重症睡眠呼吸暂停综合征患者禁用。

7. 注意事项 具体如下。

（1）肌无力患者用药时需注意医疗监护，呼吸功能不全者和肝肾功能不全者应适当调整剂量。

（2）使用本品时应绝对禁止摄入酒精饮料。

（3）连续用药时间不宜过长，突然停药可引起停药综合征，应谨慎，服药后不宜操作机械及驾车。

（4）孕期妇女慎用：因本品在乳汁中浓度高，哺乳期妇女不宜使用。

（5）15 岁以下儿童不宜使用本品。

8. 药物相互作用 具体如下。

（1）与神经肌肉阻滞药或其他中枢神经抑制药同服可增强镇静作用。

（2）与苯二氮䓬类抗焦虑药和催眠药同服，戒断综合征的出现概率可增加。

9. 规格 片剂：7.5mg。

（二）唑吡坦（Zolpidem）

1. 药理作用 通过选择性与中枢神经系统的 ω_1 受体的亚型结合，产生药理作用。本品小剂量时，能缩短入睡时间，延长睡眠时间；在较大剂量时，第 2 相睡眠、慢波睡眠（第 3 和第 4 相睡眠）时间延长，REM 睡眠时间缩短。

2. 适应证 适用于下列情况下严重睡眠障碍的治疗：①偶发性失眠症。②暂时性失眠症。

3. 用法用量 成人常用剂量，每次 10mg，睡前服用。老年患者或肝功能不全的患者剂量应减半即为 5mg。每日剂量不得超过 10mg。

本品的治疗时间应尽可能短，最长不超过 4 周。对偶发性失眠（例如旅行期间），治疗 2 ~ 5 天；对暂时性失眠（例如烦恼期间），治疗 2 ~ 3 周。

4. 不良反应 具体如下。

（1）少数患者可能产生以下不适症状：眩晕、嗜睡、恶心、呕吐、头痛、记忆减退、夜寝不安、腹泻、摔倒、麻醉感觉和肌痛。

（2）有报道使用镇静或催眠药时可发生一系列思维和行为的异常改变，可表现为抑制力减弱（如与性格不符的攻击性和外向性），类似于酒精和其他中枢神经系统抑制剂产生的作用。其他行为改变包括古怪行为、兴奋、幻觉和人格分裂。有报道抑郁症患者服用镇静/催眠药后抑郁加重。

（3）首次服用本品初期可能出现过敏性休克（严重过敏反应）和血管性水肿（严重面部浮肿）。

（4）服用本品可能引起睡眠综合征行为，包括驾车梦游、梦游做饭和吃东西等潜在危险行为。

5. 禁忌 具体如下。

（1）对本品过敏者禁用。

（2）严重呼吸功能不全、睡眠呼吸暂停综合征、严重肝功能不全（有肝性脑病风险）、肌无力者禁用。

（3）孕妇和哺乳期妇女禁用。

（4）15 岁以下儿童禁用。

6. 注意事项 具体如下。

（1）连续服用本品几周后，其药效和催眠效果可能会有所降低，而产生耐药性。

（2）依赖性：使用本品可能会产生身体和精神依赖性，产生依赖性的风险随剂量的增加及治疗期的延长而增加。具有滥用药物和酗酒史者风险更大。一旦出现生理依赖性，立即停药会出现戒断症状，包括头痛、肌肉痛、极度焦虑紧张、烦躁、兴奋和谵妄，严重时会现意识障碍、失去理智、听觉过敏、麻木、四肢麻刺感，对光、声音和身体接触过敏，出现幻觉和癫痫发作。

（3）失眠症反弹：由本品引起的短暂综合症状可能会使失眠症复发并增强。

（4）对驾车和操作机械能力的影响：虽然研究表明服用本品模拟车辆驾驶未受影响，但司机和机械操作者应注意，同别的催眠药一样，服用本品次日上午可能有睡意。

（5）FDA 对本药的妊娠安全性分级为 C 级。

（6）老年患者可能对本品比较敏感，故应减量服用。

（7）应避免同时饮用酒精和同时服用含有酒精的药物。

7. 药物相互作用　具体如下。

（1）酒精能加强本品的镇静作用，降低警觉性，驾驶或操作机器时可能产生危险。

（2）与安定类镇静药、抗焦虑药、麻醉止痛剂、抗癫痫药和有镇静作用的抗组胺药合用，能增强中枢抑制作用。

（3）与抑制肝酶（特别是细胞色素 P450）的化合物合用，可能会增强本品的作用。

8. 规格　片剂：10mg。

（三）扎来普隆（Zaleplon）

1. 药理作用　本品化学结构不同于苯二氮䓬类、巴比妥类及其他已知的催眠药，可能通过作用于 γ-氨基丁酸-苯二氮䓬（GABA-BZ）受体复合物而发挥其药理作用。临床研究结果显示扎来普隆能缩短入睡时间，但还未表明能增加睡眠时间和减少唤醒次数。

2. 适应证　适用于入眠困难的失眠症的短期治疗。

3. 用法用量　成人口服一次 5～10mg，睡前服用或入睡困难时服用。体重较轻的患者，推荐剂量为一次 5mg。老年病患者、糖尿病患者和轻中度肝功能不全的患者，推荐剂量为一次 5mg。每晚只服用一次。

持续用药时间限制在 7～10 天。如果服用 7～10 天后失眠仍未减轻，应对患者失眠的病因重新进行评估。

4. 不良反应　具体如下。

（1）服用后，可能会出现较轻的头痛、嗜睡、眩晕、口干、出汗、厌食、腹痛、恶心呕吐、乏力、记忆困难、多梦、情绪低落、震颤、站立不稳、复视及其他视力问题、精神错乱等不良反应。

（2）其他不良反应包括：①服用扎来普隆（10 或 20mg）1 小时左右会出现短期的记忆缺失，20mg 剂量时缺失作用更强，但 2 小时后没有缺失作用。②服用扎来普隆（10 或 20mg）1 小时左右有预期的镇静和精神障碍作用，但 2 小时后就没有这种作用。③反弹性失眠是剂量依赖性的，临床试验表明，5mg 和 10mg 组在停药后的第一个晚上没有或很少有反弹性失眠，20mg 组有一些，但在第二天晚上即消失。④偶见一过性白细胞升高。⑤偶见一过性转氨酶升高。

5. 禁忌　具体如下。

（1）对本品过敏者禁用。

（2）严重肝、肾功能不全者，睡眠呼吸暂停综合征患者，重症肌无力患者，严重的呼吸困难或胸部疾病者禁用。

（3）哺乳期妇女及将要或已经怀孕妇女禁用。

（4）18 岁以下患者禁用。

6. 注意事项　具体如下。

（1）长期服用可能会产生依赖性。有药物滥用史的患者慎用。

（2）第一次服用本品，在第二天仍然会有一些药效，当需要头脑清醒时，比如驾驶汽车、操作机器等须慎用。

（3）停止服药后的第一或两个晚上，可能入睡困难。

（4）为了更好地发挥本品作用，请不要在用完高脂肪的饮食后立即服用。

（5）因为本品的不良反应是剂量相关的，因此应尽可能用最低剂量，特别是老年人。

（6）怀孕期间服用本品的安全性未得到数据证实，而且本品代谢入乳汁中，因此哺乳期母亲及将要或已经怀孕妇女禁用本品。FDA 对本药的妊娠安全性分级为 C 级。

（7）没有数据证实儿童服用本品的安全性，所以儿童（小于 18 岁者）禁用本品。

7. 药物相互作用　本品可增强乙醇对中枢神经系统的损伤作用，但不影响乙醇的药代动力学。

（张　玲）

第九章

血液系统药物

第一节　促凝血药及抗凝血药

一、促凝血药

（一）亚硫酸氢钠甲萘醌（Menadione Sodium Bisulfite）

1. 其他名称　维生素 K_3，Vitamin K_3。

2. 药理学　维生素 K 为肝脏合成凝血酶原（因子Ⅱ）的必需物质，还参与因子Ⅶ、Ⅸ、Ⅹ 的合成。缺乏维生素 K 可致上述凝血因子合成障碍，影响凝血过程而引起出血。此时给予维生素 K 可达到止血作用。本品尚具镇痛作用，其镇痛作用机制可能与阿片受体和内源性阿片样物质介导有关。

天然的维生素 K_1、K_2 是脂溶性的，其吸收有赖于胆汁的正常分泌。维生素 K_3 是水溶性的，其吸收不依赖于胆汁。口服可直接吸收，也可肌内注射。吸收后随 β 脂蛋白转运，在肝内被利用。肌内注射后 8～24 小时起效，但需数日才能使凝血酶原恢复至正常水平。

3. 适应证　具体如下。

（1）止血：用于阻塞性黄疸、胆瘘、慢性腹泻、广泛肠切除所致肠吸收功能不全患者，早产儿、新生儿低凝血酶原血症，香豆素类或水杨酸类过量以及其他原因所致凝血酶原过低等引起的出血。亦可用于预防长期口服广谱抗生素类药物引起的维生素 K 缺乏症。

（2）镇痛：用于胆石症、胆道蛔虫症引起的胆绞痛。

（3）解救杀鼠药"敌鼠钠"（diphacin）中毒：此时宜用大剂量。

4. 用法和用量　具体如下。

（1）止血：成人口服，一次 2～4mg，一日 6～20mg；肌内注射，每次 2～4mg，一日 4～8mg。防止新生儿出血，可在产前 1 周给妊娠期妇女肌内注射，每日 2～4mg。

（2）胆绞痛：肌内注射，每次 8～16mg。

5. 不良反应　具体如下。

（1）可致恶心、呕吐等胃肠道反应。

（2）较大剂量可致新生儿、早产儿溶血性贫血、高胆红素血症及黄疸。在红细胞葡萄糖 - 6 - 磷酸脱氢酶缺乏症患者可诱发急性溶血性贫血。

（3）可致肝损害，肝功能不全患者可改用维生素 K_1。肝硬化或晚期肝病患者出血，使用本品无效。

6. 禁忌证　禁用于对本品过敏者及妊娠晚期妇女。

7. 注意　具体如下。

（1）严格掌握用法、用量，不宜长期大量应用。

（2）新生儿不宜使用本品。

（3）用药期间应定期测定凝血酶原时间（PT）。

8. 药物相互作用 具体如下。

（1）口服抗凝药（如双香豆素类）可干扰维生素 K 代谢，合用时作用相互抵消。

（2）肌内注射给药时，如遇碱性药物或还原剂可使本品失效。

（3）使用较大剂量水杨酸类药、磺胺类药、奎宁、奎尼丁等也可影响维生素 K 的疗效。

9. 制剂 片剂：每片 2mg。注射液：每支 2mg（1mL）；4mg（1mL）。

（二）维生素 K₁（Phytomenadione）

药理学及临床应用与维生素 K_3 相同。本品为脂溶性，胆汁缺乏时口服吸收不良。注射后作用较维生素 K_3、K_4 迅速。肌内注射或静脉注射：每次 10mg，一日 1~2 次，或根据具体病情而定；口服：每次 10mg，一日 3 次。静脉注射可出现面部潮红、出汗、胸闷。静脉注射应缓慢（<1mg/min）。注射液：10mg（1mL）；2mg（1mL）。片剂：10mg。均应避光保存。

（三）氨基己酸（Aminocaproic Acid）

1. 其他名称 6-氨基己酸，ε-氨基己酸，ε-Aminocaproic Acid，EACA。

2. 药理学 能抑制纤维蛋白溶酶原的激活因子，使纤维蛋白溶酶原不能激活为纤维蛋白溶酶，从而抑制纤维蛋白的溶解，产生止血作用。高浓度时，本品对纤维蛋白溶酶还有直接抑制作用，对于纤维蛋白溶酶活性增高所致的出血症有良好疗效。

口服吸收较完全，生物利用度为 80%。服药后 t_{max} 2 小时左右，有效血药浓度为 130μg/mL。大部分以原形经尿排泄，$t_{1/2}$ 为 103 分钟。

3. 适应证 用于纤溶性出血、如脑、肺、子宫、前列腺、肾上腺、甲状腺等外伤或手术出血。术中早期用药或术前用药，可减少手术中渗血，并减少输血量。亦用于肺出血、肝硬化出血及上消化道出血。

4. 用法和用量 静脉滴注，初用量 4~6g，以 5%~10% 葡萄糖注射液或生理盐水 100mL 稀释，15~30 分钟内滴完，维持量为每小时 1g，维持时间依病情而定，一日量不超过 20g，可连用 3~4 日。口服，成人，每次 2g，依病情服用 7~10 日或更久。

5. 不良反应 常见恶心、呕吐、腹泻，其次为头晕、耳鸣、皮疹、瘙痒、全身不适、鼻塞、射精障碍。静脉给药过快可见低血压、心律失常。

6. 禁忌证 禁用于对本品过敏者、弥散性血管内凝血（DIC）的高凝期患者、有血栓形成倾向或有血管栓塞性疾病史者；注射用制剂禁用于早产儿。

7. 注意 具体如下。

（1）排泄较快，须持续给药，否则其血浆有效浓度迅速降低。

（2）慎用于心、肝、肾功能不全者、妊娠期妇女、泌尿道术后出血患者（从肾脏排泄，且能抑制尿激酶，可引起血凝块而形成尿路阻塞）。

（3）因不能阻止小动脉出血，术中如有活动性动脉出血，仍须结扎止血。

（4）不可静脉注射给药。

8. 药物相互作用 具体如下。

（1）与避孕药或雌激素同用，可增加血栓形成的可能。

（2）同时给予高浓度激活的凝血酶原复合物和抗纤维蛋白溶解药，有增加血栓形成的危险。

（3）可拮抗链激酶、尿激酶的作用。

9. 制剂 片剂：每片 0.5g。注射液：每支 1g（10mL）；2g（10mL）。

（四）氨甲苯酸（Aminomethylbenzoic Acid）

1. 其他名称 止血芳酸，对羧基苄胺，抗血纤溶芳酸，PAMBA。

2. 药理学 具有抗纤维蛋白溶解作用，其作用机制与氨基己酸相同，但其作用较之强 4~5 倍。

口服易吸收，生物利用度为 70%。t_{max} 为 3 小时，静脉注射后，有效血浓度可维持 3~5 小时。经肾排泄。$t_{1/2}$ 为 60 分钟。毒性较低，不易生成血栓。

3. 适应证　用于纤维蛋白溶解过程亢进所致的出血，如肺、肝、胰、前列腺、甲状腺、肾上腺等手术时的异常出血，妇产科和产后出血以及肺结核咯血或痰中带血、血尿、前列腺肥大出血、上消化道出血等，对一般慢性渗血效果较显著，但对癌症出血以及创伤出血无止血作用。此外，尚可用于链激酶或尿激酶过量引起的出血。

4. 用法和用量　静脉注射，每次 0.1~0.3g，用 5% 葡萄糖注射液或 0.9% 氯化钠注射液 10~20mL 稀释后缓慢注射，一日最大用量 0.6g。

5. 不良反应　偶有头晕、头痛、腹部不适。

6. 注意　具体如下。

（1）用量过大，可促进血栓形成。对有血栓形成倾向或有血栓栓塞病史者禁用或慎用。

（2）一般不单独用于弥散性血管内凝血所继发的纤溶性出血，必要时，在肝素化的基础上应用以防止血栓的进一步形成。

（3）可致继发性肾盂和输尿管凝血，故血友病患者发生血尿时或肾功能不全者慎用。

（4）老年人多伴有血液黏滞性增加、血脂偏高、血管硬化等，故慎用本品。

7. 药物相互作用　与口服避孕药、雌激素或凝血因子Ⅰ复合物浓缩剂合用时，有增加血栓形成的危险。

8. 制剂　片剂：每片 0.125g；0.25g。注射液：每支 0.05g（5mL）；0.1g（10mL）。

（五）血凝酶（Hemocoagulase）

1. 其他名称　蛇凝血素酶，巴曲酶，巴曲亭，立芷雪，立止血，REPTILASE。

2. 药理学　具有类凝血酶样作用及类凝血激酶样作用。其凝血酶样作用能促进出血部位（血管破损部位）的血小板聚集，释放一系列凝血因子，其中包括血小板因子 3（PF$_3$），能促进纤维蛋白原降解生成纤维蛋白Ⅰ单体，进而交联聚合成难溶性纤维蛋白，促进在出血部位的血栓形成和止血。其类凝血激酶样作用是由于释放的 PF$_3$ 引起，就像血液中的凝血激酶依靠 PF$_3$ 激活那样，凝血激酶被激活后，可加速凝血酶的生成，因而促进凝血过程。能缩短出血时间，减少出血量。

在完整无损的血管内无促进血小板聚集作用，它不激活血管内纤维蛋白稳定因子（因子ⅩⅢ），因此，它促进生成的纤维蛋白Ⅰ单体所形成的复合物，易在体内被降解而不致引起血管内弥散性凝血。因不影响血液中凝血酶含量，故不会导致血栓形成。

试验表明，注射 1.0KU 20 分钟后，测定健康成年人的出血时间会缩短至 1/2 或 1/3。

肌内、皮下及腹腔注射给药均能吸收，在 15~25 分钟后开始产生作用，t_{max} 为 40~45 分钟，静脉注射后 5~10 分钟起效，止血效应持续 48 小时。进入体内的酶被逐步代谢，降解产物随尿排出体外。

3. 适应证　可用于治疗和防治多种原因引起的出血。

4. 用法和用量　静脉注射、肌内注射，也可局部使用。成人：每次 1.0~2.0KU，紧急情况下，立即静脉注射 1.0KU，同时肌内注射 1.0KU。各类外科手术：手术前 1 小时，肌内注射 1.0KU；或手术前 15 分钟，静脉注射 1.0KU。手术后每日肌内注射 1.0KU，连用 3 日，或遵医嘱。

5. 不良反应　偶见过敏反应。

6. 禁忌证　禁用于对本品或同类药物过敏者、DIC 及血液病所致的出血、有血栓或栓塞史者。

7. 注意　具体如下。

（1）动脉及大静脉出血时，仍需进行手术处理，使用本品可减少出血量。

（2）在用药期间，应注意观察患者的出、凝血时间。

（3）应防止用药过量，否则疗效会下降。

（4）血液中缺乏某些凝血因子时，本品的作用可被减弱，宜补充后再用。

（5）在原发性纤溶系统亢进的情况下，宜与抗纤溶酶药物合用。

（6）治疗新生儿出血，宜与维生素 K 合用。

（7）妊娠初 3 个月的妊娠期妇女慎用。

8. 制剂　注射用血凝酶（REPTILASE）：每支 0.5KU；1KU；2KU。[一个 KU（克氏单位）是指在体外 37℃ 下，使 1mL 标准人血浆在 60±20 秒内凝固的凝血酶活性量。1KU 相当于 0.04NIH 凝血酶单位；1BU（巴曲酶单位）相当于 0.17NIH 凝血酶单位；1KU 相当于 0.3IU（国际单位）的凝血酶。]其中含少量因子 X 激活剂。

（六）酚磺乙胺（Etamsylate）

1. 其他名称　止血敏，止血定，羟苯磺乙胺，Dicynone。

2. 药理学　能增加血液中血小板数量，增强其聚集性和黏附性，促使血小板释放凝血活性物质，缩短凝血时间，加速血块收缩。尚可增强毛细血管抵抗力，降低毛细血管通透性，减少血液渗出。

止血作用迅速，静脉注射后 1 小时作用达高峰，作用维持 4～6 小时。口服也易吸收。

3. 适应证　用于预防和治疗外科手术出血过多，血小板减少性紫癜或过敏性紫癜以及其他原因引起的出血。如脑出血、胃肠道出血、泌尿道出血、眼底出血、齿龈出血、鼻出血和皮肤出血等。

4. 用法和用量　具体如下。

（1）预防手术出血：术前 15～30 分钟静脉注射或肌内注射，一次 0.25～0.5g，必要时 2 小时后再注射 0.25g，一日 0.5～1.5g。

（2）治疗出血：成人，口服，每次 0.5～1g，一日 3 次。肌内注射或静脉注射，每次 0.25～0.5g，一日 2 次或 3 次。也可与 5% 葡萄糖注射液或生理盐水混合静脉滴注，每次 0.25～0.75g，一日 2 次或 3 次，必要时可根据病情增加剂量。

5. 不良反应　本品毒性低，可有恶心、头痛、皮疹、暂时性低血压、血栓形成等，偶有静脉注射后发生过敏性休克的报道。

6. 禁忌证　对本品过敏者禁用。

7. 注意　慎用于血栓栓塞性疾病或有此病史者、肾功能不全者。

8. 药物相互作用　具体如下。

（1）本品与其他类型止血药（如氨甲苯酸、维生素 K 等）合用，可增强止血效果。

（2）与氨基己酸混合注射时，可引起中毒。

（3）与右旋糖酐同用，可降低本品疗效。如必须联用，应间隔时间（尽量先使用本品）。

9. 制剂　片剂：每片 0.25g；0.5g。注射液：每支 0.25g（2mL）；0.5g（5mL）；1.0g（5mL）。

（七）卡巴克络（Carbazochrome）

1. 其他名称　肾上腺色腙，卡络柳钠，安络血，安特诺新，卡络磺钠，阿度那，Carbazochrome Salicylate，Adrenobazone，ADRENOSEM，Carbazochrome Sodium Sulfonate，ADONA。

2. 药理学　能增强毛细血管对损伤的抵抗力，降低毛细血管的通透性，促进受损毛细血管端回缩而止血。

3. 适应证　用于毛细血管通透性增加所致的出血，如特发性紫癜、视网膜出血、慢性肺出血、胃肠出血、鼻出血、咯血、血尿、痔出血、子宫出血、脑出血等。

4. 用法和用量　具体如下。

（1）卡络柳钠片：口服，每次 2.5～5mg，一日 3 次。卡络柳钠注射液：肌内注射，每次 5～10mg，一日 2～3 次。不可静脉注射。

（2）注射用卡络磺钠：肌内注射，每次 20mg，一日 2 次；静脉注射，每次 25～50mg，一日 1 次；静脉滴注，每次 60～80mg，加入输液中滴注。

5. 不良反应　卡络柳钠中含水杨酸，长期应用可产生水杨酸反应。

6. 禁忌证　①对本品过敏者禁用。②对水杨酸过敏者禁用本药水杨酸钠盐。

7. 注意　①有癫痫史及精神病史者应慎用。②对大量出血和动脉出血疗效较差。

8. 药物相互作用　①抗组胺药、抗胆碱药可影响本品的止血效果。②本品可降低抗癫痫药和氟哌啶醇等抗精神病药物的疗效。

9. 制剂　卡络柳钠片：每片 2.5mg；5mg。卡络柳钠注射液：每支 5mg（1mL）；10mg（2mL）。注射用卡络磺钠：20mg。止血棉：由卡巴克络、药用明胶、依地酸二钠、甲醛等经严密消毒后制成的海绵状物，止血效果较好，能被人体组织吸收，适用于战伤出血及各种外伤出血的急救。

（八）人凝血因子ⅤⅢ（Human Coagulation Factor ⅤⅢ）

1. 其他名称　海莫莱士，抗甲种血友病因子，AntihaemophilicFactor。

2. 药理学　是一种大分子量的糖蛋白复合物，是由占99%的血管性血友病因子（vWF）和只占1%的因子Ⅷ促凝活性（FⅧc）两部分组成。vWF可与血小板膜糖蛋白和内皮胶原蛋白结合，起中间桥联作用，尚有保护FⅧc活性，防止FⅧc的降解作用。FⅧc参与内源凝血途径的凝血反应。

3. 适应证　用于纠正和预防凝血因子Ⅷ缺乏或因患获得性因子Ⅷ抑制物增多症而引起的出血。主要用于治疗甲型血友病。

4. 用法和用量　静脉滴注。

（1）轻度关节出血：一次8~10U/kg，一日1~2次，连用1~4日，使FⅧc水平提高到正常水平的15%~20%。

（2）中度关节、肌肉出血：一次15U/kg，一日2次，需用3~7日，使FⅧc水平提高到正常水平的30%。

（3）大出血或严重外伤而无出血证据：一次25U/kg，一日2次，至少用7日，使FⅧc水平达正常水平的50%。

（4）外科手术或严重外伤伴出血：40~50U/kg于术前1小时开始输注，使FⅧc水平达正常水平的80%~100%；随后使FⅧc水平维持在正常水平的30%~60%，约10~14日，或按下列公式计算：一次所需FⅧc＝体重（kg）×要求增加的FⅧc的浓度（%）×0.5。

（5）预防出血：体重大于50kg，一日500U；小于50kg者，一日250U。使FⅧc水平达正常水平的5%~10%。

（6）抗FⅧc抗体生成伴出血：首剂5 000~10 000U/h，维持量300~1 000U/h，使体内FⅧc水平维持在30~50U/mL，如联合应用血浆交换术，宜追加本品40U/kg，以增强疗效。

5. 不良反应　具体如下。

（1）大量输注本品可产生溶血反应（制品中含抗A、抗B红细胞凝集素）或超容量性心力衰竭，一日输注超过20U/kg时可出现肺水肿。此外，尚有高凝血因子Ⅰ血症或血栓形成。

（2）可能出现寒战、发热、荨麻疹、恶心、面红、皮疹、眼睑水肿及呼吸困难等过敏反应，严重者可致血压下降及休克。

6. 禁忌证　对本品过敏者禁用。

7. 注意　具体如下。

（1）稀释时应用塑料注射器，玻璃注射器表面可吸附FⅧc，配制好的溶液勿激烈震荡。配制后的溶液不能再置入冰箱。

（2）输液器应带有滤网装置。

（3）滴注速度需个体化，一般约2~4mL/min，药液宜在1小时内输完。

（4）大量或多次使用本品，应监测血细胞比容以及时发现贫血。

（5）对乙型血友病（FⅨ缺乏）及丙型血友病（FⅪ缺乏）无效。

（6）对妊娠期妇女及胎儿影响尚不明确，仅在十分必需的情况下才给妊娠期妇女使用。

8. 药物相互作用　应单独输注，不可与其他药物合用。

9. 制剂　人凝血因子Ⅷ：每瓶100U；200U；250U；300U；400U；500U；750U；1 000U。

（九）氨甲环酸（Tranexamic Acid）

药理学作用与氨甲苯酸相似，但较强。用于各种出血性疾病、手术时异常出血等。口服：每次1.0~1.5g，一日2~6g。静脉注射或静脉滴注：每次0.25~0.5g，一日0.75~2g。静脉注射液以25%葡萄糖注射液稀释，静脉滴注液以5%~10%葡萄糖注射液稀释。可有头痛、头晕、恶心、呕吐、胸闷等反应。片剂：0.125g；0.25g。胶囊：0.25g。注射液：0.1g（2mL）；0.2g（2mL）；0.25g（5mL）；0.5g（5mL）；1.0g（10mL）。注射用氨甲环酸：0.2g；0.4g；0.5g；1.0g。应避光、干燥保存。

（十）鱼精蛋白（Protamine）

能与肝素结合，使肝素失去抗凝血能力。用于因注射肝素过量而引起的出血，以及自发性出血如咯血。①抗肝素过量：静脉注射，用量应与最后一次所用肝素量相当（本品1mg可中和肝素100单位），但一次不超过50mg。②抗自发性出血：静脉滴注，每日5~8mg/kg，分2次，间隔6小时。每次以生理盐水300~500mL稀释。连用不宜超过3日。注射宜缓慢（10分钟内注入量以不超过50mg为度）。硫酸鱼精蛋白注射液：50mg（5mL）；100mg（10mL）。注射用硫酸鱼精蛋白：50mg。注射液须2~8℃保存。

（十一）凝血酶（Thrombin）

燥粉末或溶液（50~250U/mL）喷洒或喷雾于创伤表面。消化道出血：以溶液（10~100U/mL）口服或局部灌注。严禁注射。本品必须直接与创面接触，才能起止血作用。如出现过敏症状时应立即停药。凝血酶冻干粉剂：200U；500U；1 000U；2 000U；5 000U；10 000U。10℃以下贮存。

（十二）凝血酶原复合物（Prothrombin Complex）

本品含多种凝血因子，用于手术、急性重型肝炎、肝硬化等所致出血的防治。本品仅供静脉滴注，且用前新鲜配制。每瓶加注射用水25mL使溶，按输血法过滤，滴速不超过60滴/分钟。注射剂（冻干粉）：200U；400U。2~8℃保存。

二、抗凝血药

（一）肝素（Heparin Sodium）

1. 其他名称　HEPATHROM，LIPOHEPIN，PANHEPRIN。

2. 药理学　在体内外均有抗凝血作用，可延长凝血时间、凝血酶原时间和凝血酶时间。现认为肝素通过激活抗凝血酶Ⅲ（antithrombin Ⅲ，ATⅢ）而发挥抗凝血作用。ATⅢ是一种血浆 α_2 球蛋白，它作为肝素的辅助因子，可与许多凝血因子结合，并抑制这些因子的活性。因此影响凝血过程的许多环节：①灭活凝血因子Ⅻa、Ⅺa、Ⅸa、Ⅹa、Ⅱa和Ⅷa；②络合凝血酶原（Ⅱa）；③中和组织凝血活素（Ⅲ）。肝素与ATⅢ结合后，可加速ATⅢ的抗凝血作用。

肝素在体内还有降血脂作用，这是由于它能活化和释放脂蛋白脂酶，使乳糜微粒的甘油三酯和低密度脂蛋白水解之故。

口服无效，须注射给药。静脉注射后均匀分布于血浆，并迅即发挥最大抗凝效果，作用维持3~4小时。血浆蛋白结合率高，约为80%。V_d 为0.06L/kg。在肝脏代谢，经肾排出。$t_{1/2}$ 约为1小时，可随剂量增加而延长。

3. 适应证　具体如下。

（1）预防血栓形成和栓塞：如深部静脉血栓、心肌梗死、肺栓塞、血栓性静脉炎及术后血栓形成等。

（2）治疗各种原因引起的弥散性血管内凝血（DIC）：如细菌性脓毒血症、胎盘早期剥离、恶性肿瘤细胞溶解所致的DIC，但蛇咬伤所致的DIC除外。早期应用可防止纤维蛋白原和其他凝血因子的消耗。

（3）其他体内外抗凝血，如心导管检查、心脏手术体外循环、血液透析等。

4. 用法和用量　具体如下。

（1）静脉滴注：成人首剂5 000U加入100mL 0.9%氯化钠注射液中，在30~60分钟内滴完。需要时可每隔4~6小时重复静脉滴注1次，每次5 000U，总量可达25 000U/d。为维持恒定血药浓度，也可每24小时10 000~20 000U加于1 000mL 0.9%氯化钠注射液中静脉滴注，速度20滴/分钟。用于体外循环时，375U/kg；体外循环超过1小时者，每1kg体重加125U。

（2）静脉注射或深部肌内注射（或皮下注射）：每次 5 000～10 000U。

5. 不良反应　具体如下。

（1）最常见出血，可能发生在任何部位。

（2）常见寒战、发热、荨麻疹等过敏反应。

（3）长期用药可致脱发和短暂的可逆性秃头症、骨质疏松和自发性骨折。

（4）注射局部可见局部刺激、红斑、轻微疼痛、血肿、溃疡等。肌内注射后更严重，因此不宜肌内注射。

（5）尚见短暂的血小板减少症。肝素诱发的血小板数减少（HIT）是由于肝素，血小板 4 因子抗体复合物结合于血小板 4 因子受体所致。可激活血小板聚集，造成小动脉栓塞。虽少见，但可致死。如出现 HIT 应立即停用肝素。

6. 禁忌证　对本品过敏者，有出血倾向及凝血机制障碍、消化性溃疡、严重肝肾功能不全、严重高血压、颅内出血、细菌性心内膜炎、活动性结核、先兆流产或产后、内脏肿瘤、外伤及手术后患者均禁用。

7. 注意　具体如下。

（1）用药过量可致自发性出血，表现为黏膜出血（血尿，消化道出血）、关节积血和伤口出血等，用药期间应测定活化部分凝血活素时间（APTT）。如 APTT＞90 秒（＞正常对照 3 倍）表明用药过量，应暂停静脉滴注，1 小时后再根据 APTT 调整剂量。如发现自发性出血应立即停药。严重出血可静脉注射硫酸鱼精蛋白注射液以中和肝素，注射速度不超过 20mg/min 或在 10 分钟内注射 50mg 为宜。通常 1mg 鱼精蛋白在体内能中和 100U 肝素。

（2）60 岁以上老人对本品更为敏感，应减少用量，并加强监测。

（3）妊娠期妇女仅在有明确适应证时，方可用肝素。本品不分泌入乳汁。

（4）肌内注射或皮下注射刺激性较大，应选用细针头做深部肌内或皮下脂肪组织内注射。

8. 药物相互作用　具体如下。

（1）肝素与下列药物合用，可加重出血危险：香豆素及其衍生物、阿司匹林及非甾体消炎镇痛药、双嘧达莫、右旋糖酐、肾上腺皮质激素、促肾上腺皮质激素、组织纤溶酶原激活物、尿激酶、链激酶等。

（2）肝素并用碳酸氢钠、乳酸钠等纠正酸中毒的药物可促进肝素的抗凝作用。

（3）肝素与透明质酸酶混合注射，既能减轻肌内注射痛，又可促进肝素吸收。但肝素可抑制透明质酸酶活性，故两者应临时配伍使用，药物混合后不宜久置。

（4）肝素可与胰岛素受体作用，从而改变胰岛素的结合和作用。

（5）不能与碱性药物合用。

9. 制剂　注射液：每支 1 000U（2mL）；5 000U（2mL）；12 500U（2mL）。

（二）肝素钙（Heparin Calcium）

1. 药理学　与肝素相似。由于本品是以钙盐的形式在体内发挥作用，经皮下注射后，在血液循环中缓慢扩散，不会减少细胞间毛细血管的钙胶质，也不改变血管通透性，克服了肝素皮下注射易导致出血的不良反应。

2. 适应证　用于预防和治疗血栓－栓塞性疾病以及血栓形成。本品具有较明显的抗醛固酮活性，故亦适于人工肾、人工肝和体外循环使用。

3. 用法和用量　具体如下。

（1）用于血栓－栓塞意外：皮下注射，首次 0.01mL/kg，5～7 小时后以 APTT 检测剂量是否合适，12 小时 1 次，每次注射后 5～7 小时进行新的检查，连续 3～4 日。

（2）用于内科预防：皮下注射，首剂 0.005mL/kg，注射后 5～7 小时以 APTT 调整合适剂量。一次 0.2mL，每日 2～3 次，或一次 0.3mL，每日 2 次。

（3）用于外科预防：皮下注射，术前 0.2mL，术后每 12 小时 0.2mL，至少持续 10 日。

4. 不良反应　基本同肝素，但皮下注射局部疼痛刺激较前者轻。

5. 禁忌证　对本品过敏者，有出血倾向及凝血机制障碍、重度血管通透性病变、急性出血、外伤或术后渗血、消化性溃疡、溃疡性结肠炎、严重肝肾功能不全、重度高血压、颅内出血、先兆流产、内脏肿瘤、胃肠持续导管引流、腰椎留置导管均禁用。

6. 注意　具体如下。

（1）经皮下注射，可能在注射部位引起局部小血肿、固定结节，数日后可自行消失。长期用药会引起出血、骨质疏松、血小板减少等。

（2）应注意在腹、腰部的皮肤上注射时将皮肤用力捏起，将针头垂直快速扎入皮肤。

（3）妊娠期妇女、服用影响凝血功能药物者及老年人慎用。

（4）长期、大量用药者，注意骨质病变。

（5）使用过量引起出血，应定期测凝血时间。

（6）勿做肌内注射。

（7）用药过量可导致自发性严重出血，静脉注射鱼精蛋白硫酸盐解救。

（8）过敏反应少见，一旦出现过敏反应，应立即停药。

7. 药物相互作用　参见肝素。

8. 制剂　注射液：2 500U（0.3mL）。

（三）低分子量肝素（Low Molecular Weight Heparin）

1. 药理学　具有明显而持久的抗血栓作用，其抗血栓形成活性强于抗凝血活性。因而在出现抗栓作用的同时出血的危险性较小。其机制在于通过与抗凝血酶Ⅲ（ATⅢ）及其复合物结合，加强对Ⅹa因子和凝血酶的抑制作用。但由于其分子链较短，对抗Ⅹa活性较强而久，对凝血酶抑制作用较弱。此外，还能促进组织型纤维蛋白溶解酶激活物（t-PA）的释放，发挥纤溶作用，并能保护血管内皮，增强抗栓作用。对血小板的功能影响较小。

2. 适应证　具体如下。

（1）预防深部静脉血栓形成和肺栓塞。

（2）治疗已形成的急性深部静脉血栓。

（3）在血液透析或血液滤过时，防止体外循环系统中发生血栓或血液凝固。

（4）治疗不稳定性心绞痛及非ST段抬高心肌梗死。

3. 制剂及其特点和用法　具体如下。

（1）达肝素（法安明，吉派啉），Dalteparin Sodium（FRAGMIN）平均分子量为5 000。体外抗Ⅹa/Ⅱa活性比值为2.2∶1。皮下注射生物利用度约90%。静脉注射3分钟起效，$t_{1/2}$约为2小时；皮下注射后2～4小时起效，$t_{1/2}$为3～4小时。

用于：①治疗急性深静脉血栓：皮下注射200U/kg，每日1次，一日用量不超过18 000U。出血危险性较高的患者可给予100U/kg，一日2次。使用本品同时可立即口服维生素K拮抗药，联合治疗至少持续5天。②预防术后深静脉血栓的形成：术前1～2小时皮下注射2 500U，术后12小时注射2 500U，继而每日1次，每次注射2 500U，持续5～10天。③不稳定性心绞痛和非ST段抬高心肌梗死：皮下注射120U/kg，每日2次，最大剂量为每12小时10 000U，用药持续5～10天。推荐同时使用低剂量阿司匹林（70～165mg/d）。④血液透析和血液过滤期间预防凝血：慢性肾衰竭，无已知出血危险可快速静脉注射30～40U/kg，继以每小时10～15U/kg，静脉输注；急性肾衰竭有高度出血危险者，快速静脉注射5～10U/kg，继以每小时4～5U/kg静脉滴注。

常用其注射液：2 500U（0.2mL）；5 000U（0.2mL）；7 500U（0.3mL）。

（2）依诺肝素（克赛），Enoxaparin Sodium（CLEXANE），ATC编码BOIAB05，分子量3 500～5 500。体外抗Ⅹa/Ⅱa活性比值约4∶1。皮下注射后生物利用度接近100%，t_{max}为3～5小时。主要在肝脏代谢，肾脏以原形清除约10%，肾脏总清除率为40%。

用于：①治疗深静脉血栓：每日1次，皮下注射150U/kg；或每日2次，每次100U/kg。疗程一般为 10 天，并应在适当时候开始口服抗凝剂治疗。②预防静脉血栓栓塞性疾病：外科患者有中度的血栓形成危险时，皮下注射 2 000U 或 4 000U，每日 1 次，首次注射于术前 2 小时给予；有高度血栓形成倾向的外科患者，可于术前 12 小时开始给药，每日 1 次，每次 4 000U，皮下注射；内科患者预防应用，每日 1 次皮下注射 4 000U，连用 6 ~ 14 天。③治疗不稳定性心绞痛或非 ST 段抬高心肌梗死：每日 100U/kg，12 小时给药 1 次，应同时应用阿司匹林，一般疗程为 2 ~ 8 天。④防止血液透析体外循环的血栓形成：100U/kg，于透析开始时由动脉血管通路给予。

常用其注射液：2 000U（0.2mL）；4 000U（0.4mL）；6 000U（0.6mL）；8 000U（0.8mL）；10 000U（1.0mL）。

（3）那曲肝素钙（低分子肝素钙，速碧林，立迈青，博璞青），Nadroparin Calcium（Low - Molecular - Weight Heparins - Calcium，Fraxiparin Calcium）。体外抗 Xa/Ⅱa 活性比值为 4 ：1 皮下注射生物利用度接近 100%，t_{max} 为 3 小时，经肾脏以少量代谢的形式或原形清除。$t_{1/2}$ 约 3.5 小时。

用于：①治疗血栓栓塞性疾病：皮下注射，每次可根据患者的体重范围按 0.1mL/10kg 的剂量，间隔 12 小时注射，治疗的时间不应超过 10 天。除非禁忌，应尽早使用口服抗凝药物。②预防血栓栓塞性疾病：皮下注射。普外手术每日 1 次，每次 0.3mL（3 075IU，WHO 单位），通常至少持续 7 日，首剂在术前 2 小时用药；骨科手术使用剂量应根据患者的体重进行调节，每日一次，至少持续 10 日，首剂于术前 12 小时及术后 12 小时给予。③血液透析时预防凝血：通过血管注射。透析开始时通过动脉端单次给药，体重 <51kg，每次 0.3mL；体重在 51 ~ 70kg，每次 0.4mL；体重 >70kg，每次 0.6mL。

常用其：①注射液：每支 2 500IU（0.5mL）；5 000IU（0.5mL）；3 075IU（0.3mL）；4 100IU（0.4mL）；6 150IU（0.6mL）。②预灌针剂：每支 3 075IU（0.3mL）；4 100IU（0.4mL）；6 150 IU（0.6mL）。③注射用那曲肝素钙：每支 2 500IU；5 000IU。

4. 不良反应　可能出现的不良反应为皮肤黏膜、牙龈出血，偶见血小板减少，肝氨基转移酶升高及皮肤过敏。详见肝素。

5. 禁忌证　禁用于严重出凝血疾患，组织器官损伤出血，细菌性心内膜炎，急性消化道和脑出血，对本品过敏者。

6. 注意　具体如下。

（1）宜皮下注射，不能肌内注射。皮下注射时，注射部位为前外侧或后外侧腹壁的皮下组织内，左右交替，针头应垂直进入捏起的皮肤皱褶，应用拇指与食指捏住皮肤皱褶至注射完成。

（2）给药过量时，可用鱼精蛋白拮抗，1mg 硫酸鱼精蛋白可中和 100IU 本品。

（3）有出血倾向者，妊娠期妇女、产后妇女慎用。

（4）不同的低分子肝素制剂特性不同，并不等效，切不可在同一疗程中使用两种不同产品。使用时，须遵守各自产品的使用说明书的规定。

7. 药物相互作用　参见肝素。

（四）华法林（Warfarin）

1. 其他名称　苄丙酮香豆素，COUMADIN，PANAWARFIN，WARFILONE，WARNERIN。

2. 药理学　为香豆素类口服抗凝血药，化学结构与维生素 K 相似。其抗凝血作用的机制是竞争性拮抗维生素 K 的作用。维生素 K 环氧化物在体内必须转变为氢醌形式，方能参与凝血因子Ⅱ、Ⅶ、Ⅸ、Ⅹ的蛋白质末端谷氨酸残基的 γ - 羧化作用，使这些因子具有活性。本品可阻断维生素 K 环氧化物转变为氢醌形式，致使这些凝血因子的 γ - 羧化作用产生障碍，导致产生无凝血活性的Ⅱ、Ⅶ、Ⅸ、Ⅹ因子的前体，从而抑制血液凝固。此作用只发生在体内，故在体外无效。本品对已合成的上述凝血因子无对抗作用，在体内需待已合成的上述四种凝血因子耗竭后，才能发挥作用，故起效缓慢，用药早期可与肝素并用。

口服易吸收，生物利用度达 100%，血浆蛋白结合率为 99.4%，V_d 为 0.11 ~ 0.2L/kg，$t_{1/2}$ 约为 40 ~ 50 小时。可通过胎盘，并经乳汁分泌。经肝脏代谢成无活性的代谢产物，由尿和粪便中排泄。口服后 12 ~ 24 小时，出现抗凝血作用，1 ~ 3 日作用达高峰，持续 2 ~ 5 日。静脉注射和口服的效果相同。

3. 适应证　具体如下。

（1）防治血栓栓塞性疾病，可防止血栓形成与发展，如治疗血栓栓塞性静脉炎，降低肺栓塞的发病率和死亡率，减少外科大手术、风湿性心脏病、髋关节固定术、人工置换心脏瓣膜手术等的静脉血栓发生率。

（2）心肌梗死的治疗辅助用药。

4. 用法和用量　口服，第 1 日 5 ~ 20mg，次日起用维持量，一日 2.5 ~ 7.5mg。

5. 不良反应　具体如下。

（1）主要不良反应是出血，最常见为鼻出血、齿龈出血、皮肤淤斑、血尿、子宫出血、便血、伤口及溃疡处出血等。

（2）偶有恶心、呕吐、腹泻、白细胞减少、粒细胞增高、肾病、过敏反应等。

（3）出现丙氨酸氨基转移酶（ALT）、天门冬氨酸氨基转移酶（AST）、碱性磷酸酶、胆红素升高。

6. 禁忌证　手术后 3 天内、妊娠期、有出血倾向患者（如血友病、血小板减少性紫癜）、严重肝肾疾病，活动性消化性溃疡，脑、脊髓及眼科手术患者禁用。

7. 注意　具体如下。

（1）用药期间应定时测定凝血酶原时间，应保持在 25 ~ 30 秒，而凝血酶原活性至少应为正常值的 25% ~ 40%。不能用凝血时间或出血时间代替上述二指标。无测定凝血酶原时间或凝血酶原活性的条件时，切勿随便使用本品，以防过量引起低凝血酶原血症，导致出血。凝血酶原时间超过正常的 2.5 倍（正常值为 12 秒）、凝血酶原活性降至正常值的 15% 以下或出现出血时，应立即停药。严重时可用维生素 K，口服（4 ~ 20mg）或缓慢静脉注射（10 ~ 20mg），用药后 6 小时凝血酶原时间可恢复至安全水平。必要时也可输入新鲜全血、血浆或凝血酶原复合物。目前有的实验室采用"国际标准比值"（international normalized rate，INR），可靠性更高。

（2）以下情况须慎用：恶病质、衰弱、发热、慢性酒精中毒、活动性肺结核、充血性心力衰竭、重度高血压、亚急性细菌性心内膜炎、月经过多、先兆流产等。

（3）在长期应用最低维持量期间，如需进行手术，可先静脉注射 50mg 维生素 K_1，但进行中枢神经系统及眼科手术前，应先停药。胃肠手术后，应检查大便潜血。

（4）少量本品可分泌入乳汁，但乳汁及婴儿血浆中药物浓度极低，对婴儿影响小。但仍应观察受乳儿有无出血症状。

8. 药物相互作用　具体如下。

（1）增强本品抗凝作用的药物有：阿司匹林、水杨酸钠、胰高血糖素、奎尼丁、吲哚美辛、保泰松、奎宁、利尿酸、甲磺丁脲、甲硝唑、别嘌呤醇、红霉素、氯霉素、某些氨基苷类抗生素、头孢菌素类、苯碘达隆、西咪替丁、氯贝丁酯、右旋甲状腺素、对乙酰氨基酚等。

（2）降低本品抗凝作用的药物：苯妥英钠、巴比妥类、口服避孕药、雌激素、考来烯胺、利福平、维生素 K 类、氯噻酮、螺内酯、扑痛酮、皮质激素等。

（3）不能与本品合用的药物：盐酸肾上腺素、阿米卡星、维生素 B_{12}、间羟胺、缩宫素、盐酸氯丙嗪、盐酸万古霉素等。

（4）本品与水合氯醛合用，其药效和毒性均增强，应减量慎用。维生素 K 的吸收障碍或合成下降也影响本品的抗凝作用。

9. 制剂　片剂：每片 2.5mg；5mg。

（五）比伐卢定（Bivalirudin）

1. 其他名称　Angiomax。

2. 药理学　本品是一种 20 个氨基酸的合成肽，是重组水蛭素的一种人工合成类似物，为凝血酶直接的、特异的、可逆性抑制剂。其作用与肝素不同，它不依赖于抗凝血酶 Ⅳ（AT_2 Ⅳ）、肝素辅因子 Ⅱ 等。本品能够使可溶性凝血酶、血块结合凝血酶失活，其作用是暂时的。

本品静脉注射的起效时间为 2 分钟。达峰浓度时间：静脉注射为 2 分钟、静脉滴注为 4 分钟、皮下注射为 1~2 小时。皮下注射生物利用度为 40%。本品约 20% 经肾随尿排泄。原形药物血浆消除半衰期为 25 分钟，总体清除率为 3.4mL/（kg·h）。

3. 适应证　与阿司匹林联用，在不稳定型心绞痛患者的冠状动脉血管成形术中作抗凝药，可预防局部缺血性并发症的发生。

4. 用法和用量　在血管成形术即将开始前注射 1mg/kg，然后以 2.5mg/（kg·h）连续静脉滴注 4 小时，再以 0.2mg/（kg·h）滴注 14~20 小时。应同时给予阿司匹林300~325mg。

5. 不良反应　常见的是出血，多见于动脉穿刺部位，也可能发生在身体其他部位。用药中，若血压或血容量突然下降，或有其他不明症状出现时，都应立刻停药并高度警惕出血的发生。其他尚有背痛、头痛、低血压等。

6. 禁忌证　禁用于对本品过敏者以及活动性大出血。

7. 注意　具体如下：

（1）以下情况需慎用：脑动脉瘤、恶病质、血小板减少、胃十二指肠溃疡、肝肾功能不全、新近手术或创伤、接受近距离放射治疗。

（2）除非明确需要，否则不应用于妊娠期妇女和哺乳期妇女。

8. 药物相互作用　与肝素、华法林或溶栓药物合用时，会增加患者出血的可能性。

9. 制剂　冻干粉针：每支 250mg。

（六）阿加曲班（Argatroban）

1. 其他名称　诺保思泰，NOVASTAN。

2. 药理学　为选择性的直接凝血酶抑制剂，对与纤维素凝块结合的凝血酶和血浆中游离的凝血酶都有作用，因此，具有抑制凝血酶作用、抗凝血作用和抑制血管收缩作用。

其结构式包含精氨酸、哌啶、喹啉的三脚架结构，与凝血酶的活性部位呈立体性结合，可快速、选择性、可逆性的阻断凝血酶的催化位点及非极性区，从而抑制凝血酶在血栓形成过程中的三种作用——纤维蛋白生成作用、血小板聚集作用、血管收缩作用。本品还可抑制凝血酶导致的凝血因子Ⅷ的活化作用，使血栓更容易接受纤溶酶的作用，促进血栓溶解。

经静脉给药后，稳态 V_d 为（179±33）mL/kg。蛋白结合率为 54%，$t_{1/2\alpha}$ 为 15 分钟，$t_{1/2\beta}$ 为 30 分钟。经肝脏代谢，至少有 4 种代谢产物，其中主要产物 M_1 的抗凝血酶能力是母药的 30%。给药后 24 小时内，原形药物经尿液及粪便的排泄率分别为 23% 和 12%。

3. 适应证　用于改善慢性动脉闭塞症（Buerger 病，闭塞性动脉硬化症）患者的四肢溃疡、静息痛及冷感等。

4. 用法和用量　成人常用量：每次 1 支（10mg），每日 2 次。每次用输液稀释后进行 2~3 小时的静脉滴注，可依年龄、症状酌情增减药量。

5. 不良反应　主要不良反应为出凝血障碍（1%），肝胆系统障碍（0.7%），消化系统障碍（0.5%）等。

6. 禁忌证　禁用于出血性患者、脑栓塞或有可能患脑栓塞症的患者、伴有高度意识障碍的严重梗死患者以及对本品成分过敏的患者。

7. 注意　具体如下。

（1）妊娠期妇女不宜使用，哺乳期妇女用药期间须停止哺乳。

（2）有出血倾向者，正在使用抗凝药、抗血小板药、血栓溶解剂的患者，严重肝功能障碍者慎用。

（3）使用时应严格进行血液凝固功能等出凝血检查。

8. 药物相互作用　阿加曲班注射液与以下药物合并使用时，可引起出血倾向增加，应注意减量：①抗凝剂如肝素、华法林等；②抑制血小板凝集作用的药物如阿司匹林、奥扎格雷钠、盐酸噻氯匹定、双嘧达莫等；③血栓溶解剂如尿激酶、链激酶等；④降低纤维蛋白原作用的去纤酶等。

9. 制剂　阿加曲班注射液：每支 10mg（20mL）。

（七）利伐沙班（Rivaroxaban）

1. 其他名称　拜瑞妥，Xarelto。

2. 药理学　是一种高选择性、剂量依赖性直接抑制因子 Xa 的口服药物。通过抑制因子 Xa 可以中断凝血瀑布的内源性和外源性途径，抑制凝血酶的产生和血栓形成。利伐沙班并不抑制凝血酶（活化因子Ⅱ），也并未证明其对于血小板有影响。利伐沙班对凝血酶原时间的影响具有量效关系。

口服易吸收，生物利用度较高 80%～100%，血浆蛋白结合率为 92%。给药后 2.5～4 小时达到血药峰浓度。接近 90% 的药物在血浆中以原形存在，无主要或活性代谢物。约有 2/3 通过 CYP3A4、CYP2J2 和不依赖 CYP 机制进行代谢降解，由肾脏和粪便排出。其余 1/3 以活性药物原形的形式直接通过尿液排泄。平均消除半衰期为 7～11 小时。

3. 适应证　用于髋关节或膝关节置换手术成年患者，以预防静脉血栓形成（VTE）。

4. 用法和用量　口服，10mg，每日 1 次。如伤口已止血，首次用药时间应于手术后 6～10 小时之间进行。

5. 不良反应　具体如下。

（1）主要不良反应是出血，常见术后伤口出血，少见胃肠道出血、血尿症、生殖道出血、低血压、鼻出血等。出血可能并发贫血，表现为虚弱、无力、苍白、头晕、头痛或原因不明的肿胀。

（2）肝损害，常见 γ-谷氨酰转肽酶升高，转氨酶升高。

6. 禁忌证　禁用于对本品及其片剂中成分过敏的患者、有临床明显活动性出血的患者、具有凝血异常和临床相关出血风险的肝病患者、妊娠期妇女及哺乳期妇女。

7. 注意　具体如下。

（1）在重度肾损害（肌酐消除率 <30mL/min）和中度肝损害（ChildPughB 类）的肝硬化患者中，本品的血药浓度可能显著升高，进而导致出血风险升高。

（2）以下情况需慎用：先天性或后天性出血障碍，没有控制的严重动脉高血压，活动期胃肠溃疡性疾病、近期胃肠溃疡、血管源性视网膜病、近期的颅内或脑内出血、脊柱内或脑内血管异常，近期接受脑、脊柱或眼科手术，同时使用能增加出血风险药物的患者。

（3）由于缺乏安全性和疗效方面的数据，不推荐用于 18 岁以下的青少年或儿童。

（4）对老年患者（>65 岁）无须调整剂量。

8. 药物相互作用　吡咯-抗真菌剂（如酮康唑、伊曲康唑、伏立康唑和泊沙康唑）或 HIV 蛋白酶抑制剂可使利伐沙班血药浓度升高；抗凝药物如非甾体抗炎药、血小板聚集抑制剂或其他抗血栓药通常会提高出血风险。

9. 制剂　片剂：每片 10mg。

（八）链激酶（Streptokinase）

1. 其他名称　溶栓酶，STREPTASE。

2. 药理学　具有促进体内纤维蛋白溶解系统活性的作用。能使纤维蛋白溶酶原激活因子前体物转变为激活因子，后者再使纤维蛋白原转变为有活性的纤维蛋白溶酶，使血栓溶解。静脉注射后 $t_{1/2}$ 约 15 分钟。

3. 适应证　用于治疗血栓栓塞性疾病，如深静脉栓塞、周围动脉栓塞、急性肺栓塞、血管外科手术后的血栓形成、导管给药所致血栓形成、新鲜心肌梗死、中央视网膜动静脉栓塞等。

4. 用法和用量　具体如下。

（1）给药前半小时，先肌内注射异丙嗪 25mg、静脉注射地塞米松 2.5～5mg 或氢化可的松 25～50mg，以预防不良反应（出血倾向、感冒样寒战、发热等）发生。

（2）初导剂量：将本品 50 万 U 溶于 0.9% 氯化钠注射液 100mL 或 5% 葡萄糖注射液 100mL 中，静脉滴注（30 分钟左右滴注完毕）。

（3）维持剂量：将本品 60 万 U 溶于 5% 葡萄糖注射液 250～500mL 中，加入氢化可的松 25～50mg

或地塞米松 1.25~2.5mg，静脉滴注 6 小时，保持每小时 10 万 U 水平。按此疗法一日 4 次，治疗持续 24~72 小时或至血栓溶解或病情不再发展为止。疗程根据病情而定，视网膜血管栓塞一般用药 12~24 小时；急性心肌梗死用药 18~20 小时；周围动静脉血栓用药 3 日左右，至多 5~6 日；慢性动脉阻塞用药时间较长，但不宜超过 6~7 日。

（4）治疗结束时，可用低分子右旋糖酐作为过渡，以防血栓再度形成。

5. 不良反应　具体如下。

（1）发热、寒战、恶心呕吐、肩背痛、过敏性皮疹；本品静脉滴注时可发生低血压，如血压下降应减慢滴注速度；过敏性休克罕见。轻度过敏反应不必中断治疗，重度过敏反应需立即停止静脉滴注。过敏反应可用抗组织胺药物或激素处理。

（2）出血，穿刺部位出血，皮肤淤斑，胃肠道，泌尿道或呼吸道出血；重组链激酶用于急性心肌梗死溶栓治疗时，脑出血的发生率为 0.1%~0.3%。

6. 禁忌证　禁用于：①两周内有出血、手术、外伤史、心肺复苏或不能实施压迫止血的血管穿刺等患者。②近两周内有溃疡出血病史、食管静脉曲张、溃疡性结肠炎或出血性视网膜病变患者。③未控制的高血压，血压 >180mmHg/110mmHg 以上或不能排除主动脉夹层动脉瘤患者。④凝血障碍及出血性疾病患者。⑤严重肝肾功能障碍患者。⑥二尖瓣狭窄合并心房颤动伴左房血栓者（溶栓后可能发生脑栓塞）、感染性心内膜炎患者。⑦妊娠期妇女。⑧对链激酶过敏患者。

7. 注意　具体如下。

（1）人体常受链球菌感染，故体内常有链激酶（即溶栓酶）的抗体存在，使用时必须先给以足够的链激酶初导剂量将其抗体中和。新近患有链球菌感染的患者，体内链激酶抗体含量较高，在使用本品前，应先测定抗链激酶值，如大于 100 万 U，即不宜应用本品治疗。链球菌感染和亚急性心内膜炎患者禁用。

（2）出血为主要并发症，一般为注射部位出现血肿，不需停药，可继续治疗，严重出血可给予氨基己酸或氨甲苯酸对抗溶栓酶的作用，更严重者可补充纤维蛋白原或全血。在使用本品过程中，应尽量避免肌内注射及动脉穿刺，因可能引起血肿。

（3）新做外科手术者为相对禁忌，原则上 3 日内不得使用本品，但如产生急性栓塞必须紧急治疗时，亦可考虑应用高剂量的本品（高剂量可减少出血机会），应严密注意手术部位的出血问题。

（4）妊娠 6 周内、产前 2 周内和产后 3 日内，在使用本品以前，必须充分估计到出血危险。

（5）用过抗凝血药如肝素的患者，在用本品前，可用鱼精蛋白中和。如系双香豆素类抗凝血药，则须测定凝血状况，待正常后，方可使用本品。

（6）溶解本品时，不可剧烈振荡，以免使活力降低。溶液在 5℃ 左右可保持 12 小时，室温下要即时应用，放置稍久即可能减失活力。

（7）注入速度太快时，有可能引起过敏反应，故需给予异丙嗪、地塞米松等以预防其产生。

8. 药物相互作用　与华法林、阿司匹林、吲哚美辛、双嘧达莫、保泰松、右旋糖酐、依替非巴肽等合用，有加重出血的危险。与肝素合用，本品可部分拮抗肝素的抗凝作用。

9. 制剂　注射用冻干链激酶：每支 10 万 U；15 万 U；20 万 U；25 万 U；30 万 U；50 万 U；75 万 U；150 万 U。

（九）尿激酶（Urokinase）

1. 其他名称　Uronase，UKIDAN，UK。

2. 药理学　可直接使纤维蛋白溶酶原转变为纤维蛋白溶酶，因而可溶解血栓。它对新鲜血栓效果较好。静脉注射后迅速由肝脏代谢，$t_{1/2}$ 约 15 分钟。

3. 适应证　用于急性心肌梗死、肺栓塞、脑血管栓塞、周围动脉或静脉栓塞、视网膜动脉或静脉栓塞等。也可用于眼部炎症、外伤性组织水肿、血肿等。

4. 用法和用量　临用前，加灭菌注射用水适量使溶解。

（1）急性心肌梗死：静脉滴注，1 次 50 万~150 万 U，溶于 0.9% 氯化钠注射液或 5% 葡萄糖注射液 50~100mL 中，30 分钟内静脉滴注；冠状动脉内溶栓治疗目前已不主张应用，仅造影或者冠状动脉介入治疗时在冠状动脉发生血栓栓塞患者，于梗死相关动脉内缓慢注射本品 20 万~100 万 U（先溶于0.9% 氯化钠注射液或 5% 葡萄糖注射液 20~60mL 中）（每分钟 1 万~2 万 U）。

（2）重症肺栓塞：近有采用大剂量冲击疗法，重症肺栓塞者尽早经静脉导管插至右心房，在 10 分钟内滴入 1.5 万 U/kg，随即改用肝素。静脉注射：开始时（最初 2~3 日）每日 3 万~4 万 U，分 2 次静脉注射，以后每日 1 万~2 万 U，维持 7~10 日。眼科应用时，其剂量按病情作全身静脉滴注或静脉注射。眼科局部注射，1 次 150~500U，一日 1 次。前房冲洗液为每 1mL 含 1 000U。

5. 不良反应　具体如下。

（1）可引起出血，使用尿激酶剂量较大时，少数患者可能有出血现象，轻度出血如皮肤、黏膜、肉眼及显微镜下血尿、血痰或小量咯血、呕血等，严重出血可见大量咯血或消化道大出血，腹膜后出血及颅内、脊髓、纵隔内或心包出血等。

（2）可见头痛、恶心、呕吐、食欲缺乏、疲倦、丙氨酸氨基转移酶（ALT）升高等。

（3）可见皮疹、支气管痉挛等过敏反应，偶见过敏性休克。

6. 禁忌证　禁用于近期（14 天内）有活动性出血、手术后、活体组织检查、心肺复苏、不能实施压迫部位的血管穿刺以及外伤史、控制不满意的高血压或不能排除主动脉夹层动脉瘤者、出血性脑卒中史者、对扩容和血管加压药无反应的休克、妊娠、细菌性心内膜炎、二尖瓣病变并有房颤且高度怀疑左心腔内有血栓者、糖尿病合并视网膜病变者、出血性疾病或出血倾向、严重的肝、肾功能障碍及进展性疾病、意识障碍患者。低纤维蛋白原血症及出血性素质者忌用。

7. 注意　具体如下。

（1）在使用过程中需测定凝血情况，如发现有出血倾向，应立即停药，并给予抗纤维蛋白溶酶药。严重高血压、严重肝病及出血倾向者慎用。

（2）除非明确需要，否则不应用于妊娠期妇女和哺乳期妇女。

（3）溶解后应立即应用，不得用酸性输液稀释，以免药效下降。其他请参阅链激酶。

（4）肝功能损害者 $t_{1/2}$ 延长。

8. 药物相互作用　肝素和口服抗凝血药不宜与大剂量本品同时使用，以免出血危险增加。

9. 制剂　注射用尿激酶：每瓶 1 万 U；5 万 U；10 万 U；20 万 U；25 万 U；50 万 U；150 万 U；250 万 U。

（十）阿替普酶（Alteplase）

1. 其他名称　组织型纤维蛋白溶解酶原激活剂，爱通立，Human Tissue - Type Plasminogen Activator，ACTILYSE，TISOKINASE，PLASVATA，HAPASE，t - PA，rt - PA。

2. 药理学　为糖蛋白，含 526 个氨基酸。它可通过其赖氨酸残基与纤维蛋白结合，并激活与纤维蛋白结合的纤溶酶原转变为纤溶酶，这一作用较其激活循环中的纤溶酶原显著为强。由于本品选择性地激活与纤维蛋白结合的纤溶酶原，因而不产生应用链激酶时常见的出血并发症。此外，体外研究表明，本品还可抑制血小板活性。

静脉注射后 t - PA 迅速自血中消除，用药 5 分钟后，总药量的 50% 自血中消除。用药 10 分钟后体内剩余药量仅占总给药量的 20%，用药 20 分钟后则仅剩余 10%。主要在肝脏代谢。

3. 适应证　用于急性心肌梗死和肺栓塞的溶栓治疗。

4. 用法和用量　具体如下。

（1）静脉注射：将本品 50mg 溶于灭菌注射用水中，使溶液浓度为 1mg/mL，给予静脉注射。

（2）静脉滴注：将本品 100mg 溶于 0.9% 氯化钠注射液 500mL 中，在 3 小时内按以下方式滴完，即：前 2 分钟先注入 10mg，以后 60 分钟内滴入 50mg，最后剩余时间内滴完所余 40mg。

5. 不良反应　本品不良反应较少。可有凝血障碍和出血、血细胞比容及血红蛋白降低、注射部位出血。偶见心律失常、体温升高。罕见血压下降、颅内出血、腹膜后出血、便血、血尿等。

6. 禁忌证　禁用于出血性疾病、近 10 日内进行过大手术或发生严重创伤、颅内肿瘤、动静脉畸形或动脉瘤、未能控制的严重原发性高血压、急性缺血性脑卒中可能伴有蛛网膜下隙出血或癫痫发作、脑出血或 2 月内曾进行过颅脑手术者等。

7. 注意 具体如下。

（1）不良反应较少，可见注射部位出血，但不影响继续用药，如发现出血迹象，应停药。

（2）妊娠期及产后二周以及 70 岁以上患者应慎用。

（3）曾服用口服抗凝剂者用本品出血的危险性增加。

（4）用药期间监测心电图。

（5）不能与其他药配伍静脉滴注，也不能与其他药共用一个静脉滴注器具。

8. 药物相互作用 具体如下。

（1）与其他影响凝血功能的药物合用，可增加出血危险。

（2）硝酸甘油可加快本品消除率，使血药浓度下降，冠状动脉的再灌注减少、再灌注时间延长、血管再闭塞的可能性增加。

9. 制剂 注射用阿替普酶：每瓶 20mg；50mg。

（十一）蚓激酶（Lumbrukinase）

1. 其他名称 博洛克，普恩复。

2. 药理学 经动物试验表明本品具有溶解家兔肺动脉血栓及大鼠下腔静脉血栓的作用，它可使家兔优球蛋白溶解时间明显缩短。

经临床试验表明本品可降低纤维蛋白原含量、缩短优球蛋白溶解时间、降低全血黏度及血浆黏度、t–PA 活性增加。纤维蛋白溶酶原激活物抑制物活性降低、纤维蛋白降解产物增加等。

3. 适应证 用于缺血性脑血管病中纤维蛋白原增高及血小板聚集率增高的患者。

4. 用法和用量 口服：一次 2 粒，一日 3 次，餐前半小时服用。3～4 周为一疗程，也可连续服用。

5. 不良反应 不良反应较少，个别患者出现头痛、头晕、皮疹、皮肤瘙痒、嗜酸性粒细胞增多、消化道反应等。

6. 禁忌证 对本品过敏者禁用。

7. 注意 ①有出血倾向的患者、妊娠期妇女及哺乳期妇女慎用。②老年患者对本品耐受性好，可按常规剂量用药。

8. 药物相互作用 与抑制血小板功能的药物有协同作用，使后者的抗凝作用增强。

9. 制剂 肠溶胶囊：每粒 30 万单位。

（张　玲）

第二节　血浆及血浆代用品

一、右旋糖酐 40（Dextran 40）

1. 其他名称 低分子右旋糖酐，Low Molecular Dextran，RHEOMACRODEX。

2. 药理学 能提高血浆胶体渗透压，吸收血管外的水分而补充血容量，维持血压；使已经聚集的红细胞和血小板解聚，降低血液黏滞性，从而改善微循环和组织灌流，防止休克后期的血管内凝血，抗失血性休克的疗效优于右旋糖酐 70；抑制凝血因子 Ⅱ 的激活，使凝血因子 Ⅰ 和 Ⅷ 活性降低以及其抗血小板作用均可防止血栓形成。尚具渗透性利尿作用。

静脉滴注后，立即开始从血流中消除。$t_{1/2}$ 约 3 小时。

3. 适应证 ①各种休克：可用于失血、创伤、烧伤及中毒性休克，还可早期预防因休克引起的弥散性血管内凝血。②体外循环时，还可代替部分血液预充心肺机。③血栓性疾病如脑血栓形成、心绞痛和心肌梗死、血栓闭塞性脉管炎、视网膜动静脉血栓、皮肤缺血性溃疡等。④肢体再植和血管外科手术，可预防术后血栓形成，并可改善血液循环，提高再植成功率。

4. 用法和用量　静脉滴注（10% 溶液），每次 250 ~ 500mL，成人和儿童每日不超过 20mL/kg。抗休克时滴注速度为 20 ~ 40mL/min，在 15 ~ 30 分钟注入 500mL。对冠心病和脑血栓患者应缓慢静脉滴注。疗程视病情而定，通常每日或隔日 1 次，7 ~ 14 次为 1 疗程。

5. 不良反应　具体如下。

（1）偶见发热反应：一类为热源反应，多在用药 1 ~ 2 次时发生，可见寒战高烧；另一类在多次用药或长期用药停药后，出现周期性高热或持续性低热，少数尚可见淋巴结肿大，关节痛。

（2）少数患者用药后可出现皮肤瘙痒、荨麻疹、红色丘疹等皮肤过敏反应，也可引起哮喘发作。重者发生过敏性休克，多在首次输入本品数滴至数毫升时，立即出现胸闷、面色苍白，以至血压下降，发生休克，及时抢救一般可恢复。

（3）用量过大可致出血，如鼻出血、齿龈出血、皮肤黏膜出血、创面渗血、血尿、经血增多等。因此，每日用量不应超过 20mL/kg。

6. 禁忌证　禁用于充血性心力衰竭者、出血性疾患者、少尿或无尿者。

7. 注意　①慎用于心、肝、肾疾病者；活动性肺结核患者。②初次滴注时，应严密观察 5 ~ 10 分钟，发现不良反应症状，立即停注。③产妇分娩时不可与止痛药或硬膜外麻醉同时用作预防或治疗。④能吸附于红细胞表面，与红细胞形成假凝集，干扰血型鉴定。

8. 药物相互作用　①与肝素合用，有协同作用可增加出血倾向。②与卡那霉素、庆大霉素、巴龙霉素合用，增加后者的肾毒性。

9. 制剂　右旋糖酐 40（低分子右旋糖酐）葡萄糖注射液：每瓶 10g（100mL）；25g（250mL）；50g（500mL）；6g（100mL）；15g（250mL）；30g（500mL）。均含葡萄糖 5%。

右旋糖酐 40（低分子右旋糖酐）氯化钠注射液：每瓶 10g（100mL）；25g（250mL）；50g（500mL）；6g（100mL）；15g（250mL）；30g（500mL）。均含氯化钠 0.9%。

二、右旋糖酐 70（Dextran 70）

1. 其他名称　中分子右旋糖酐，Medium Molecular Dextran，MACRODEX。

2. 药理学　作用基本同上右旋糖酐 40，但其扩充血容量、维持血压作用和抗血栓作用较前者强，几无改善微循环及渗透性利尿作用。静脉滴注后，在血循环中存留时间较长，排泄较慢，1 小时排出 30%，24 小时排出 60%。

3. 适应证　用于防治低血容量休克如出血性休克、手术中休克、烧伤性休克。也可用于预防手术后血栓形成和血栓性静脉炎。

4. 用法和用量　静脉滴注，每次 500mL，每分钟注入 20 ~ 40mL。每日最大量不超过 1 000 ~ 1 500mL。

5. 不良反应　同右旋糖酐 40，由于抗血栓作用强因而更易致出血。

6. 禁忌证　禁用于：①出血性疾病患者。②充血性心力衰竭及其他血容量过多者。③严重肝、肾功能不全者。

7. 注意　①慎用于心、肝、肾功能不全者。②有过敏史者。

8. 药物相互作用　①与肝素合用，有协同作用可增加出血倾向。②血浆制品和抗血小板药可增强本品作用。③与卡那霉素、庆大霉素、巴龙霉素合用，增加后者的肾毒性。

9. 制剂　右旋糖酐 70（中分子右旋糖酐）葡萄糖注射液：每瓶 30g（500mL），含葡萄糖 5%。

右旋糖酐 70（中分子右旋糖酐）氯化钠注射液：每瓶 30g（500mL），含氯化钠 0.9%。

三、琥珀酰明胶（Succinylated Gelatin）

1. 其他名称　佳乐施，血定安，GELOFUSINE。

2. 药理学　为胶体性代血浆，可增加血浆容量，使静脉回流及心输出量增加，加快血液流速，改善微循环，增加血液的运氧能力；也能减轻组织水肿，有利于组织对氧的利用。本品的渗透性利尿作用也有助于维持休克患者的肾功能。本品的血浆 $t_{1/2}$ 为 4 小时，剂量的大部分在 24 小时内经肾排泄。

3. 适应证　用于各种原因引起的低血容量休克的早期治疗，如失血、创伤或手术、烧伤、败血症、腹膜炎、胰腺炎或挤压伤等引起的休克。也可用于体外循环或预防麻醉时出现的低血压。

4. 用法和用量　静脉输入的剂量和速度取决于患者的实际情况。严重急性失血时可在5～10分钟内输入500mL，直至低血容量症状缓解。快速输入时应加温液体但不超过37℃。大量输入时应确保维持血细胞比容不低于25%。大出血者，本品可与血液同时使用。可经同一输液器输入本品和血液。成人少量出血，可在 1～3 小时内输入 500～1 000mL。

5. 不良反应　可出现荨麻疹等过敏反应。极少引起严重不良反应。

6. 禁忌证　禁用于对本品过敏者、循环超负荷者。

7. 注意　①慎用于心力衰竭、肾衰竭、水肿、出血倾向、钠或钾缺乏的患者。②妊娠或哺乳期等使用本品的资料不多，应用时应权衡利弊。③使用时注意观察血流动力学指标。④可能影响下列生化指标：血糖、血沉、尿液比重、蛋白、双缩脲、脂肪酸、胆固醇、果糖、山梨醇脱氢酶。

8. 制剂　注射液：每瓶 500mL。

四、中分子羟乙基淀粉 200/0.5（Hydroxyethyl Starch 200/0.5）

1. 其他名称　贺斯，盈源，HAESTERIL。

2. 药理学　为血容量扩充药，其提高胶体渗透压的强度和维持时间除取决于给药剂量和速度外，还取决于药物的浓度、分子量、克分子取代级（葡萄糖单位与羟乙基基团交联数目）和取代方式（羟乙基基团在葡萄糖单位上的位置，C2 与 C6 的比例，C2 位上的羟乙基基团较 C6 位对血清淀粉酶有较强的抵抗力）。本品较低分子羟乙基淀粉有较高的分子量、独特的取代程度（克分子取代级 MS=0.5）和取代方式（以 C2 位置为主，C2/C6=5：1），故有较强的容量扩充效应和较长的维持时间。快速输注 10% 本品后，第 1、4、10 小时，扩容效应分别为输注量的 145%、100%、75%，其中高分子量的成分被血清淀粉酶持续裂解为低分子成分，平均分子量从 200 000 持续降至 70 000，肾脏排出低分子量成分。

本品 $t_{1/2\alpha}$ 3.35 小时，$t_{1/2\beta}$ 大于 12 小时，可使扩容效力维持一个 3～4 小时的高平台期。给药 24 小时后，尿中排泄量为给药量的 54%，血清中药量为给药量的 10%，其余残存在组织中的药物被组织葡萄糖苷酶代谢，再经肾、胆汁和粪便排泄。

3. 适应证　用于预防和治疗各种原因引起的血容量不足和休克，如手术、创伤、感染、烧伤等；急性等容血液稀释，减少手术中对供血的需要，节约用血；治疗性血液稀释：改善血液流变学指标，使红细胞聚集减少，血细胞和血液黏稠度下降，改善微循环。据报道，本品还有防止和堵塞毛细血管漏的作用，在毛细血管通透性增加的情况下使用本品，可减少白蛋白渗漏，减轻组织水肿，减少炎症介质产生，对危重患者更有利。

4. 用法和用量　静脉滴注。由于可能有过敏反应发生，开始的 10～20mL 应缓慢滴注，每日用量和滴注速度取决于失血量、血液浓缩程度，每日总量不应大于33mL/kg（6%浓度），在心肺功能正常的患者，其血细胞比容应不低于30%。

（1）治疗和预防容量不足或休克（容量替代治疗）：使用不同浓度中分子羟乙基淀粉溶液最大剂量，见表 9-1。

表 9-1　不同浓度中分子羟乙基淀粉溶液最大剂量推荐表

浓度	6%	10%
最大剂量/日	33mL/kg	20mL/kg
最大滴速/小时	20mL/kg	20mL/kg

（2）急性等容血液稀释（ANH）：手术前即刻开展 ANH，按 1：1 比例，每日剂量（2～3）×500mL（6%），采血量：（2～3）×500mL（自体血），输注速度 1 000mL/（15～30min），采血速度

1 000mL/（15～30min）。

（3）治疗性血液稀释：治疗可分为等容血液稀释（放血）和高容血液稀释（不放血），按药物不同浓度，给药剂量每日可分为低（250mL）、中（500mL）、高（1 000mL）三种，滴注速度：0.5～2小时内250mL，4～6小时内500mL，8～24小时1 000mL，建议治疗10日。

5. 不良反应 极个别病例可能出现过敏样反应。长期中、高剂量输注，个别患者出现皮肤瘙痒。仅有极少的病例有肾区痛。

6. 禁忌证 严重凝血功能异常、充血性心力衰竭、脑出血、肾衰竭合并无尿或少尿，对羟乙基淀粉过敏者、明显高血容量者禁用。

7. 注意 ①大剂量输注可抑制凝血因子，特别是Ⅷ因子的活性，可出现一过性凝血时间延长。②使用本品血清淀粉酶浓度可能升高，干扰胰腺炎诊断，但不影响血型鉴定。③目前尚无儿童和妊娠期用药研究资料。④对肝、肾功能异常者应监测肝功能和血清肌酸酐水平，大剂量使用者，应监测血细胞比容和血浆蛋白浓度。⑤必须避免由于输注过快和用量过大导致的循环超负荷。

8. 药物相互作用 与卡那霉素、庆大霉素、巴龙霉素合用，增加后者的肾毒性。

9. 制剂 6%中分子羟乙基淀粉200/0.5氯化钠注射液：每瓶500mL。10%中分子羟乙基淀粉200/0.5氯化钠注射液：每瓶500mL。

五、中分子羟乙基淀粉130/0.4（Hydroxyethyl Starch 130/0.4）

1. 其他名称 万汶，VOLUVEN。

2. 药理学 作用与中分子羟乙基淀粉200/0.5相似，但本品在此基础上作了进一步改良处理：适当减少分子量；降低取代级，下降约20%（MS=0.4）；改变了取代方式（C2/C6=9：1）；分子量分布更加集中（减少了对血液流变学和凝血有不利影响的大分子比例，也减少了分子量低于肾阈值而快速排出小分子的比例）。这些改进使其安全性、耐受性、提高胶体渗透压的作用均有所增加。半衰期缩短，$t_{1/2\alpha}$ 1.4小时，$t_{1/2\beta}$ 12小时，100%扩容效果能持续6小时。每日最大剂量可用至50mL/kg，可持续使用数日，组织蓄积较少。

3. 适应证 用于治疗和预防血容量不足、急性等容血液稀释（ANH）。

4. 用法和用量 同中分子羟乙基淀粉200/0.5，每日最大剂量按体重33mL/kg，据患者需要可持续使用数日，治疗持续时间取决于低血容量程度及血流动力学参数和稀释效果。在欧洲已批准用于0～2岁儿童，每日最大剂量50mL/kg。国内儿童用药正在研究中。

5. 不良反应 极个别患者可能发生过敏样反应（类似中度流感的症状，心动过缓，心动过速，支气管痉挛，非心源性肺水肿）。长期大剂量使用会出现皮肤瘙痒。

6. 禁忌证 液体负荷过重者（包括肺水肿）、少尿或无尿的肾衰竭者、接受透析治疗的患者、颅内出血、严重高钠或高氯血症、已知对羟乙基淀粉过敏者。

注意 、药物相互作用参阅中分子羟乙基淀粉200/0.5。

7. 制剂 6%中分子羟乙基淀粉130/0.4氯化钠注射液：每瓶250mL；500mL。

六、包醛氧淀粉（Coated Aldehyde Oxystarch）

1. 其他名称 析清。

2. 药理学 为尿素氮吸附药。胃肠道中的氨、氮可通过复醛处理与氧化淀粉中的醛基结合成席夫碱络合物从粪便中排出，故能代偿肾功能、降低血液中非蛋白氮和尿素氮的浓度，从而发挥治疗作用。由于本品中氧化淀粉的醛基不和胃肠道直接接触，消除了服用氧化淀粉所发生的不良生理反应。

3. 适应证 适用于各种原因造成的氮质血症。

4. 用法和用量 口服：餐后用温开水送服。一日2～3次，一次5～10g，或遵医嘱。

5. 不良反应 个别患者偶见胃肠道反应。

6. 注意 ①本品在胃肠道中不被吸收。②服用本品时要适当控制蛋白质摄入量，如能配合低蛋白饮食，将有助于提高疗效。③药品内容物受潮发霉后勿服用。

7. 制剂　胶囊：每粒0.625g；粉剂：每袋5g。

七、聚维酮（Polyvidone）

其他名称：聚烯吡酮，聚乙烯吡咯酮，Povidone，PVP。

可提高血浆胶体渗透压，增加血容量。用于外伤性出血及其他原因引起的血容量减少。用量视病情而定，一般为500～1 000mL静脉滴注。2岁以下儿童忌用。注射液：3.5%（250mL）。

八、羟乙基淀粉40（Hydroxyethyl Starch）

其他名称：淀粉代血浆，706代血浆。

为血容量扩充剂。用于各种手术、外伤的失血，中毒性休克等的补液。用量视病情而定，一般为500～1 000mL静脉滴注。偶有过敏反应。因有空气进入，剩余溶液不宜再用。注射液：6%（500mL）。

九、人血白蛋白（Human Albumin）

为血容量扩充剂，并补充蛋白质。用于失血性休克、脑水肿、流产等引起的白蛋白缺乏、肾病等。静脉注射或静脉滴注：用量视病情而定。液体制剂须贮于2～8℃暗处，冻干制剂在10℃以下阴暗干燥处保存。注射液：5%；10%；20%；25%；冻干粉：5g；10g。

十、聚明胶肽（Polygeline）

其他名称：血代，海脉素。

血容量扩充剂，用于低血容量性休克及手术、烧伤、创伤等所致的全血或血浆丢失；填充心肺循环机等。静脉滴注：预防休克，一日500～1 500mL；出血性休克，一日最大剂量为2 000mL。一般500mL约在1小时内输入，急救时，可在5～15分钟内输入500mL。本品含钙，对高钙血症、正在使用洋地黄治疗的患者禁用。注射液：3.5%500mL/瓶。

（李娇娜）

第三节　抗贫血药

一、硫酸亚铁（Ferrous Sulfate）

1. 其他名称　硫酸低铁，Iron Sulfate。

2. 药理学　铁是红细胞合成血红素必不可少的物质，吸收到骨髓的铁，进入骨髓幼红细胞，聚集到线粒体中，与原卟啉结合形成血红素，后者再与珠蛋白结合而成为血红蛋白，进而发育为成熟红细胞。缺铁时，血红素生成减少，但由于原红细胞增殖能力和成熟过程不受影响，因此红细胞数量不少，只是每个红细胞中血红蛋白减少，致红细胞体积较正常小，故也称低色素小细胞性贫血。

铁盐以Fe^{2+}形式在十二指肠和空肠上段吸收，进入血液循环后，Fe^{2+}被氧化为Fe^{3+}，再与转铁蛋白结合成血浆铁，转运到肝、脾、骨髓等贮铁组织中去，与这些组织中的去铁铁蛋白结合成铁蛋白而贮存。缺铁性贫血时，铁的吸收和转运增加，可从正常的10%增至20%～30%。铁的排泄是以肠道、皮肤等含铁细胞的脱落为主要途径，少量经尿、胆汁、汗、乳汁排泄。

3. 适应证　用于慢性失血（月经过多、慢性消化道出血、子宫肌瘤出血、钩虫病失血等）、营养不良、妊娠、儿童发育期等引起的缺铁性贫血。用药后贫血症状迅速改善，用药一周左右即见网织红细胞增多，血红蛋白每日可增加0.1%～0.3%，4～8周可恢复至正常。

4. 用法和用量　口服，成人，每次0.3g，一日3次，餐后服用。

5. 不良反应　具体如下。

（1）对胃肠道黏膜有刺激性，可致恶心、呕吐、上腹痛、腹泻等，餐后服可减少胃肠道反应。

（2）大量口服可致急性中毒，出现胃肠道出血、坏死，严重时可引起休克，应立即救治。

6. 禁忌证　血红蛋白沉着症、含铁血黄素沉着症及不伴缺铁的其他贫血、肝、肾功能严重损害、对铁剂过敏者。

7. 注意　①下列情况患者慎用：酒精中毒、肝炎、急性感染、肠道炎症、胰腺炎及消化道溃疡。②铁与肠道内硫化氢结合，生成硫化铁，使硫化氢减少，减少了对肠蠕动的刺激作用，可致便秘，并排黑便。须预先对患者讲清，以免顾虑。③治疗期间需做下列检查：血红蛋白测定、网织红细胞计数、血清铁蛋白及血清铁测定。④由于恢复体内正常贮铁量需较长时间，故对重度贫血者需连续用药数月。注意去除贫血原因。

8. 药物相互作用　①与制酸药、磷酸盐类、含鞣酸的药物或饮料、西咪替丁、去铁胺、二巯丙醇、胰酶、胰脂肪酶合用影响铁的吸收。②与稀盐酸、维生素 C 合用，有助于铁的吸收。③与四环素类、氟喹诺酮药、青霉胺、锌制剂合用，影响合用药物的吸收。

9. 制剂　硫酸亚铁片：每片 0.3g。

硫酸亚铁缓释片：每片 0.25g；0.45g。口服，一次 0.45g，1 日 0.9g。

硫酸亚铁维生素复合物（福乃得）：每片含硫酸亚铁 525mg，维生素 B_{12} 25μg，维生素 B_6 5mg，维生素 B_2 6mg，维生素 B_1 6mg，泛酸钙 10mg，烟酰胺 30mg，维生素 C 500mg。用于原因明确的缺铁性贫血及 B 族维生素的补充。成人常规剂量，每日口服给药 1 次，每次 1 片，连服 4～6 周。

二、葡萄糖酸亚铁（Ferrous Gluconate）

1. 其他名称　Iron Gluconate。

2. 药理学　口服后经十二指肠吸收，对胃肠道刺激性小，作用温和、铁利用率高，起效快。

3. 适应证　用于各种原因引起的缺铁性贫血，如营养不良、慢性失血、月经过多、妊娠、儿童生长期等所致的缺铁性贫血。

4. 用法和用量　口服：预防，成人，每次 0.3g，一日 1 次；儿童，每次 0.1g，一日 2 次。治疗，成人，每次 0.3～0.6g，一日 3 次；儿童，每次 0.1～0.2g，一日 3 次。

5. 不良反应　偶有胃肠刺激症状，餐后服用可减轻胃肠刺激症状。

6. 禁忌证　参阅硫酸亚铁。

7. 注意　①服药后 2 小时内忌饮茶和进食含鞣酸的食物。②细菌感染患者不宜应用本品。③服药后排黑色粪便易与上消化道出血混淆。

8. 药物相互作用　参阅硫酸亚铁。

9. 制剂　片剂（糖衣片）：每片 0.1g；0.3g。胶囊剂：每粒 0.25g；0.3g；0.4g。糖浆：每瓶 0.25g（10mL）；0.3g（10mL）。

三、蔗糖铁（Iron Sucrase）

1. 其他名称　维乐福。

2. 药理学　本品以非离子型的氢氧化铁为多核核心，其外包绕大量非共价键蔗糖分子，组成了氢氧化铁蔗糖复合物，平均分子量为 43k。不易直接由肾脏排出（经肾排出在 5% 以下），几乎全部被利用且对肾脏无害。在生理条件下不会释放出铁离子。其结构与生理性铁蛋白相似。

给健康志愿者单剂量静脉注射含 100mg 铁的本品，10 分钟后铁的水平达到最高，平均为 538μmol/L。半衰期约为 6 小时。注射后的前 4 小时铁清除量不到全部清除量的 50%。在 24 小时后，血浆中铁的水平下降到注射前铁的水平，约 75% 的蔗糖被排泄。

3. 适应证　主要用于治疗口服铁不能有效缓解的缺铁性贫血。

4. 用法和用量　具体如下。

（1）以静脉滴注、缓慢静脉注射或直接注射到透析器的静脉端给药。

首次用药进行测试，成人用 1～2.5mL（20～50mg 铁），体重 >14kg 的儿童用 1mL（含 20mg 铁），体重 <14kg 的儿童减半（1.5mg/kg）。应备有心肺复苏设备。如果在给药 15 分钟后未出现任何不良反应，继续给予剩余的药液。

（2）用量计算公式：所需总铁量（mg）= 体重（kg）× ［Hb 目标值 − Hb 实际值（g/L）］× 0.24 + 贮存铁量（mg）。

转换成本品总量（mL）= 所需铁总量（mg）÷20mg/mL。

（注：①体重 ≤35kg：Hb 目标值 = 130g/L，贮存铁量 = 15mg/kg；②体重 >35kg：Hb 目标值 = 150g/L，贮存铁量 = 500mg；③系数 0.24 = 0.003 4×0.07×1 000；④若所需总铁量超过了允许的最大单次剂量，则分次给药。）

（3）失血和献血者所需补充铁量计算公式

补充铁量（mg）= 失血的单位数×200

需要本品量（mL）= 失血的单位数×10

如果已知失血量，静脉给予 200mg 铁可使 Hb 升高相当一个单位血（一个单位血 = 400mL，含 Hb 150g/L 的血）。

静脉滴注：滴注速度为：100mg 铁滴注至少 15 分钟；200mg 铁至少滴注 30 分钟；300mg 铁至少滴注 1.5 小时；400mg 铁至少滴注 2.5 小时；500mg 铁至少滴注 3.5 小时。成人单次最大耐受量：将本品 25mL（500mg 铁）稀释于 500mL 生理盐水中，一周 1 次。

静脉注射：不用稀释，缓慢注射。速度为每分钟 1mL，一次最大注射剂量是 10mL。注射后应告诉患者伸展上肢。

（4）常用剂量：根据血红蛋白水平而定。①成年人和老年人：一周 2～3 次，一次 5～10mL（100～200mg 铁）②儿童：一周 2～3 次，一次 0.15mL/kg（3mg/kg 铁）。

5. 不良反应　较少引起过敏或过敏样反应。可见金属味、头痛、恶心、呕吐、腹泻、低血压；偶见肌肉痛、发热、风疹、面部潮红、四肢肿胀、呼吸困难等；静脉注射部位可见静脉炎和静脉痉挛。

6. 禁忌证　禁用于非缺铁性贫血；铁过量或铁利用障碍；已知对单糖或二糖铁复合物过敏者。

7. 注意　①给药前须先确认其适应证。②妊娠前 3 个月的妇女不建议使用，中晚期应慎用。③慎用于严重肝功能异常者、急/慢性感染者。④有支气管哮喘病史者用药时易发生过敏反应。⑤铁过量会出现高铁血症。

8. 药物相互作用　不宜与口服铁剂同时应用，应在停用本品 5 天后再口服铁剂。

9. 制剂　蔗糖铁注射液：5mL：100mg（铁元素）。

四、叶酸（Folic Acid）

1. 其他名称　维生素 M，维生素 Bc，Vitamin M，Vitamin Bc。

2. 药理学　本品是由蝶啶、对氨基苯甲酸和谷氨酸组成的一种 B 族维生素，为细胞生长和分裂所必需的物质，在体内被叶酸还原酶及二氢叶酸还原酶还原为四氢叶酸。后者与多种一碳单位结合成四氢叶酸类辅酶，传递一碳单位，参与体内核酸和氨基酸的合成，并与维生素 B_{12} 共同促进红细胞的增殖和成熟。

口服后主要在近端空肠吸收，服后数分钟即出现于血液中。贫血患者吸收速度较正常人快。在肝中贮存量约为全身总量的 1/3～1/2。$t_{1/2}$ 约为 40 分钟。治疗量的叶酸约 90% 自尿中排泄，大剂量注射后 2 小时，即有 20%～30% 出现于尿中。

3. 适应证　用于各种巨幼红细胞性贫血，尤适用于由于营养不良或婴儿期、妊娠期叶酸需要量增加所致的巨幼红细胞贫血。用于治疗恶性贫血时，虽可纠正异常血常规，但不能改善神经损害症状，故应以维生素 B_{12} 为主，叶酸为辅。也用于妊娠期和哺乳期妇女的预防用药。

4. 用法和用量　口服：成人，每次 5～10mg，一日 5～30mg。肌内注射：每次 10～20mg。妊娠期和哺乳期妇女的预防用药：口服一次 0.4mg，一日 1 次。

5. 不良反应　不良反应较少，罕见过敏反应，长期服用可出现厌食、恶心、腹胀等。

6. 注意　具体如下。

（1）营养性巨幼红细胞贫血常合并缺铁，应同时补铁，并补充蛋白质及其他 B 族维生素。

（2）维生素 B_{12} 缺乏所致的贫血，应以维生素 B_{12} 为主，叶酸为辅。

（3）不宜静脉注射，因易引起不良反应。

（4）在叶酸拮抗药甲氨蝶呤、乙胺嘧啶等所致的巨幼红细胞贫血时，因二氢叶酸还原酶遭受抑制，四氢叶酸生成障碍，故需用甲酰四氢叶酸钙治疗。

7. 药物相互作用　①与维生素 C 合用，可抑制叶酸吸收。②与柳氮磺吡啶、胰酶合用，可减少合用药物的吸收。③与苯妥英钠、苯巴比妥、扑米酮合用，减弱合用药物的作用。④与甲氨蝶呤、乙胺嘧啶合用，药物疗效均可降低。

8. 制剂　叶酸片：每片 0.4mg；5mg。注射液：每支 15mg（1mL）。复方叶酸注射液：每支 1mL，含叶酸 5mg、维生素 B_{12} 30μg。肌内注射：每日 1～2mL。须避光保存。

五、维生素 B_{12}（Vitamin B_{12}）

1. 其他名称　氰钴胺，Cyanocobalamin。

2. 药理学　为细胞合成核苷酸的重要辅酶，参与体内甲基转换及叶酸代谢，促进 5 - 甲基四氢叶酸转变为四氢叶酸。缺乏时，可致叶酸缺乏，并因此导致 DNA 合成障碍，影响红细胞的发育与成熟。维生素 B_{12} 缺乏与叶酸缺乏所致贫血的血细胞形态学异常基本相似，二药可互相纠正血象的异常。本品还促使甲基丙二酸转变为琥珀酸，参与三羧循环。此作用关系到神经髓鞘脂类的合成及维持有鞘神经纤维功能完整，维生素 B_{12} 缺乏症的神经损害可能与此有关。

正常人每日需维生素 B_{12} 1μg，主要由食物提供，肠道微生物亦能合成少量。食物中的维生素 B_{12} 必须与胃黏膜壁细胞分泌的"内因子"（一种不耐热的糖蛋白）结合，形成复合物后，方不易被肠液消化，在回肠远端被吸收入血。恶性贫血患者的胃黏膜萎缩，内因子缺乏，导致维生素 B_{12} 吸收障碍。维生素 B_{12} 肌内注射后迅速吸收，1 小时后血浆含量达峰值，主要分布于肝脏，约占体内总量的 50%～90%，少量经胆汁、胃液、胰液排入肠内，其中小部分可被再吸收入血。主要经肾排泄，大部分在最初 8 小时内排泄，剂量越大，排泄越多。

3. 适应证　用于治疗恶性贫血，亦与叶酸合用用于治疗各种巨幼红细胞性贫血、抗叶酸药引起的贫血及脂肪泻、全胃切除或胃大部切除。尚用于神经系统疾病（如神经炎、神经萎缩等）、肝脏疾病（肝炎、肝硬化等）等。

4. 用法和用量　肌内注射，成人，一日 0.025～0.1mg 或隔日 0.05～0.2mg。用于神经系统疾病时，用量可酌增。

5. 不良反应　可致过敏反应，甚至过敏性休克，不宜滥用。

6. 注意　①恶性贫血患者口服无效。②不可静脉给药。③痛风患者如使用本品，可发生高尿酸血症。

7. 药物相互作用　与氯霉素、考来烯胺合用，维生素 B_{12} 吸收减少。

8. 制剂　注射液：每支 0.05mg（1mL）；0.1mg（1mL）；0.25mg（1mL）；0.5mg（1mL）；1mg（1mL）。

六、腺苷钴胺（Cobamamide）

1. 其他名称　辅酶维 B_{12}，辅酶维生素 B_{12}，Coenzyme Vitamin B_{12}。

2. 药理学　是氰钴型维生素 B_{12} 的同类物，即其 CN 基被腺嘌呤核苷取代，成为 5'- 脱氧腺苷钴胺，它是体内维生素 B_{12} 的两种活性辅酶形式之一，是细胞生长繁殖和维持神经系统髓鞘完整所必需的物质。

肌内注射后吸收迅速而且完全，1小时后血浆浓度达峰值，贮存于肝脏，主要从肾排出，大部分在最初8小时排出。

3. 适应证　主要用于巨幼红细胞性贫血、营养不良性贫血、妊娠期贫血，亦用于神经性疾患如多发性神经炎、神经根炎、三叉神经痛、坐骨神经痛、神经麻痹、营养性神经疾患以及放射线和药物引起的白细胞减少症。

4. 用法和用量　口服，成人，每次 $0.5 \sim 1.5$ mg，一日 $1.5 \sim 4.5$ mg。肌内注射，每日 $0.5 \sim 1$ mg。

5. 不良反应　口服偶可引起过敏反应；肌内注射偶可引起皮疹、瘙痒、腹泻、过敏性哮喘、长期应用可出现缺铁性贫血。

6. 注意　①本品注射用制剂遇光易分解，启封或稀释后要尽快使用。②治疗后期可能出现缺铁性贫血，应补充铁剂。③不宜与氯丙嗪、维生素C、维生素K等混合于同一容器中。④与葡萄糖液注射液有配伍禁忌。⑤与对氨基水杨酸钠不能并用。

7. 药物相互作用　①氯霉素减少其吸收。②消胆胺可结合维生素 B_{12} 减少其吸收。

8. 制剂　片剂：每片 0.25mg。注射液：每支 0.5mg（1mL）。冻干粉针：0.5mg；1.0mg；1.5mg。

七、甲钴胺（Mecobalamin）

1. 其他名称　弥可保 Methycobal。

2. 药理学　为一种内源性的辅酶 B_{12}，在由同型半胱氨酸合成蛋氨酸的转甲基反应过程中起重要作用。易向神经细胞内的细胞器转移，促进核酸和蛋白质的合成；促进轴索内输送和轴索的再生；促进髓鞘的磷脂酰胆碱合成；恢复神经传导延迟和神经传导物质的减少；促进正红血母细胞的成熟、分裂，增加红细胞的产生，改善贫血状态。

一次性给药：健康人一次肌内以及静脉注射 500μg，达到最高血清中总 B_{12} 浓度的时间（t_{max}）是，肌内注射 0.9 ± 0.1 小时，静脉注射为给药后立刻 ~ 3 分钟，最高血清中总 B_{12} 浓度增加部分（$\triangle C_{max}$）各自为 22.4 ± 1.1，85.0 ± 8.9 ng/mL。

连续给药：健康人一日静脉注射 500μg，连用 10 日，初次给药 24 小时后血药浓度值（3.9 ± 1.2ng/mL）与第二天给药 24 小时相比约达 1.4 倍（5.3 ± 1.8ng/mL），第三天给药后则达约 1.7 倍（6.8 ± 1.5ng/mL），该浓度一直持续到最后给药。

3. 适应证　用于治疗缺乏维生素 B_{12} 引起的巨幼细胞性贫血，也用于周围神经病。

4. 用法和用量　肌内注射或静脉注射。①成人巨红细胞性贫血：通常一次 500μg，一日 1 次，隔日 1 次。给药约 2 个月后，可维持治疗，一次 500μg，每 1~3 个月 1 次。②周围神经病：通常，成人一次 500μg，一日 1 次，一周 3 次，可按年龄、症状酌情增减。

5. 不良反应　偶见皮疹、头痛、发热感、出汗、肌内注射部位疼痛和硬结。可引起血压下降、呼吸困难等严重过敏反应。

6. 禁忌证　对本品过敏者禁用。

7. 注意　①避免同一部位反复肌内注射；避开神经分布密集的部位；针扎入时，如有剧痛、血液逆流的情况，应立即拔出针头，换部位注射。②妊娠及哺乳期妇女用药尚不明确。③老年患者因身体功能减退，应酌情减少剂量。

8. 制剂　注射液：1mL：500μg。

八、促红素（Erythropoietin）

1. 其他名称　红细胞生成素，促红细胞生成素，重组人促红素，怡泼津，利血宝，rHuEPO，Recombinant Human Erythropoietin，α - Epoietin，Epoetinalfa，EPOGEN，ERYPO。

2. 药理学　主要作用在于与红系祖细胞的表面受体结合，促进红系祖细胞增殖和分化，促进红母细胞成熟，增多红细胞数和血红蛋白含量；稳定红细胞膜，提高红细胞膜抗氧化酶功能。长期接受血液透析的患者应用本品后，血细胞比容增加。另外，本品还能改善血小板功能，对止血障碍有所改善。

在慢性肾衰竭的患者，一次静脉注射后，$t_{1/2}$ 为 4 ~ 13 小时；在长期血液透析的患者，一次静脉注射后，$t_{1/2}$ 为 8 ~ 12 小时；如重复用药，$t_{1/2}$ 可缩短为 6 小时。皮下注射 t_{max} 8 ~ 12 小时；有效浓度可维持12 ~ 16 小时。生物利用度仅 20%，大部分在肝代谢。

3. 适应证　用于慢性肾衰竭和晚期肾病所致的贫血，也用于多发性骨髓瘤相关的贫血和骨髓增生异常综合征（MDS）及骨癌引起的贫血。对结缔组织病（类风湿关节炎和系统性红斑狼疮）所致的贫血也有效。

4. 用法和用量　可静脉注射或皮下注射，剂量应个体化，一般开始剂量为 50 ~ 150 单位/kg，每周3 次。治疗过程中需视血细胞比容或血红蛋白水平调整剂量或调节维持量。建议以血细胞比容 30% ~ 33% 或血红蛋白 100 ~ 120g/L 为指标，调节维持量。

5. 不良反应　主要是血压升高，偶可诱发脑血管意外、癫痫发作。可见血尿素氮、尿酸、血肌酐、丙氨酸氨基转移酶（ALT）、天门冬氨酸氨基转移酶（AST）、碱性磷酸酶（ALP）、乳酸脱氢酶（LDH）升高。其他不良反应较小，如发热，恶心，头痛，关节痛、血栓等。偶可出现瘙痒、皮疹或荨麻疹等过敏反应和过敏性休克。

6. 禁忌证　对本品过敏者、血液透析难以控制的高血压患者、某些白血病、铅中毒患者及妊娠期妇女禁用。

7. 注意　①癫痫患者、脑血栓形成者慎用。②应用期间严格监测血压、血栓情况及血清铁含量。③治疗前后患者的最大血红蛋白浓度不超过 120g/L。

8. 药物相互作用　与抗高血压药物、肝素合用时，合用药物的作用被减弱。

9. 制剂　重组人促红素注射液（CHO 细胞）：每支 2 000IU（1mL）；4 000IU（1mL）；10 000IU（1mL）。注射用重组人促红素（CHO 细胞）：每支 2 000IU；4 000IU；10 000IU。

九、琥珀酸亚铁（Ferrous Succinate）

其他名称：速力菲。

药理作用同硫酸亚铁，含铁量较高（35%）。口服给药后有较高的吸收率，生物利用度高。对胃肠道黏膜刺激性明显轻于硫酸亚铁。预防：普通成人每日 0.1g；妊娠期妇女每日 0.2g；儿童每日 0.03 ~ 0.06g。治疗：成人一次 0.1 ~ 0.2g，一日 3 次；儿童一次 0.05 ~ 0.1g，一日 1 ~ 2 次餐后服。禁用于对铁过敏、血色病或含铁血黄素沉着症者。片剂：0.1g。胶囊：0.1g。

十、富马酸亚铁（Ferrous Fumarate）

其他名称：富马铁。

药理作用同硫酸亚铁，特点为含铁量较高，奏效较快，恶心、呕吐、便秘等不良反应较少。口服，一次 0.2 ~ 0.4g，一日 3 次，疗程：轻症 2 ~ 3 周，重症 3 ~ 4 周。溃疡性结肠炎、肠炎、对铁过敏者忌用。片剂：0.2g；0.05g。胶囊剂：0.2g。

十一、右旋糖酐铁（Iron Dextran）

溶性铁，能供注射，适用于不能耐受口服铁剂的缺铁性贫血患者或需要迅速纠正缺铁者。深部肌内注射：每日 1mL。禁用于严重肝、肾功能减退者。肌内注射可有局部疼痛；静脉注射偶可引起过敏性休克，且不可溢出静脉。注射液：每毫升含元素铁 25mg。

十二、山梨醇铁（Iron Sorbitex）

其他名称：Iron Sorbitol。

同右旋糖酐铁，但吸收较快，局部反应较少。深部肌内注射，次 1.5 ~ 2mL（相当于铁 75 ~ 100mg）。

（李娇娜）

第四节 促进白细胞增生药

一、维生素 B₄（Vitamin B₄）

1. 其他名称 腺嘌呤，氨基嘌呤，Adenine。

2. 药理学 是核酸的组成成分，在体内参与 RNA 和 DNA 合成。当白细胞缺乏时，它能促进白细胞增生，一般用药 2～4 周左右，白细胞数目可增加。

3. 适应证 用于各种原因如放射治疗、苯中毒、抗肿瘤药和抗甲状腺药等引起的白细胞减少症，也用于急性粒细胞减少症。

4. 用法和用量 口服，成人，每次 10～20mg，一日 3 次。肌内注射或静脉注射，每日 20～30mg。

5. 不良反应 推荐剂量下，未见明显不良反应。

6. 注意 ①注射时需溶于 2mL 磷酸氢二钠缓冲液中，缓慢注射，不能与其他药物混合注射。②需连续使用 1 个月左右才能显效。③妊娠期妇女和哺乳期妇女慎用。

7. 药物相互作用 与化疗药物合用，有促进肿瘤发展的可能性。

8. 制剂 片剂：每片 10mg；25mg。注射用维生素 B₄：每支 20mg。

复维 B₄ 注射液（复方氨基嘌呤注射液）：每支 5mL，内含维生素 B₄ 10mg，卡巴克洛（安络血）5mg，用于治疗各种原因引起的白细胞减少症、出血，对毛细血管脆弱所致疾病也可能有效。静脉注射，每次 1～2 支，一日 1～3 次，2～3 周为 1 疗程。注射速度宜慢。

复维 B₄ 片：含量及应用同上，每次 1～2 片，一日 3 次。

二、小檗胺（Berbamine）

1. 药理学 能促进造血功能，增加末梢血白细胞。动物实验证明，对环磷酰胺引起的大鼠和犬的白细胞减少均有治疗作用；此外，尚具降压、抗心律失常、抗心肌缺血以及防治动物实验性矽肺等作用。

2. 适应证 用于防治肿瘤患者由于化疗或放疗引起的白细胞减少症、苯中毒、放射性物质及药物等引起的白细胞减少症。

3. 用法和用量 口服，成人，每次 50mg，一日 3 次，或遵医嘱。

4. 不良反应 少数患者服药后出现头痛、无力、便秘、口干并伴有阵发性腹痛、腹胀等症状，但继续服药均能耐受，服药 1 周后不适症状可自行减轻、消失，但严重者建议停药。偶见心慌，咳喘。

5. 禁忌证 对本品过敏者禁用。

6. 注意 对热和光不稳定。

7. 药物相互作用 ①与氨硫脲并用能增强氨硫脲的抗结核疗效；②对环磷酰胺的抗癌疗效有相加作用。

8. 制剂 片剂：每片 25mg。

三、苦参总碱（Alkaloids Sophora）

1. 其他名称 苦参素。

2. 药理学 药理实验表明，本品对正常家兔和射线照射引起的白细胞低下家兔，都有明显的升高白细胞作用；对丝裂霉素 C 引起的小鼠白细胞减少症也有明显疗效。此外，对实验性肝损伤模型有一定的保护作用。

3. 适应证 适用于肿瘤放疗、化疗及其他原因引起的白细胞减少症（包括再生障碍性贫血、慢性放射病、慢性肝炎等）。

4. 用法和用量 肌内注射，每次 0.2g，一日 2 次。

5. 不良反应　常见头晕、恶心、呕吐、口苦、腹泻、上腹不适或疼痛，偶见皮疹、胸闷、发热，症状一般可自行缓解。个别患者注射处发红、疼痛。

6. 禁忌证　对本品过敏者、肝功能衰竭者禁用。严重肾功能不全者，不建议使用本品。

7. 注意　①长期用药应密切注意肝功能变化；②妊娠期妇女不宜使用；③哺乳期妇女慎用；④尚无儿童用药经验；⑤老人用药减量或遵医嘱。

8. 药物相互作用　尚不明确。

9. 制剂　注射液：0.2g（1mL）。

四、鲨肝醇（Batiol）

其他名称：Batylalcohol。

使白细胞增生及抗放射，用于各种原因引起的粒细胞减少。一日 50～150mg，分 3 次口服。用药期间应经常检查白细胞数。片剂：25mg；50mg。

五、利血生（Leucogen）

能增强造血系统的功能，用于防治各种原因引起的白细胞减少、再生障碍性贫血。口服：一次 20mg，一日 3 次。片剂：10mg；20mg。

六、肌苷（Inosine）

参与体内能量代谢及蛋白质的合成。用于治疗各种原因所致的白细胞减少、血小板减少等。口服：一次 200～600mg，一日 3 次。静脉注射或静脉滴注：一次 200～600mg，一日 1～2 次。不能与氯霉素、双嘧达莫、硫喷妥钠等注射液配伍。片剂：200mg。注射液：100mg（2mL）；200mg（5mL）。

七、氨肽素（Ampeptide Elemente）

促进血细胞增生、分化、成熟和释放，增加白细胞和血小板。用于原发性血小板减少性紫癜、过敏性紫癜、白细胞减少症和再生障碍性贫血。口服：成人 1 次 1g，一日 3 次；小儿酌减。用药至少 4 周，有效者可连续服用。片剂：0.2g。

（宋永朝）

第五节　抗血小板药

一、双嘧达莫（Dipyridamole）

1. 其他名称　双嘧啶哌胺醇，潘生丁，PERSANTIN。剂量可减至一日 100～200mg。本品与双香豆素抗凝药同用时出血并不增多或增剧。

2. 制剂　片剂：每片 25mg。

二、西洛他唑（Cilostazol）

1. 其他名称　PLETAAL。

2. 药理学　抑制血小板及平滑肌上磷酸二酯酶的活性、扩张血管、抑制血栓素 A_2 引起的血小板聚集，但不影响血小板的花生四烯酸代谢，对于由二磷酸腺苷或肾上腺素诱导引起的初级聚集及二级聚集均有抑制作用。不干扰血管内皮细胞合成前列环素。对血小板聚集作用是可逆的，停药后可迅速恢复。

3. 适应证　用于慢性动脉闭塞症引起的溃疡、疼痛、冷感和间歇性跛行等缺血性症状。

4. 用法和用量　口服，一日 2 次，每次 50～100mg。

5. 不良反应　主要不良反应为头痛、头晕及心悸等，个别患者可出现血压偏高。其次为腹胀、恶心、呕吐、胃不适、腹痛等消化道症状。少数反应出现肝功能异常，尿频，尿素氮、肌酐及尿酸值异常。偶见过敏反应，包括皮疹、瘙痒。其他偶有白细胞减少、皮下出血、消化道出血、鼻出血、血尿、眼底出血等。

6. 禁忌证 出血性疾病患者（如血友病、毛细血管脆性增加性疾病、活动性消化性溃疡、血尿、咯血、子宫功能性出血等或有其他出血倾向者）禁用。

7. 注意 ①以下人群慎用：口服抗凝药或已服用抗血小板药物（如阿司匹林、噻氯匹定）者；严重肝肾功能不全者；有严重合并症，如恶性肿瘤患者；白细胞减少者；过敏体质，对多种药物过敏或近期有过敏性疾病者。②本品有升高血压的作用，服药期间应加强原有抗高血压的治疗。③妊娠期妇女、哺乳期妇女禁用。

8. 药物相互作用 ①前列腺素 E_1 能与本品起协同作用，因增加细胞内环磷酸腺苷而增强疗效。②与CYP3A4抑制剂（地尔硫草、酮康唑、伊曲康唑、红霉素等）或 CYP2C19 抑制剂（奥美拉唑等）合用，可使本品血药浓度升高。

9. 制剂 片剂：每片50mg。

三、噻氯匹定（Ticlopidine）

1. 其他名称 抵克力得，力抗栓，TICLID。

2. 药理学 对二磷酸腺苷（ADP）诱导的血小板聚集有较强的抑制作用；它对胶原、凝血酶、花生四烯酸、肾上腺素及血小板活化因子等诱导的血小板聚集亦有不同程度的抑制作用。它对血小板聚集还有一定的解聚作用，并可抑制血小板的释放反应，因而可阻止血小板聚集，减少血栓形成。此外，本品能与红细胞膜结合，降低红细胞在低渗溶液中的溶血倾向，增加红细胞的变形性和可滤性。本品也具有降低血液黏滞度、改善微循环的作用。

口服后易吸收，t_{max} 1~2 小时，$t_{1/2}$ 6 小时左右。血药峰值与最大效应间有 24~48 小时延迟，第4~6 天达最大作用。

3. 适应证 用于预防脑血管、心血管及周围动脉硬化伴发的血栓栓塞性疾病。亦可用于体外循环心外科手术以预防血小板丢失，慢性肾透析以增加透析器的功能。

4. 用法和用量 口服，一次 0.25g，一日 1~2 次。宜就餐时服用。

5. 不良反应 具体如下。

（1）常见的不良反应为消化道症状（如恶心、腹部不适及腹泻）及皮疹，餐后服用可减少其发生。

（2）偶有中性粒细胞、血小板减少等报道。严重的粒细胞减少（少于 $450/mm^3$）发生率约为 0.8%，如有发生，应立即停药，并按粒性白细胞缺乏症处理。一般 1~3 周可恢复正常。

6. 禁忌证 近期出血者、近期溃疡病者、外科手术患者、出血时间延长者、对本品过敏者、有白细胞减少或血小板减少病史者均禁用。

7. 注意 ①妊娠期妇女慎用。②严重肝功能损害患者，不宜使用；严重肾功能损害患者，导致血药浓度升高，使用本品应密切监测肾功能，必要时减量。

8. 药物相互作用 ①本品与其他血小板聚集抑制药、溶栓药及导致低凝血酶原血症或血小板减少的药物合用，有加重出血的危险。②本品可使茶碱血药浓度升高。③本品可使环孢素血药浓度降低。

9. 制剂 片剂：每片 0.25g。

四、吲哚布芬（Indobufen）

1. 其他名称 易抗凝，IBUSTRIN，K-3920。

2. 药理学 可抑制某些血小板激活因子（如 ADP、5-HT、血小板因子4、β-血小板球蛋白等）引起的释放反应以及影响花生四烯酸代谢而抗血小板聚集，但不影响 PGI_2 的血浓度。对血液凝固的各种参数无影响，但能中等程度地延长出血时间，停药后即可恢复。

口服后吸收迅速，血浆浓度达峰时间 2 小时；$t_{1/2}$ 为 8 小时；与血浆蛋白结合率为 99%。

3. 适应证　用于动脉硬化所致的缺血性心、脑血管和周围血管疾病，静脉血栓形成、血脂代谢障碍等；也可用于体外循环手术时防止血栓形成。

4. 用法和用量　每日剂量 200～400mg，分 2 次口服或肌内注射或静脉注射。老人及肾功能不全者宜减半。

5. 不良反应　具体如下。

（1）常见恶心、呕吐、消化不良、腹痛、便秘、头痛、头晕、皮肤过敏反应、齿龈出血及鼻出血等。如出现荨麻疹样皮肤过敏反应，应立即停药。

（2）少数病例可出现胃溃疡、胃肠出血及血尿。

6. 禁忌证　禁用于对本品过敏者、出血性疾病、凝血功能低下、妊娠期妇女及哺乳期妇女。

7. 注意　①慎用于胃肠道活动性病变者、过敏性体质者、肾功能不全者、月经期妇女及老年患者。②治疗期间，必要时需进行出血时间测定。

8. 药物相互作用　具体如下。

（1）本品与水合氯醛及保泰松等非甾体类抗炎药合用，本品的游离血药浓度升高。

（2）阿司匹林与本品合用可增强抗凝效应，应避免同时服用。

（3）与扩血管药物合用，可增强疗效。

9. 制剂　片剂：每片 200mg。注射液：每支 200mg（2mL）。

五、氯吡格雷（Clopidogrel）

1. 其他名称　ISCOVER，PLAVIX。

2. 药理学　是血小板聚集抑制剂，选择性地抑制 ADP 与血小板受体的结合及抑制 ADP 介导的糖蛋白 GPⅡb/Ⅲa 复合物的活化，而抑制血小板聚集。也可抑制非 ADP 引起的血小板聚集。对血小板 ADP 受体的作用是不可逆的。

口服吸收迅速，血浆中蛋白结合率为 98%，在肝脏代谢，主要代谢产物无抗血小板聚集作用。

3. 适应证　用于预防和治疗因血小板高聚集引起的心、脑及其他动脉循环障碍疾病，如近期发作的脑卒中、心肌梗死和确诊的外周动脉疾病。

4. 用法和用量　每日一次，每次 75mg。

5. 不良反应　常见的不良反应为消化道出血、中性粒细胞减少、腹痛、食欲减退、胃炎、便秘、皮疹等。偶见血小板减少性紫癜。

6. 禁忌证　对本品过敏者、溃疡病患者及颅内出血患者禁用。

7. 注意　①老年患者无须调整剂量。②可经乳汁分泌，故妊娠期妇女及哺乳期妇女用药应权衡利弊。③肝、肾功能损害者慎用。

8. 药物相互作用　①阿司匹林、萘普生、华法林、肝素、溶栓药、月见草油、姜黄素、辣椒素黑叶母菊、银杏属、大蒜、丹参等可增加本品出血风险。②奥美拉唑可降低本品血药浓度，增加心血管事件风险。

9. 制剂　片剂：每片 25mg。

六、替罗非班（Tirofiban）

1. 其他名称　欣维宁，AGGRASTAT。

2. 药理学　是一种非肽类血小板受体 GPⅡb/Ⅲa 高选择性拮抗药，它能够与该受体结合，而竞争性阻断纤维蛋白原及血管性血友病因子（vWF）与血小板受体的结合，阻止血小板聚集、黏附等活化反应，有效地抑制血小板介导的血栓形成并延长出血时间。研究显示，它对各种因素诱发的血小板聚集都有抑制作用，对急性冠脉综合征（不稳定型心绞痛、心肌梗死）和行冠脉内介入治疗的患者也有抑制血小板聚集的作用，且抑制作用与剂量相关。以推荐剂量静脉给药时，在 30 分钟后对血小板聚集的抑制率可达 90%。停用后，血小板的聚集功能恢复，即抑制是可逆的。持续静滴可使血栓不易形成。

持续静滴给药，血药浓度可达稳态。血浆蛋白结合率为 65%，稳态 V_d 为 22~42L。药物在体内很少代谢，主要以原形经肾和胆汁排泄。尿类排泄率分别为给药剂量的 65% 和 25%。$t_{1/2}$ 约 2 小时。

3. 适应证　用于急性冠脉综合征、不稳定型心绞痛和非 Q 波心肌梗死、急性心肌梗死和急性缺血性心脏猝死等，包括可用药控制的患者和需做 PTCA、血管成形术或动脉粥样硬化血管切除术的患者。替罗非班可减少急性冠脉综合征和冠脉内介入治疗后冠心病事件发生率，改善患者症状和预后。

4. 用法和用量　与肝素合用，静脉给药。开始 30 分钟给药速度为 0.4μg/（kg·min），然后速度减为维持量 0.1μg/（kg·min）。2~5 天为一疗程。患者至少给药 48 小时，此期间不进行手术治疗（除非患者发病为顽固性心肌缺血或新的心肌梗死）。

5. 不良反应　常见不良反应有出血，如颅内出血、腹膜内出血、心包出血，其他尚有恶心、发热、头痛、皮疹、荨麻疹、血红蛋白、血细胞比容、血小板减少，尿粪隐血发生率增加等。一般均较轻微，无须治疗，停药后即可消失。

6. 禁忌证　对本产品中任何成分过敏的患者，活跃的内出血或 30 天前有出血体质的历史，颅内出血史、颅内肿瘤、动静脉异常或动脉瘤，用本品前出现血小板减少症，30 天内有脑卒中史，严重高血压等。

7. 注意　①与其他影响出血的药物合用应小心，若压力不能控制出血时应停用替罗非班和肝素，在出血症状明显时，可减少肝素用量，若出血严重时，应停药。②使用中须严密观察出血反应并检测出血时间和血小板计数等。应减少血管和其他创伤。③严重肾功能不全的患者（肌酐消除率 <30mL/min）应以普通速度的一半给药。④除非明确需要，否则不应用于妊娠期妇女，哺乳期妇女在用药期间应停止哺乳。⑤不能与其他静脉注射的 GPⅡb/Ⅲa 受体拮抗药合用。

8. 药物相互作用　与阿加曲班、阿司匹林、维生素 A、软骨素、低分子肝素、抗凝药、溶栓药等合用，有增加出血的危险。

9. 制剂　注射液：每瓶 5mg（100mL）。

七、沙格雷酯（Sarpogrelate）

1. 其他名称　安步乐克，ANPLAG。

2. 药理学　为 5-羟色胺（5-HT$_2$）受体选择性拮抗药，其药理作用主要包括：

（1）能选择性拮抗血小板的 5-HT 受体，抑制 5-HT 引起的血小板聚集及血小板内 5-HT 的释放。

（2）可选择性拮抗血管平滑肌的 5-HT 受体，对抗 5-HT 引起的血管收缩和血小板聚集引起的血管收缩反应。

（3）具有抗血栓形成作用，动物实验表明，本品可抑制动脉注入月桂酸引起的大鼠动脉血栓形成及动脉闭塞症的发生。

（4）可改善外周循环，大鼠实验证实，本品对由 5-HT 引起的下肢侧支循环血流量的减少具有良好的改善作用。

（5）对作为红细胞变形性指标的红细胞过滤速度有改善作用。

健康成人单次口服本品 100mg，t_{max} 为 0.8 小时，C_{max} 为 0.54μg/mL，$t_{1/2}$ 为 0.7 小时。对 5-HT 与胶原诱导的血小板聚集的抑制作用，在服药后 1.5 小时达最高峰，并可持续 4~6 小时。用药后 24 小时内随尿及粪便的排泄率分别为 44.5% 和 4.2%（其中均未见原形药）。

3. 适应证　用于改善慢性动脉闭塞症所引起的溃疡、疼痛及冷感等缺血性症状。

4. 用法和用量　成人口服：一次 100mg，一日 3 次，餐后服。可根据年龄、症状适当增减剂量。

5. 不良反应　主要不良反应为恶心、反酸、腹痛等。严重不良反应有脑出血、消化道出血、血小板减少、肝功能障碍等。

6. 禁忌证　禁用于出血患者、妊娠期妇女及可能已妊娠的妇女。

7. 注意　①下列情况谨慎用药：月经期间的患者，有出血倾向及有关因素的患者，正在服用抗凝剂（如华法林等）或有血小板聚集抑制作用的药物（如阿司匹林、噻氯匹定、西洛他唑等）的患者，肾脏严重受损者，老年患者。②服药期间应定期进行血液检查。

8. 药物相互作用　与抗凝药（如华法林等）或抑制血小板聚集药（如阿司匹林、西洛他唑）合用，可加剧出血或延长出血时间。

9. 制剂　片剂：每片100mg。

八、奥扎格雷（Ozagrel）

1. 其他名称　UNBLOT，XANBON，OKY-046。

2. 药理学　可抑制TXA_2合成酶，具有抗血小板聚集和解除血管痉挛的作用。能抑制脑血栓形成和脑血管痉挛。

静脉滴注后，血药浓度-时间曲线符合二室开放模型，半衰期为（1.22±0.44）小时，V_d为（2.32±0.62）L/kg，AUC为（0.47±0.08）（μg·h）/mL。受试者半衰期最长为1.93小时，血药浓度可测到停药后3小时。停药24小时，几乎全部药物经尿排出体外。

3. 适应证　用于治疗急性血栓性脑梗死及伴发的运动障碍，改善蛛网膜下隙出血手术后血管痉挛及其并发的脑缺血症状。

4. 用法和用量　常用制剂为奥扎格雷钠注射液，每支20mg。以生理盐水或葡萄糖注射液稀释后静脉滴注，一日80mg。如与其他抗血小板药合用时，本品剂量宜酌减。

5. 不良反应　可出现出血倾向；偶有过敏、肝功能障碍，血压下降、室上性期外收缩、头痛、胃肠道反应等。

6. 禁忌证　禁用于：①出血性脑梗死，或大面积脑梗死深昏迷者；②有严重心、肺、肝、肾功能不全，如严重心律不齐、心肌梗死者；③有血液病或有出血倾向者；④严重高血压，收缩压超过26.6kPa以上（即200mmHg以上）；⑤对本品过敏者。

7. 注意　①老年人、妊娠期妇女及哺乳期妇女应慎用。②本品与含钙溶液存在配伍禁忌。

8. 药物相互作用　与其他抗血小板药、溶栓药、抗凝血药合用有协同作用，可增强出血倾向。

9. 制剂　注射用奥扎格雷20mg、40mg；奥扎格雷注射液：每支20mg（1mL），40mg（2mL）。

九、曲克芦丁（Troxerutin）

1. 其他名称　羟乙基芦丁，维脑路通，维生素P_4，Trioxyethylrutin，Venoruton。

2. 药理学　能抑制血小板的凝集，有防止血栓形成的作用。同时能对抗5-羟色胺、缓激肽引起的血管损伤，增加毛细血管抵抗力，降低毛细血管通透性，可防止血管通透性升高引起的水肿。对急性缺血性脑损伤有显著的保护作用。

3. 适应证　用于脑血栓形成和脑栓塞所致的偏瘫、失语以及心肌梗死前综合征、动脉硬化、中心性视网膜炎、血栓性静脉炎、静脉曲张、血管通透性升高引起的水肿等。

4. 用法和用量　口服：每次300mg，一日2~3次。肌内注射：每次100~200mg，一日2次，20日为1疗程，可用1~3个疗程，每疗程间隔3~7日。静脉滴注：每次400mg，每日1次，用5%~10%葡萄糖注射液稀释。

5. 不良反应　偶见有过敏反应、胃肠道障碍等。

6. 禁忌证　对本品过敏者禁用。

7. 注意　①用药期间避免阳光直射、高温及站立过久。②对儿童、妊娠期妇女、哺乳期妇女的影响尚不明确。

8. 制剂　片剂：每片100mg。注射液：每支100mg（2mL）。

（张丽峡）

参考文献

[1] 杨宝峰. 药理学. （第8版）. 北京：人民卫生出版社，2013.
[2] 李向荣. 药剂学. 杭州：浙江大学医学出版，2010.
[3] 程德云，陈文彬. 临床药物治疗学. （第4版）. 北京：人民卫生出版社，2012.
[4] 李兆申. 现代消化病药物治疗学. 北京：人民军医出版社，2005.
[5] 孙淑娟，康东红. 内分泌疾病药物治疗学. 北京：化学工业出版社，2010.
[6] 姜远英. 临床药物治疗学. （第3版）. 北京：人民卫生出版社，2011.
[7] 袁伟杰. 现代肾病药物治疗学. 北京：人民军医出版社，2001.
[8] 崔福德. 药剂学. （第7版）. 北京：人民卫生出版社，2011.
[9] 王吉耀. 内科学. 北京：人民卫生出版社，2005.
[10] 李大魁，张石革. 药学综合知识与技能. 北京：中国医药科技出版社，2013.
[11] 雍德卿. 新编医院制剂技术. （第2版）. 北京：人民卫生出版社，2004.
[12] 陈新谦，金有豫，汤光. 新编药物学. （第17版）. 北京：人民卫生出版社，2011.
[13] 袁洪. 心血管疾病治疗药物学. 长沙：湖南科学技术出版社，2009.
[14] 李泛珠. 药剂学. 北京：中国中医药出版社，2011.
[15] 侯世科，刘振华，刘晓庆. 抗菌药物临床应用指南. 北京：科学技术文献出版社，2012.
[16] 梅全喜，曹俊岭. 中药临床药学. 北京：人民卫生出版社，2013.
[17] 李家泰. 临床药理学. （第3版）. 北京：人民卫生出版社，2007：452－471.
[18] 杨世杰. 药理学. （第2版）. 北京：人民卫生出版社，2012.
[19] 杨宝峰. 药理学. （第8版）. 北京：人民卫生出版社，2013.
[20] 张玉. 临床药物手册. （第2版）. 北京：人民卫生出版社，2012.
[21] 阚全程. 医院药物高级教程. 北京：人民军医出版社，2015.
[22] 陈吉生，陈慧，马建春. 新编临床药物学. 北京：中国中医药出版社，2013.
[23] 库宝善. 神经精神药理学. 北京：北京大学医学出版，2016.